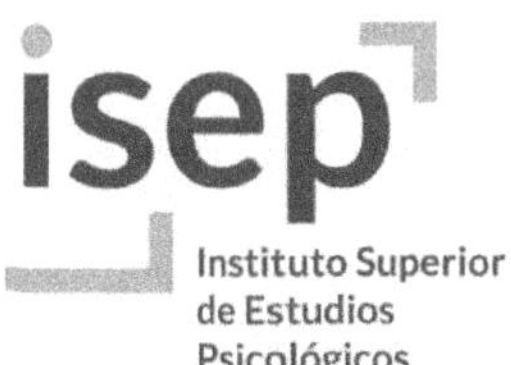

isep

Instituto Superior
de Estudios
Psicológicos

SEXCARE

Leitfaden für die Umsetzung eines Sexualpflegeprotokolls für Heimbewohner

Bibliografische Übersicht mit Lehrmaterialien

Autor: Francisco Sampedro Martínez

Tutorin: Estefanía Cardenete

www.isep.es

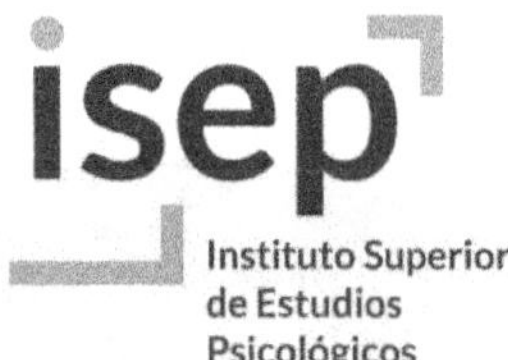

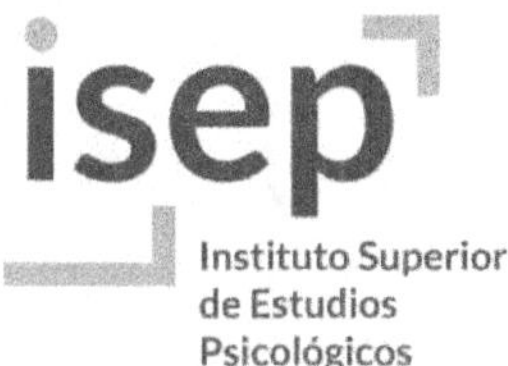

Instituto Superior
de Estudios
Psicológicos

1. Index

Inhalt

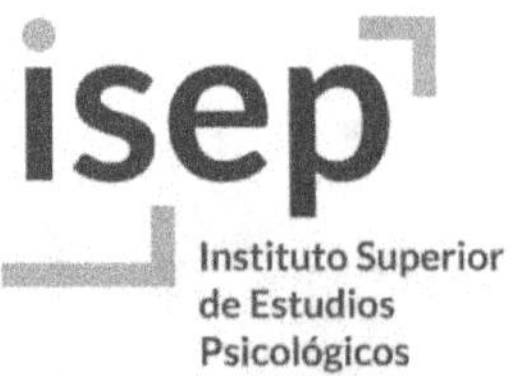

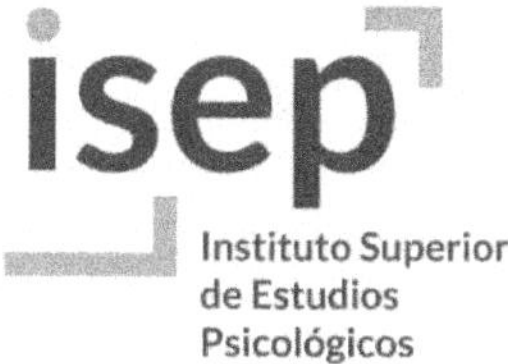

Instituto Superior
de Estudios
Psicológicos

2. Zusammenfassung / *Zusammenfassung*

2.1 Zusammenfassung

In dieser Arbeit versuche ich, ein Protokoll für die Umsetzung eines sexuellen Betreuungssystems für institutionalisierte Menschen zu erstellen, sei es in Pflegeheimen, Menschen auf der Intensivstation oder in Zentren für Menschen mit Behinderungen. Dieses Protokoll besteht darin, sowohl der Einrichtung als auch den Mitarbeitern und Bewohnern Psychoedukation anzubieten und die Bedürfnisse und Fähigkeiten in Bezug auf die Sexualität von Patienten zu bewerten, die dies wünschen oder, falls sie ihren Wunsch nicht äußern können, auf der Grundlage ihrer sexuellen Biografie und auf dieser Grundlage Entwerfen Sie einen individuellen Plan, um sie zufrieden zu stellen, und einen individuellen Schulungsplan für das Pflegeteam jedes Patienten, damit dieser diesen Plan umsetzt und eine kontinuierliche Überwachung durchgeführt wird, um seine Entwicklung zu kontrollieren und ihn an die dadurch auftretenden Fähigkeitsverluste anzupassen Krankheit oder Alter.

Schlüsselwörter : Sexualpflege, Sexologie, Geriatrie, Krankenpflege, Behinderung

2.2 Zusammenfassung

In dieser Arbeit versuche ich, ein Protokoll für die Umsetzung eines sexuellen Betreuungssystems für institutionalisierte Menschen zu erstellen, sei es in Pflegeheimen, Menschen auf der Intensivstation oder in Zentren für Menschen mit Behinderungen. Dieses Protokoll besteht darin, sowohl der Einrichtung als auch den Mitarbeitern und Bewohnern Psychoedukation anzubieten und die Bedürfnisse und Fähigkeiten in Bezug auf Sexualität von Patienten zu bewerten, die dies wünschen oder, falls sie ihren Wunsch nicht äußern können, auf der Grundlage ihrer sexuellen Biografie und auf dieser Grundlage , indem ein individueller Plan zu ihrer Befriedigung und ein individueller Schulungsplan für das Pflegeteam jedes Patienten zur Umsetzung dieses Plans entworfen und kontinuierlich überwacht

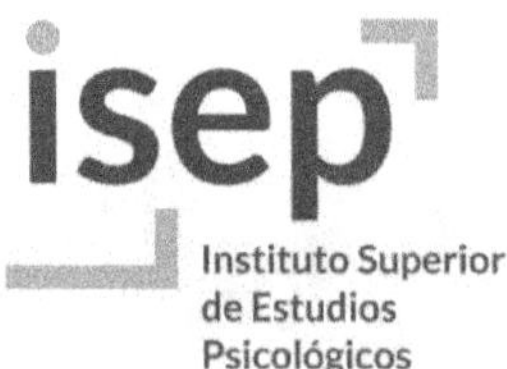

werden, um ihre Entwicklung zu kontrollieren und sie an den krankheits- oder altersbedingten Kapazitätsverlust anzupassen .

Schlüsselwörter: Sexualpflege, Sexologie, Geriatrie, Krankenpflege, Behinderung

3. Einführung

Was genau ist Sexualität und warum sollten wir sie Heimbewohnern anbieten, sei es in Heimen, Krankenhäusern, Notunterkünften usw.? Ist es eine Dienstleistung oder Pflege? Ist Sexualität Sex? Sex ist Geschlechtsverkehr und nur Geschlechtsverkehr? Sollten Institutionen diese Pflege anbieten? / Dienstleistungen oder sollten sie privat bezahlt werden oder weder das eine noch das andere, sondern verboten? Brauchen ältere oder kranke Menschen wirklich Sex? Ist es ethisch vertretbar, ihnen diese Möglichkeit anzubieten?

Dies sind einige der Fragen, die man sich stellen würde, wenn man sich diesem Thema nähert, und mit dieser Arbeit versuche ich, diese Zweifel auszuräumen und dem Leser zu erklären oder zu überzeugen, warum sexuelle Pflege eine Form der Pflege ist, die der körperlichen und geistigen Gesundheit des Patienten zugute kommt macht Freude, stärkt das Selbstwertgefühl, wirkt schmerzlindernd bei Menschen mit Demenz und beugt sexuellem Missbrauch von Patienten gegenüber ihren Betreuern vor.

3.1 Sex und Sexualität

Die erste Unterscheidung, die wir treffen sollten, ist zwischen Sexualität und Sex, während sich Sex auf der Verhaltensebene auf die innige Interaktion mit uns selbst oder anderen Menschen bezieht, bei der die Geschlechtsorgane im Allgemeinen miteinander verbunden sind, wie z. B. Fellatio, Connilingus, Geschlechtsverkehr, beim Sprechen Über Sexualität sprechen wir auch über Liebkosungen, Liebe, Zuneigung, Intimität, Erotik, Spaß, Vergnügen, Zärtlichkeit, Leben als Paar, Verführung... und diese Bedürfnisse verschwinden nicht mit zunehmendem Alter.

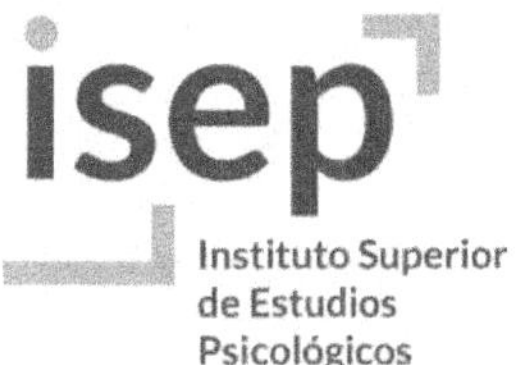

3.2 Verschlechterung der Sexualität mit zunehmendem Alter

Nach verschiedenen Studien, die im Folgenden vorgestellt werden, liegen die Ursachen für den Rückgang der sexuellen Aktivität älterer oder pflegebedürftiger Menschen im Verlust der Privatsphäre beim Betreten der Einrichtung, da sie in diesen Einrichtungen regelmäßig ein Zimmer und die Räume teilen müssen kein Schloss zum Verschließen der Tür haben, auch aufgrund chronischer Krankheiten und entsprechender Medikamente, die sich negativ auf Lust, Erektion oder Vaginalausfluss auswirken. Der Verlust eines Sexualpartners ist der größte Faktor, der zu einem Rückgang der sexuellen Beziehungen führt. Auch die Gesellschaft agiert negativ, denn Sex im Alter ist ein Tabuthema und genießt keine große Beachtung; ältere Menschen selbst scheuen sich davor, professionelle Hilfe in Anspruch zu nehmen, wenn sie beginnende sexuelle Probleme bemerken.

3.3 Warum das SEXCARE-Protokoll implementieren?

Der Grund, warum eine Einrichtung ein Sexualpflegeprotokoll für ihre Patienten oder Bewohner einführen sollte, besteht darin, den allgemeinen Gesundheitszustand und die Zufriedenheit ihrer Bewohner zu fördern, da Sexualität ein lebenswichtiges Bedürfnis des Menschen ist, und auch, um eine Verletzung ihrer Rechte zu vermeiden, da Sexualität ebenfalls ein lebenswichtiges Bedürfnis des Menschen ist Als grundlegendes Menschenrecht konzipiert, würde es darüber hinaus auch eine differenzierende Funktion gegenüber dem Wettbewerb erfüllen. Im Hinblick auf die von den Institutionen bereitgestellte Pflege werden tatsächlich alle Grundbedürfnisse, die die staatlichen Kontrollbehörden bewerten, in allen oder den meisten Zentren gedeckt, ich beziehe mich auf Unterkunft, Nahrung, Kleidung, Gesundheitsversorgung ... und das ist auch der Fall in jenen anderen Bedürfnissen, die dem Auge des Gesetzgebers entgehen, in denen sich ein Zentrum von den anderen abheben kann, indem es diese anbietet.

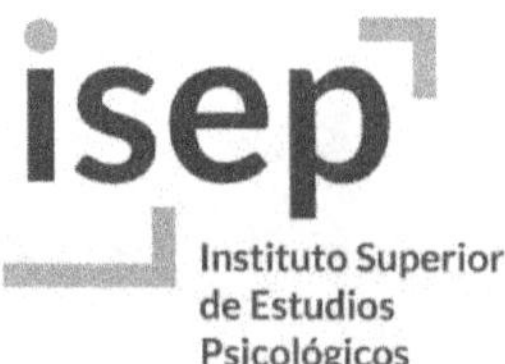

Um diese sexuellen Defizite, über die wir gesprochen haben, bei Menschen, die in Einrichtungen leben, zu erkennen, schlage ich ein Protokoll zur sexuellen Betreuung vor, das sich an diese Menschen richtet, damit die Einrichtungen, die dies wünschen, es umsetzen können.

3.4 Woraus besteht das SEXCARE-Protokoll?

In diesem Protokoll stütze ich mich auf das „Sexuality Assessment Tool (SexAT), das 2013 veröffentlicht und vom „ Australian Centre for" entwickelt wurde Beweis Basierend Aged Care (ACEBAC), ein Zentrum der „ Australier" . Institut für Primary Care & Aging (AIPCA) La Trobe University ".

SexAT soll Bereiche identifizieren, in denen die sexuelle Betreuung in Zentren verbessert werden kann.

Dieses Tool ist in sieben Abschnitte unterteilt: 1. Die Einrichtungen, die der Einrichtung zur Verfügung stehen, um den sexuellen Ausdruck der Bewohner zu erleichtern, 2. Die sexuellen Bedürfnisse der Bewohner, 3. Die Psychoedukation des Personals und die ihnen zur Verfügung stehenden Schulungspläne. 4. Informationen und Unterstützung für Bewohner, 5. Information und Unterstützung für Familienmitglieder, 6. Die physische Umgebung und 7. Sicherheit und Risikomanagement.

Assessment Tool (SexAT)" zu durchlaufen. Das Ergebnis wird es uns ermöglichen, den Grad zu messen, in dem die Einrichtung den Ausdruck der Sexualität ihrer Bewohner und in diesen Bereichen respektiert und erleichtert Sieben, dass die Skala, in der das Ergebnis nicht zufriedenstellend ist, wir werden mit dafür vorgesehenen Korrekturmaßnahmen eingreifen.

Das Spektrum der vorgeschlagenen Interventionen umfasst die Sensibilisierung der Leitung des Zentrums für die Bedeutung der Sexualität bei seinen Bewohnern und wie es sowohl Bewohnern, Mitarbeitern als auch der Einrichtung selbst zugute

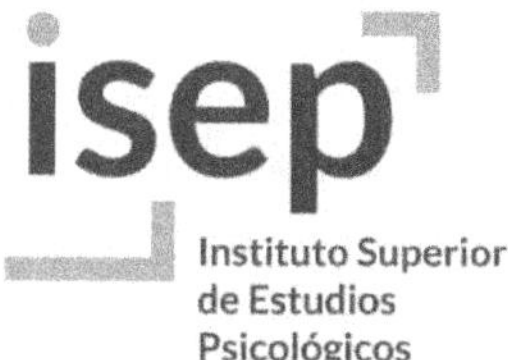

kommen kann, die sexuellen Bedürfnisse jedes Bewohners individuell zu kennen und seine sexuelle Biografie zu erhalten in der Lage, die sexuelle Betreuung so weit wie möglich an ihren Geschmack anzupassen, Schulung der Mitarbeiter, sowohl im Allgemeinen mit allgemeiner Psychoedukation als auch spezifischer Schulung für jedes Team zu den sexuellen Bedürfnissen ihrer Patienten und wie man ihnen dabei helfen kann, diese zu befriedigen, Psychoedukation der Bewohner und ihrer Familien , Anpassung des physischen Raums des Zentrums so weit wie möglich, um den Bewohnern mehr Privatsphäre zu bieten und Risiken wie sexuell übertragbaren Krankheiten vorzubeugen.

Die Treffen würden vorzugsweise persönlich stattfinden, da auf diese Weise die Aufmerksamkeit der Öffentlichkeit leichter gewahrt bleibt, Zweifel sofort ausgeräumt werden können, eine Bindung zum Therapeuten aufgebaut werden kann und die Annahme der Empfehlungen plausibler wird.

Ziel ist es, der Einrichtung die notwendigen Kenntnisse und Werkzeuge zur Verfügung zu stellen, damit sie ihre Mitarbeiter in Sexualität unterweisen kann und sie in der Lage sind, die sexuellen Bedürfnisse ihrer Patienten oder die sexuellen Störungen, unter denen sie leiden können, zu erkennen und sie darüber hinaus informieren zu können seine Bewohner und Familienangehörigen von der Sensibilität des Zentrums für sexuelle Themen und der Hilfe, die es in diesem Bereich bietet.

Für den Fall, dass eine sexuelle Störung festgestellt wird oder die Hilfe des Therapeuten bei der Planung der sexuellen Betreuung benötigt wird, wird der Therapeut kontaktiert und mit den notwendigen Daten informiert, um die entsprechende Therapie planen zu können.

Wenn es aufgrund von Zeitmangel oder zu großer Entfernung vom Zentrum schwierig ist, persönlich vorzutragen, können je nach Bequemlichkeit alternative

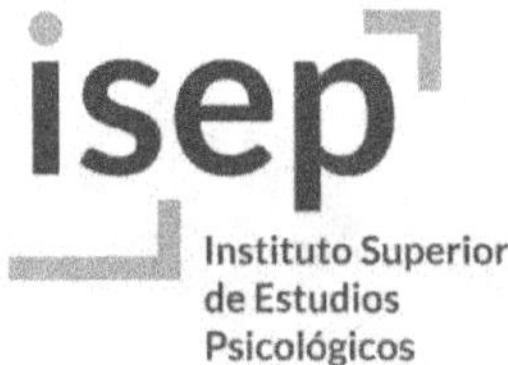

Mittel wie Telefonkonferenzen mit Tools wie Zoom, Telefontreffen, Nachrichten wie WhatsApp oder E-Mail genutzt werden.

Nach dem Eingreifen schlage ich eine Nachkontrolle vor, um die langfristige Wirksamkeit der Maßnahmen zu kontrollieren, dies wäre nach einem Monat, nach drei Monaten und von da an alle 6 Monate, da der allgemeine Gesundheitszustand der Bewohner, aufgrund ihrer Erkrankungen bzw Alter : Es verändert sich schnell und wir müssen die Behandlung an neue Bedürfnisse anpassen.

Stellen Sie abschließend fest, ob der Patient an einer sexuellen Störung leidet, und behandeln Sie diese gegebenenfalls, denn wenn eine solche vorliegt, kann die betreffende Person ihre Sexualität nicht in vollem Umfang genießen. Wenn Sie eine psychische Störung feststellen, die nicht mit der Sexualität zusammenhängt, teilen Sie diese dem Zentrum mit und bewerten Sie sie gemeinsam mit dem multidisziplinären Team des Zentrums, dem Arzt, dem Psychiater ... und schlagen Sie im Rahmen des Möglichen eine Behandlung vor oder schlagen Sie die Überweisung an einen anderen auf das Thema spezialisierten Fachmann vor . .

Lebt der Patient noch als Paar, klären Sie, ob eine gesunde Beziehung besteht, führen Sie bei Beziehungsproblemen eine Paartherapie durch, damit der Patient seine Sexualität wieder erleben kann.

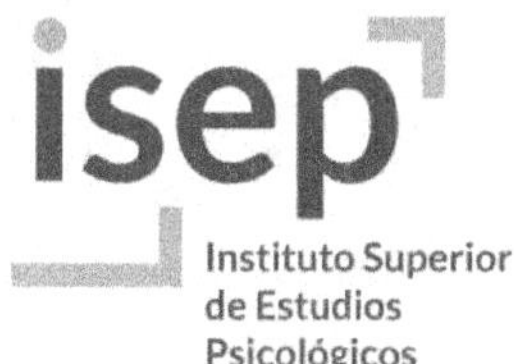

4. Theoretischer Rahmen

4.1 Sexualität, ein menschliches Bedürfnis

In der **Erklärung der sexuellen Rechte** von Valencia (1997) heißt es: „Sexualität ist ein integraler Bestandteil der Persönlichkeit jedes Menschen. Seine volle Entfaltung hängt von der Befriedigung grundlegender menschlicher Bedürfnisse wie dem Wunsch nach Kontakt, Intimität, emotionalem Ausdruck, Vergnügen, Zärtlichkeit und Liebe ab." Zur Sexualität gehört auch, wie man seine Sexualität lebt und ausdrückt.

In der oben zitierten Erklärung erklärt es Sexualität zu einem „grundlegenden und universellen Menschenrecht, das von der gesamten Gesellschaft mit allen Mitteln anerkannt, gefördert, respektiert und verteidigt werden muss".

Abraham Maslow spiegelt dieselbe Linie in seinem Werk „ *A theory of Human Motivation"* (1943) wider, in dem er eine Pyramide definiert, in der die Grundbedürfnisse an der Basis und die höchsten Bedürfnisse an der Spitze stehen, wobei er das Bedürfnis nach Sex einordnete die Basis betrachtet es als ein Grundbedürfnis.

Derzeit arbeiten in Deutschland die meisten Einrichtungen nach Monika Krohwinkels Pflegemodell **13 AEDL – Aktivitäten und existenzielle Lebenserfahrungen (Aktivitäten und existziell Erfahrungen des Lebens (AEDL)** entstand 1993 im Rahmen einer Forschungsarbeit zur Versorgung von Schlaganfallpatienten: Monika Krohwinkel. (1993). *Der Plegeprozess am Beispiel von Apoplexiekranken : eine Studie zur Erfahrung und Entwicklung ganzheitlichrehabilitierender Prozessespfege* . In seiner Arbeit beschreibt er 13 Bereiche des täglichen Lebens, in denen Patienten auf Schwierigkeiten stoßen können und unterstützt werden sollten. Diese Bereiche sind: 1. Kommunikation, 2. Bewegung, 3. Lebenswichtige Funktionen, 4. Selbstfürsorge, 5. Ernährung, 6. Stuhlgang, 7. Anziehen, 8. Ruhe und Schlaf, 9. Geschäftigkeit, 10. Sich wie ein

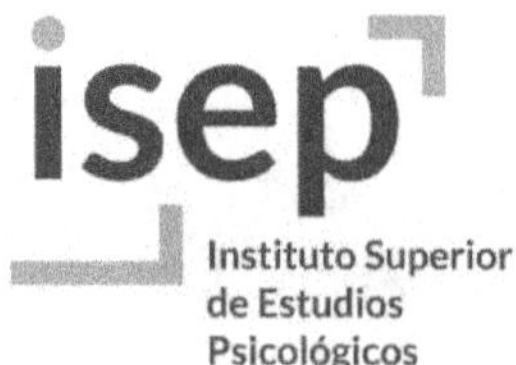

Mann oder Frau, 11. Sorgen Sie für eine sichere Umgebung, 12. Sorgen Sie für die sozialen Aspekte des Lebens, 13. Verwalten Sie die existenziellen Erfahrungen des Lebens. In dieser Konzeption der Handlungsfelder in der Patientenversorgung passt die Sexualthematik perfekt in **AEDL 10. Sich wie ein Mann oder eine Frau fühlen** .

Wie *Beutel et al.* (2005) zeigen in ihrer Studie mit insgesamt 2.426 Personen im Alter zwischen 14 und 93 Jahren in der Kohorte der über 60-Jährigen eine sexuelle Aktivität von 40 %, allerdings bei der Differenzierung zwischen Personen mit und ohne Partner , zeigt, dass die sexuelle Aktivität von Menschen mit Partner 64 % und ohne Partner 7 % beträgt.

In die gleiche Richtung geht die Studie von *Bucher* (2009), in der er einen großen Unterschied in der sexuellen Aktivität zwischen Menschen über 60 Jahren mit und ohne festen Partner feststellt. Der prozentuale Unterschied ähnelt dem der Studie von *Beutel et al.*

Unger & Brähler (1998) kommen in ihrer Studie zu dem Schluss, dass bei den über 60-Jährigen 49,3 % der Männer sexuell aktiv sind, während die sexuelle Aktivität der Frauen bei 20,2 % liegt.

Allerdings ist der Anteil des sexuellen Verlangens in derselben Kohorte deutlich höher als der der sexuellen Aktivität, wie *Bucher* (2001) zeigt, das Verlangen nach Zuneigung ist am stärksten und hält am längsten an, so geben 98,2 % der Befragten an.

In einer anderen Studie weist *Bucher* (2009) darauf hin, dass Männer im Alter von 45–64 Jahren mit einem festen Partner ein 100-prozentiges Interesse an Sexualität zeigen und bei denen, die keinen Partner haben, 95 %, bei Frauen mit Bei den stabilen Partnern im Alter zwischen 45 und 64 Jahren liegt das Interesse an Sexualität bei 98 % und bei denen, die keinen festen Partner haben, sinkt das Interesse auf 83 %. In der Kohorte der über 65-jährigen Männer zeigen Männer mit

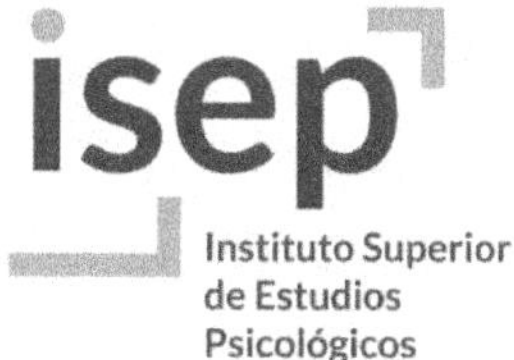

Partner 85 % Interesse an Sex, ohne Partner sinkt es auf 64 %, bei Frauen mit Partner liegt das Interesse bei 82 % und im Bei Personen, die keinen Partner haben, sinkt der Zinssatz auf 60 %.

Ein weiterer Grund liegt im Vorhandensein von Krankheiten und Medikamenten. Einige Medikamente haben den negativen Effekt, dass sie die Libido verlieren oder die Erektion erschweren. Die Krankheit selbst erschwert auch Beziehungen aufgrund mangelnder Kraft, allgemeinem Unwohlsein oder der körperlichen Unfähigkeit, diese Aktivität auszuführen. *Cyran und Hallhuber (1992)* .

Eine andere Ursache kann institutioneller Natur sein: Sobald die Person von einer Einrichtung betreut wird, verliert sie einen Großteil ihrer Privatsphäre, die Türen haben keinen Schlüssel und das Personal führt regelmäßige Überwachungsrunden durch, sie teilen sich ein Schlafzimmer mit einer anderen Person, Paaren Menschen, die zusammenleben möchten, verfügen in der Regel nicht über Doppelbetten. Diese Bedingungen ermöglichen es den Bewohnern nicht, Momente der Intimität zu erleben. *Feliciano Villar et al* . (2017).

Schließlich gibt es kulturelle Gründe: In der heutigen Gesellschaft genießen sexuelle Beziehungen zwischen älteren Menschen keinen hohen Stellenwert, insbesondere wenn es sich um homosexuelle Beziehungen handelt.

Für Menschen mit Demenz ist die sexuelle Betreuung besonders relevant, da diese Patienten wiederholt sexuelles Verhalten in unangemessener Weise und an unangemessenem Ort zeigen, was sogar zu sexuellem Missbrauch des Personals in Form von Berührungen oder verbaler Form führen kann, Daniel Widmann-Messner (2020) . Diese Menschen sind nicht in der Lage, ihre sexuellen Bedürfnisse selbständig und angemessen zu befriedigen. Durch die Umsetzung des „Sexcare"-Programms könnte ihnen diese Möglichkeit geboten werden, die ihnen ausreichend Privatsphäre gibt, um mit ihrem festen Partner allein sein zu können, wenn sie dies wünschen haben oder mit einer Bezugsperson oder einer

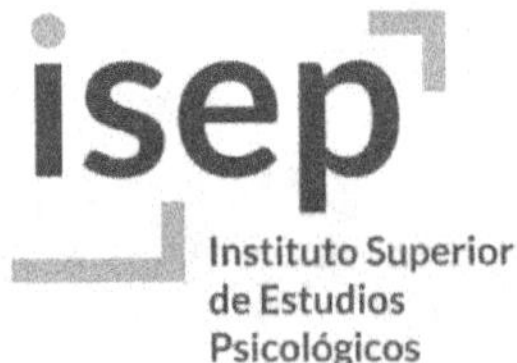

sexuellen Bezugsperson. Andererseits kann das Personal so geschult werden, dass es diese Anzeichen erkennt und sie nicht als Belästigung, sondern als unzureichend ausgedrücktes Grundbedürfnis auffasst und ihnen die Pflege zukommen lässt, die der Patient zur Befriedigung dieses Bedürfnisses benötigt . Informieren Sie sie auch über die verschiedenen Arten sexueller Betreuung, die sie je nach ihrer sexuellen Orientierung und/oder ihrem wahrgenommenen und ausgedrückten Geschlecht leisten können.

4.2 Sexualität als Recht

In der *Allgemeinen Erklärung der sexuellen Rechte* , die auf dem XIII. Weltkongress für Sexologie (1997) in Valencia verfasst wurde, wird Sexualität als „integraler Bestandteil der Persönlichkeit jedes Menschen" definiert. Seine volle Entfaltung hängt von der Befriedigung grundlegender menschlicher Bedürfnisse wie dem Wunsch nach Kontakt, Intimität, emotionalem Ausdruck, Vergnügen, Zärtlichkeit und Liebe ab."

Darin heißt es, dass „Sexualität durch die Interaktion zwischen dem Individuum und sozialen Strukturen aufgebaut werden muss und dass diese volle Entfaltung der Sexualität für das individuelle, zwischenmenschliche und soziale Wohlbefinden von wesentlicher Bedeutung ist."

Es definiert sexuelle Rechte als universelle Menschenrechte. Anschließend werden elf sexuelle Rechte aufgeführt, die „von allen Gesellschaften in jeder Hinsicht anerkannt, gefördert, respektiert und verteidigt" werden müssen.

1. Das Recht auf sexuelle Freiheit: Möglichkeit des Einzelnen, sein sexuelles Potenzial auszudrücken, unter Ausschluss aller Formen sexueller Nötigung, Ausbeutung und Missbrauchs.
2. Das Recht auf sexuelle Autonomie, sexuelle Integrität und Sicherheit des sexuellen Körpers: Fähigkeit, autonome Entscheidungen zu treffen,

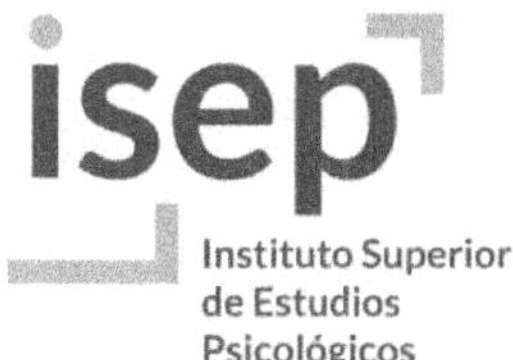

unseren Körper zu kontrollieren und zu genießen, ohne Folter, Verstümmelung und Gewalt.

3. Das Recht auf sexuelle Privatsphäre: Das Recht, individuelle Entscheidungen und Verhaltensweisen in Bezug auf die Privatsphäre zu treffen, solange diese nicht die sexuellen Rechte anderer beeinträchtigen.

4. Das Recht auf sexuelle Gleichberechtigung: Widerstand gegen alle Formen der Diskriminierung.

5. Das Recht auf sexuelles Vergnügen: Dazu gehört auch Autoerotik und ist eine Quelle des körperlichen, psychischen, intellektuellen und spirituellen Wohlbefindens.

6. Das Recht auf emotionalen sexuellen Ausdruck: Wird durch Kommunikation, Kontakt, emotionalen Ausdruck und Liebe ausgedrückt.

7. Das Recht auf freie sexuelle Verbindung: Bezieht sich auf die Möglichkeit, zu heiraten oder nicht, sich scheiden zu lassen und andere Arten sexueller Verbindungen einzugehen.

8. Das Recht, freie und verantwortungsvolle Fortpflanzungsentscheidungen zu treffen: Die Möglichkeit zu haben, zu entscheiden, ob man Kinder bekommt oder nicht, wie viele Kinder dazwischen liegen und wie viel Zeit dazwischen liegt und ob sie Zugang zu Methoden zur Fruchtbarkeitsregulierung haben.

9. Das Recht auf Informationen auf der Grundlage wissenschaftlicher Erkenntnisse: Sexuelle Informationen müssen durch einen wissenschaftlichen und ethischen Prozess generiert und in angemessener Weise an die Gesellschaft weitergegeben werden.

10. Das Recht auf umfassende Sexualaufklärung: Es ist ein Prozess, der ein Leben lang dauert und alle gesellschaftlichen Institutionen einbeziehen sollte.

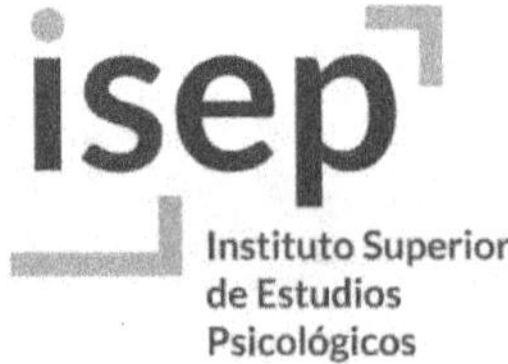

11. Das Recht auf sexuelle Gesundheitsfürsorge: Sie muss für die Prävention und Behandlung aller sexuellen Probleme, Sorgen und Störungen verfügbar sein.

Die Weltgesundheitsorganisation betrachtet sexuelle Gesundheit als einen grundlegenden Aspekt der menschlichen Gesundheit und des Wohlbefindens. Dies erfordert einen positiven und respektvollen Umgang sowie die Möglichkeit, lustvolle und sichere sexuelle Erfahrungen zu machen, frei von Zwang, Diskriminierung und Gewalt.

Sexuelle Gesundheit hängt ab von:

- Zugang zu Informationen über Sexualität
- Kenntnis der Risiken ungeschützter sexueller Aktivität
- Zugang zu sexueller Gesundheitsversorgung
- Eine Umgebung, die die sexuelle Gesundheit bestätigt und fördert

Feliciano Villar, Montserrat Celdrán, Rodrigo Serrat und Teresa Martínez (2017) In Bezug auf die ethischen Grundsätze und Werte, die Gesundheitsfachkräften helfen, sich bei ihrer Arbeit korrekt zu verhalten, sind die Autoren der Ansicht, dass sie mit sexuellen Rechten vereinbar sind. Die Ethik legt vier Grundprinzipien fest:

- Prinzip der Autonomie: Die Fähigkeit der Person, nach ihren eigenen, frei gewählten Wünschen und Grundsätzen zu handeln, muss gewährleistet und respektiert werden. Im Fall der Sexualität impliziert dieser Grundsatz das Recht auf Selbstbestimmung über die eigenen sexuellen Vorlieben und Rechte sowie auf die Gewährleistung des Rechts auf Privatsphäre.
- Wohltätigkeitsprinzip: Der Fachmann muss dafür sorgen, dass die betreute Person die Güter erhält, die in ihrer Reichweite sind. In Bezug auf Sexualität wird davon ausgegangen, dass Menschen

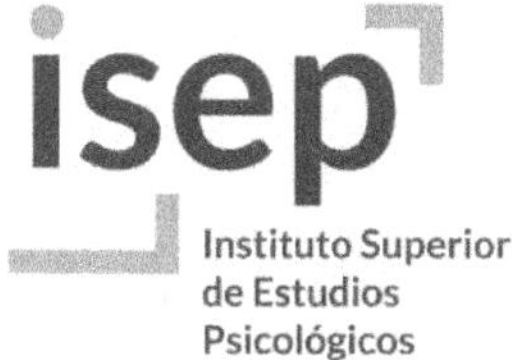

Intimität, Vergnügen und positive Emotionen genießen können, die mit der sexuellen Erfahrung verbunden sind.

- Grundsatz der Schadensfreiheit: Verpflichtung, die Person vor allem Bösen zu schützen oder sie von Risiken fernzuhalten. Im Hinblick auf die Sexualität geht es darum, zu verhindern, dass die Person Risiken im Zusammenhang mit Sexualität, Krankheiten, Missbrauch usw. ausgesetzt wird.

- Grundsatz der Gerechtigkeit: Alle Menschen müssen die gleichen Rechte haben und Gewalt und Diskriminierung vermeiden. Im Hinblick auf die Sexualität bedeutet dies, jeden Eingriff, der eine Einschränkung der sexuellen Aktivität beinhaltet, sorgfältig zu prüfen.

4.3 Die Institution

Auf institutioneller Ebene behaupten Paul Simpson, María Horne , Laura JE Brown, Christine Brown Wilson, Tommy Dickson und Kate Torkington (2015), dass in Pflegeheimen Sexualität und Intimität außer Acht gelassen wurden und alle Aufmerksamkeit auf die Verlängerung der körperlichen und geistigen Autonomie gerichtet wurde . In diesen Institutionen wird der ältere Mann als postsexuell angesehen .

Auf der anderen Seite Feliciano Villar, Josep Fabà , Montserrat Caldrán und Rodrigo Serrat (2014) identifizieren auch eine Reihe von Hindernissen für den sexuellen Ausdruck von Menschen, die in Pflegeheimen leben:

- Physische Umgebung. Die Residenzen wurden im Hinblick auf weitere Krankenhausmodelle entworfen, wobei der Schwerpunkt darauf lag, die Bedürfnisse und Mängel so effizient wie möglich zu erfüllen und die Rechte und Fähigkeiten ihrer Gäste außer Acht zu lassen. Diese Hindernisse sind die folgenden:

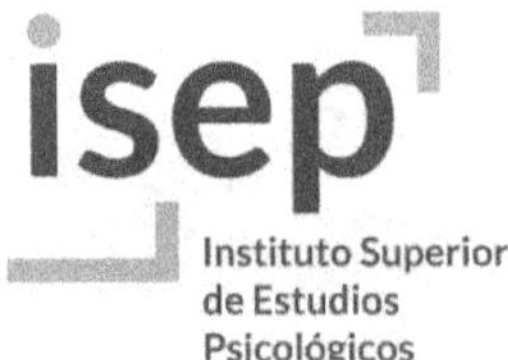

- o Die Menschen verbringen den größten Teil des Tages in Gemeinschaftsräumen, in denen Gruppenaktivitäten geplant sind und wenig Raum für Privatsphäre bleibt.
- o Der schnelle Zugang zu Räumen zur Versorgung der Bewohner gefährdet die Privatsphäre erheblich
- o Die Politik der offenen Türen in vielen Wohnheimen und die Anordnung der Räume in langen Fluren, die eine Kontrolle erleichtern, erschweren die Privatsphäre
- o Die Zimmer werden in der Regel geteilt und für Paare stehen keine Doppelbetten zur Verfügung
- Pflegephilosophie basierend auf Mangel. Die Aspekte dieses Modells, die ein Hindernis für die Sexualität darstellen können, sind folgende:
  - o Als Pflegefachkraft gilt die Person, die weiß, was der Bewohner braucht und wie er diese erfüllen kann.
  - o Der Bewohner ist ein Mensch mit Defiziten und Bedürfnissen und muss gepflegt werden
  - o Für den Bewohner gibt es wenig Spielraum, sich an der eigenen Pflege zu beteiligen
  - o Die zu adressierenden Dimensionen sind Gesundheit, funktionale Autonomie und körperliche Erscheinung, Sexualität wird, wie viele andere Aspekte auch, nicht berücksichtigt.
  - o Sexuelle Äußerungen werden als potenziell problematisch angesehen, daher besteht die Tendenz, sie zu kontrollieren oder zu verbergen
- Die Haltung von Profis. Dies kann aus folgenden Gründen eine Barriere darstellen:
  - o Aufgrund ihrer persönlichen Geschichte haben Fachkräfte unterschiedliche Einstellungen zur Sexualität, sodass es keine einheitliche Reaktion gibt.

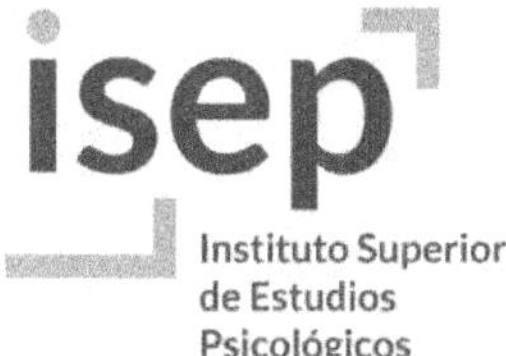

- o Die Arbeitsbedingungen erschweren den Aufbau eines Vertrauensverhältnisses zwischen Personal und Bewohnern und erschweren die Beratung und Entscheidungsfindung.
  - o Sie wissen nicht, wie sie sich angesichts sexueller Äußerungen verhalten sollen
  - o Paternalistische, herablassende oder spöttische Haltung
  - o Sie teilen die sexuellen Situationen, die sie miterlebt haben, mit ihren Partnern und verletzen so deren Recht auf Sexualität und Intimität.
- Die Bewohner
  - o Chronische Krankheiten, die es schwierig machen, Sexualität auszudrücken
  - o Polypharmazie mit hemmender Wirkung auf das sexuelle Verlangen
  - o Die überwiegende Mehrheit sind Frauen, was es schwierig macht, einen neuen Partner zu finden.
  - o Viele dieser verwitweten Menschen beschließen aus Treue zu ihrem verstorbenen Ehepartner, der Sexualität zu entsagen
  - o Aufgrund der weniger offenen Sexualitätskultur, in der viele der älteren Bewohner aufgewachsen sind, ist dieser Aspekt in ihrem Leben nicht relevant.
- Soziale Kontrolle durch die Peer-Gruppe
  - o Ältere Generationen haben tendenziell keine sexuelle Aufklärung erhalten und sind daher konservativer eingestellt.
  - o Negative Einstellungen sind in Bezug auf die Sexualität von Frauen und Minderheitengruppen stärker ausgeprägt
  - o Negative Einstellungen zur Sexualität bei älteren Menschen im Allgemeinen
- Die Vertrauten

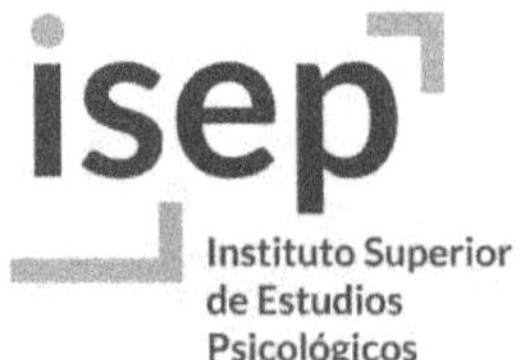

- o Wenn Ihr Familienmitglied verwitwet ist, betrachtet es den Beginn der Beziehung mit einer dritten Person möglicherweise als Verrat am anderen Elternteil.
- o Sie neigen dazu, ihren zugelassenen Verwandten als unfähig zu betrachten und den Geschlechtsverkehr als ein weiteres Symptom ihrer Unfähigkeit wahrzunehmen.
- o Familienangehörige führen die Entscheidung über die Entscheidungsfähigkeit auf sich selbst zurück und verweigern diese der betroffenen Person. Diese Voreingenommenheit ist stärker, wenn es sich um Menschen mit Demenz handelt
- o Fachkräfte informieren Familien in der Regel über Situationen sexueller Natur, die ihren Angehörigen widerfahren, und verletzen so das Recht der betroffenen älteren Menschen auf Intimität und Privatsphäre.
- o Andererseits verbergen Fachkräfte möglicherweise auch die sexuellen Wünsche oder Entscheidungen der Bewohner aus Angst vor den Reaktionen der Familienangehörigen. Bei der Bewältigung dieser Situationen mit der Familie sollten Fachkräfte zwei Arten von Fällen unterscheiden:
  - Wenn die ältere Person ihre geistigen Fähigkeiten voll ausschöpft, muss die Information an ihre Angehörigen von ihnen genehmigt werden.
  - Für Demenzkranke oder handlungsunfähige Menschen kommt der Familie eine zentrale Rolle zu, sie muss informiert werden und die Entscheidungsfindung muss gemeinsam zwischen dem Fachpersonal, der Familie und auch unter Berücksichtigung der Meinung des Bewohners getroffen werden.

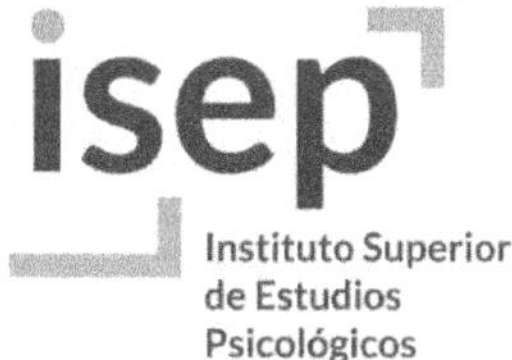

4.4 Bewohner

In der Studie von Edison Vitório de Sousa Júnior et al. (2021) analysierte den Zusammenhang zwischen Sexualität und Lebensqualität älterer Menschen. Die Stichprobe bestand aus 477 älteren Brasilianern und die Daten wurden im Jahr 2020 erhoben. Die Ergebnisse zeigten einen statistischen Zusammenhang zwischen allen Dimensionen der Sexualität und der Lebensqualität der Studienteilnehmer mit einer Fehlerwahrscheinlichkeit von 0,05 %. Die Autoren kamen zu dem Schluss, dass die Förderung der Sexualität als Strategie zur Förderung von Gesundheit und aktivem Altern angesehen werden kann.

Jhonny Acevedo Ayala und Constanza Bartolucci Konga (2019) unterscheidet zwischen mehreren Konzepten im Zusammenhang mit Sexualität, diese sind: Geschlecht, Geschlecht, Geschlechtsidentität und sexuelle Orientierung. Wenn wir über Geschlecht sprechen, beziehen wir uns auf biologische Merkmale, wir sprechen über Mann oder Frau, Geschlecht bezieht sich auf soziokulturelle Konstruktionen, die auf biologischen Unterschieden basieren, Geschlechtsidentität ist die Erfahrung, die jeder Mensch mit seinem Geschlecht macht, das möglicherweise nicht mit seinem biologischen Geschlecht übereinstimmt Sexuelle Orientierung ist das, zu dem sich Menschen hingezogen fühlen. Dabei kann es sich um das andere Geschlecht, ihr eigenes Geschlecht, beides oder keines von beidem handeln. Diesen Autoren zufolge verändert sich die Sexualität im Laufe des Lebens; bei älteren Erwachsenen sind aufgrund biologischer Veränderungen eine größere Intensität und Variabilität der Reize erforderlich, um eine sexuelle Reaktion auszulösen; außerdem kommt es bei Frauen und Männern zu einer Abnahme der vaginalen Befeuchtung des Turgors der Erektion und bei beiden Veränderungen der organischen Empfindungen. Häufige Krankheiten und die Einnahme von Medikamenten wirken sich auch auf die sexuelle Reaktion aus. Es betrifft auch den Verlust von Freunden und einem Partner sowie die Wahrnehmung von Verfall,

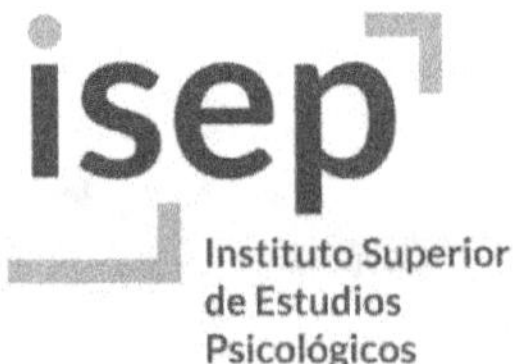

Verlust von Autonomie und Privatsphäre. Was Sexualkrankheiten betrifft, sind älteren Menschen mit einem schwächeren Immunsystem anfälliger für diese Art von Krankheit. Bei Frauen führt die vaginale Penetration aufgrund eines Östrogenabfalls dazu, dass der Vaginalbereich trockener und empfindlicher wird, sodass Wunden entstehen können, die die Ausbreitung sexuell übertragbarer Krankheiten begünstigen können. Der Einsatz von Schutzmaßnahmen wird dringend empfohlen. Zu diesen Maßnahmen gehören das Kondom, sowohl für die Penetration als auch für die Fellatio, Latextücher für den Connilingus und die Verwendung von Gleitmitteln.

Für Ignacio González Labrador (2002) wird die sexuelle Aktivität älterer Menschen durch Faktoren beeinflusst, die sie sogar zum Verschwinden bringen können. Dies sind:

1. Das Fehlen eines Partners
2. Die Monotonie sexueller Beziehungen
3. Kommunikationsprobleme
4. Körperliche Gesundheitsprobleme
5. So war Ihr Sexualleben, als Sie jung waren, und so wird Ihr Sexualleben als älterer Erwachsener aussehen.
6. Wohnverhältnisse

Ignacio González Labrador Er schließt seine Arbeit damit ab, dass er das Erwachsenenalter als das Zeitalter der Erotik betrachtet, da die Bedenken hinsichtlich der Fortpflanzung verschwinden. Sexualität hat in dieser Phase ausschließlich den Zweck, Vergnügen zu geben und zu empfangen. Um im Alter ein erfülltes Sexualleben zu genießen, müssen laut Autor nur drei Bedingungen erfüllt sein:

1. Seien Sie bei einigermaßen guter Gesundheit
2. Interessieren Sie sich für Sexualität
3. Haben Sie einen Partner, den Sie interessant finden

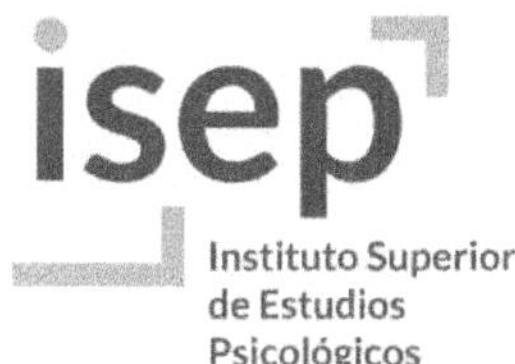

Im Artikel von Emma Suárez Vasallo, Caridad Quiñones und Yohana Zalazar Álvarez (2009) führten eine deskriptive Studie durch, um einige Aspekte der Erotik bei älteren Menschen zu identifizieren: erogene Zonen, sexuelle Aktivität sowie Art und Häufigkeit sexueller Beziehungen. Die Autoren beschreiben Erotik als „Erlebnisse, die als sexuell identifiziert werden und mit dem angenehmen Verhalten persönlicher, lebendiger körperlicher Erfahrungen und der Interaktion mit anderen identifiziert werden." Die Stichprobe für diese deskriptive Studie bestand aus 205 älteren Erwachsenen, die das Poliklinikkrankenhaus „Aleida Fernández" in der Stadt Havanna besuchten. Sie fanden heraus, dass bei Frauen der verheiratete Familienstand vorherrschte, die wichtigste erogene Zone bei beiden Geschlechtern waren die Genitalien. Was die sexuelle Aktivität betrifft, so war dies bei 57,3 % der verheirateten Frauen und 70 % der verheirateten Männer der Fall. Die Häufigkeit dieser sexuellen Aktivität betrug zweiwöchentlich und die vorherrschende Art der Beziehung war Penetration.

In Bezug auf die Art und Weise, wie ältere Menschen ihre Sexualität ausdrücken und empfinden, vertritt F. López-Sánchez (2005) die Auffassung, dass es eine größere Vielfalt als zwischen jungen Menschen und Erwachsenen gibt. Das erste Bedürfnis dieser Menschen besteht darin, sich sicher und geschätzt zu fühlen. Die Personen, die diese Funktion erfüllen können, sind das Paar, ein weiteres nahes Familienmitglied oder Personen, zu denen eine sichere Bindung besteht. Wenn sie diese Menschen nicht haben, leiden sie unter emotionaler Einsamkeit. Das zweite Bedürfnis besteht darin, ein Netzwerk sozialer Beziehungen zu haben, um gemeinsame Freizeitmomente zu teilen. Wenn man keinen Partner hat, ist dieses Netzwerk umso notwendiger. Wenn sie nicht über dieses Netzwerk verfügen, leiden sie unter emotionaler Einsamkeit, einem Gefühl der sozialen Isolation, das zu Langeweile führt. Das dritte Bedürfnis ist sexueller Natur, das Bedürfnis zu streicheln und gestreichelt zu werden, zu küssen und geküsst zu werden, zu umarmen und umarmt zu werden, aufgeregt und erregt zu sein, sexuelles

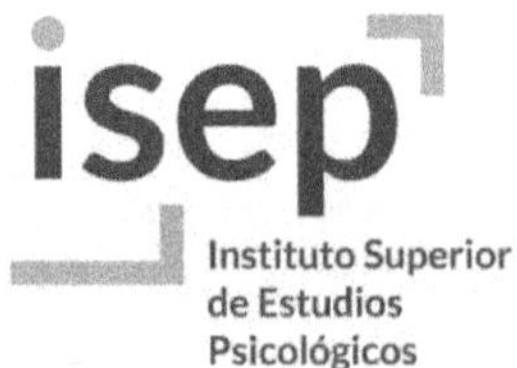

Vergnügen sowie körperliche und emotionale Intimität zu genießen. Mit zunehmendem Alter ändert sich das Bedürfnis zu lieben und geliebt zu werden nicht. Für den Autor ist die Kultur, in der wir leben, sexphob und Sexualität wird als gefährlich, abscheulich und schmutzig angesehen. Ältere Menschen wurden darin sozialisiert und unsere Mission ist es, ihnen zu helfen, sich von diesen Mythen und falschen Überzeugungen zu befreien. Wenn es darum gehe, die Bedürfnisse älterer Menschen zu befriedigen, müsse dies nach dem „biographisch-beruflichen Modell" geschehen, dieses Modell predige, dass es auch den älteren Menschen obliege, ihre Sexual- und Liebesbiografie zu organisieren und zu entscheiden und wenn es um ihre zwischenmenschlichen Beziehungen geht, sind Fachleute als Vermittler da, die ihnen helfen.

Sinne planten Feliciano Villar, Montserrat Celdrán, Rodrigo Serrat, Josep Fabà und Teresa Martínez (2019), den sexuellen Ausdruck älterer Menschen, eine Studie in Pflegeheimen mit folgenden Zielen: (1) Bestimmung der Häufigkeit mit der das Pflegeheimpersonal das Sexualverhalten der Bewohner einschätzt; (2) Quantifizierung des Vorhandenseins von Maßnahmen zur Gewährleistung der sexuellen Rechte der Bewohner; (3) Bestimmen Sie die Faktoren, die das Vorhandensein dieser Maßnahmen vorhersagen. Die verwendete Methode bestand in der Beantwortung eines selbst ausgefüllten Fragebogens an 150 Heimleiter und Managementpersonal sowie 623 Techniker. Das Ergebnis war, dass sexuelle Verhaltensweisen wie Küssen, Umarmen und Masturbation sehr häufig vorkommen. Bei unangemessenem Sexualverhalten wie Exhibitionismus liegt die Prävalenz bei 39 % und bei Berührungen von Berufstätigen bei 27 %. Die Normen zur Gewährleistung der sexuellen Rechte der Bewohner waren bei den Befragten die Maßnahmen mit der größten Präsenz, während Maßnahmen zur Schulung und Information kaum vertreten waren. Basierend auf den Ergebnissen kommen die Autoren zu dem Schluss, dass die formelle Anerkennung sexueller Rechte und

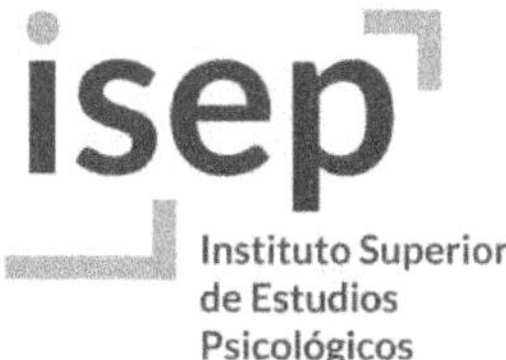

Vielfalt zwar die Norm zu sein scheint, explizite Richtlinien jedoch noch nicht weit verbreitet sind.

Zur Art und Weise, wie ältere Menschen leben und über ihre eigene Sexualität nachdenken, Lieslot Mahieu und Chris Gastmans (2015) führten eine Literaturrecherche zu Forschungsergebnissen durch, in denen die Überzeugungen, Erfahrungen und das Engagement älterer Bewohner in Bezug auf Sex und Sexualität in Pflegeheimen untersucht wurden. Diese Literaturrecherche wurde anhand von Datenbanken (Cinahl , Medline, Pubmed , Embase , Web of Science) und anderen Artikeln durchgeführt, die zwischen 1980 und 2014 veröffentlicht wurden. Aus diesen Artikeln wurden 25 geeignete Artikel identifiziert. In all diesen rezensierten Artikeln wird auf die Relevanz von Sex und Sexualität im Alter und deren hohe Individualität hingewiesen. Die Daten zeigten, dass die Bewohner ihre Sexualität auf vielfältige Weise zum Ausdruck bringen, beispielsweise durch Fantasie, Kleidung, die Suche nach emotionaler und intellektueller Intimität, Streicheln, Küssen und sexuelle Beziehungen. Im Allgemeinen haben die Bewohner eine positive Einstellung zur Sexualität. Wenn es jedoch um explizit sexuelles Verhalten oder gegenüber Homosexualität geht, sind die Einstellungen tendenziell negativer.

Lieslot Mahieu und Chris Gastmans (2015) kommen in ihrer Studie zu dem Schluss, dass die Wahrnehmung der Angemessenheit sexueller Beziehungen durch ihre Mitbewohner ihre Reaktionen auf Sexualität besser erklärt als die Tatsache, dass sie selbst Zeuge sexuellen Verhaltens sind.

Katharina Sieren (2012) möchte der Autor Licht auf das Thema Sexualität in Pflegeheimen werfen. Ihre Forschungsfrage war, wie sich die Häufigkeit sexueller Aktivität mit dem Alter verändert. Ihre Studie wurde 2005 mit einer repräsentativen Stichprobe von 2.426 Personen im Alter zwischen 14 und 93 Jahren durchgeführt, davon 329 Männer und 444 Frauen. Von der Gesamtstichprobe waren 40 % sexuell

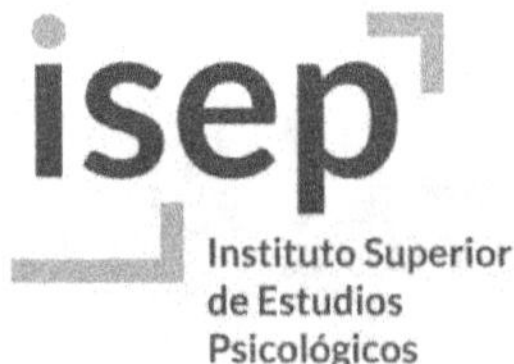

aktiv. Die sexuelle Aktivität veränderte sich stark von Männern zu Frauen, während bei den Männern 58 % sexuell aktiv waren, bei den Frauen waren es 25 %. Dieser Unterschied entstand aufgrund der Tatsache, ob man einen Partner hatte oder nicht. -Wenn ein Partner vorhanden war, betrug die sexuelle Aktivität 64 %, wenn nicht, 7 %. Auch hier gibt es Unterschiede zwischen den Geschlechtern: 4 % der Frauen ohne Partner waren sexuell aktiv, während 17 % der Männer ohne Partner sexuell aktiv waren. Was das sexuelle Interesse anbelangt, gilt bei Frauen: Je älter sie sind, desto geringer ist ihr sexuelles Interesse. Bei Männern hingegen nimmt ihr sexuelles Interesse mit zunehmendem Alter nicht ab. Bei Frauen im Alter zwischen 45 und 64 Jahren, die noch einen Partner haben, zeigen sie ein Interesse an Sexualität von 98 %, wenn sie keinen Partner haben 83 %, ab 65 Jahren, wenn sie einen Partner haben, Die Verzinsung beträgt 82 %, ohne Partner 60 %. Bei Männern im Alter zwischen 45 und 64 Jahren beträgt das Interesse an Sexualität, wenn sie verheiratet sind, 100 %, wenn sie keinen Partner haben, 95 %, ab 65 Jahren, wenn sie einen Partner haben Die Verzinsung beträgt 85 % und ohne Partner 64 %. Auch der Gesundheitszustand beeinflusst die Sexualität. Bei Frauen im Klimakterium verlieren zwischen 30 und 40 % das Interesse an Sexualität, obwohl sie keine körperlichen Beschwerden haben. Es kommt jedoch zu einigen psychischen Veränderungen wie der Wahrnehmung des Verlusts von Weiblichkeit und Attraktivität. , Depressionen, Nervosität und eine Reihe von Stereotypen, die ein geringes Verlangen hervorrufen. Darüber hinaus können auch Harnröhrenprobleme und eine mangelnde Befeuchtung der Vagina auftreten. Bei Männern kommt es ab dem 40. Lebensjahr zu Veränderungen der sexuellen Reaktionen, die zu einer erektilen Dysfunktion führen können. Auch die Einnahme von Medikamenten aufgrund chronischer Krankheiten hat einen negativen Einfluss, mit Verlust des sexuellen Interesses, Erektionsstörungen. Beziehungsprobleme können auch zu Problemen in der Sexualität führen. Auch demografische Faktoren beeinflussen die Sexualität; die Generation, die derzeit in Pflegeheimen lebt, erhielt wenig oder keine sexuelle Aufklärung. Sex war nur zu Fortpflanzungszwecken

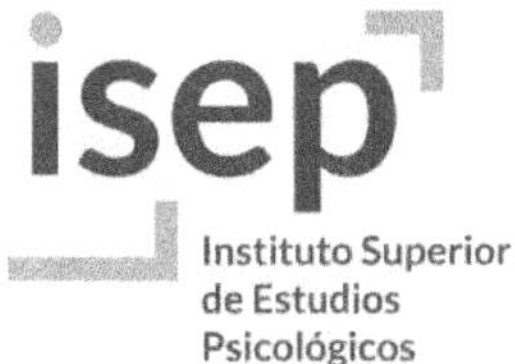

willkommen; sobald die Fähigkeit, Kinder zu bekommen, verloren geht, verliert Sex seine Bedeutung. Um die sexuellen Bedürfnisse der Bewohner zu ermitteln, wurde eine Stichprobe von 20 Personen ausgewählt und sie wurden gebeten, uns drei Möglichkeiten zu nennen, wie sie ihre sexuellen Bedürfnisse innerhalb der Residenz befriedigten. Wir können die Antworten in drei Kategorien einteilen:

1. Sexuelle Interaktionen mit Berufstätigen (28)
   a. Berührende Profis (14)
   b. Schauen Sie sich die sexuellen Eigenschaften von Arbeitnehmern an (7)
   c. Bitten Sie Arbeitnehmer um sexuelle Stimulation (5)
   d. Fantasien sexueller Natur mit Profis (2)
2. Autoerotik (11)
   a. Porno- und Erotikfilme (5)
   b. Selbstbefriedigung (4)
   c. Sexuelle Stimulationswerkzeuge (2)
3. Sexualität mit einem Partner (33)
   a. Honig (11)
   b. Treffen Sie ein Paar (9)
   c. Sexuelle Beziehungen (6)
   d. Prostituierte (3)
   e. Promiskuität (2)
   f. Exhibitionismus (2)

4.5 Die Profis

Zu den Meinungen von Fachleuten, die mit älteren Menschen arbeiten, zu ihrer Sexualität: Feliciano Villar, Josep Fabà , Montserrat Caldrán und Rodrigo Serrat (2014) erforschen ihre Meinung anhand eines Fragebogens, der an 53 Fachkräfte aus 5 Wohnheimen im Großraum Barcelona weitergegeben wurde. Die Fragen betrafen die Bequemlichkeit der Wohnheime zur Regulierung der Sexualität in ihnen, welche Agenten dazu beitragen sollten und welche Aspekte diese Verordnung berücksichtigen sollte. Sie kamen zu dem Schluss, dass die Hälfte von ihnen den Nutzen solcher Mechanismen erkennt, die andere Hälfte sie für unnötig oder schädlich hält. In den Antworten der Befragten wurde häufig die Verbindung von Regulierung mit Verbot und Sexualität mit Geschlechtsverkehr in Verbindung gebracht.

In einer bibliografischen Überprüfung von Artikeln, die in Datenbanken veröffentlicht wurden, um die Reaktionen auf die Ausdrucksformen der Sexualität institutionalisierter Menschen zu erfahren, von Fachleuten, Cristina Fuente Mansilla und Beatriz Rodríguez-Martín (2018) stellten fest, dass die Reaktionen auf diese Ausdrücke sehr unterschiedlich sind, wobei negative Reaktionen vorherrschen, und dass ihr Wissensstand zu diesem Thema recht begrenzt ist. Von den veröffentlichten Artikeln waren die Kategorien, die die Wahrnehmung von Sexualität durch Fachkräfte erklärten, folgende: der Einfluss negativer Stereotypen, der Druck professioneller Reaktionen und Interpretationen, Einmischung in die Familie, das Bedürfnis nach Privatsphäre, die Notwendigkeit, den Ausdruck von Sexualität zu regulieren und der Umgang mit Sexualität in Menschen mit Demenz oder die LGTBI-Gemeinschaft. Als Ergebnis stellten sie einen Mangel an standardisierter Reaktion und Wissen in diesen Situationen in der Gruppe der institutionalisierten älteren Menschen fest. Die Autoren halten es für notwendig, einen gemeinsamen Ansatz in den Zentren zu fördern und gefährliche Praktiken zu reduzieren.

Laut einer Studie von Grond (2001) fühlt sich die Hälfte der Fachkräfte, die in Pflegeheimen arbeiten, sexuell belästigt.

Renate Stemmer (2001) stellten fest, dass intimer Kontakt aufgrund der täglichen Pflege das sexuelle Verlangen des Patienten in den Beruf umwandeln kann.

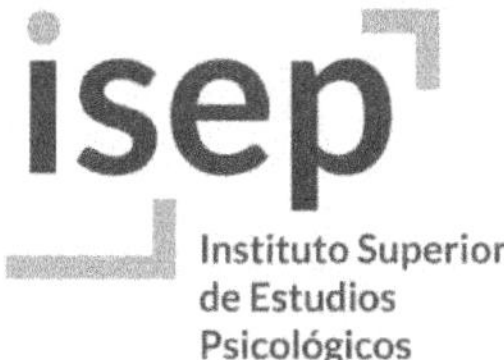

Schroeter (2006) haben Arbeitnehmer aufgrund von Personal- und Zeitmangel keine Zeit, sich der Befriedigung der sexuellen Bedürfnisse ihrer Bewohner zu widmen .

4.6 Tabu

In der Forschungsarbeit von Ignacio González Labrador (2002) reflektiert er die Sexualität älterer Menschen und die Faktoren, die sie ungünstig beeinflussen können. Laut dem Autor wird das Thema Sexualität im Alter in der heutigen Gesellschaft trotz der Tatsache, dass die Menschen bei besserer Gesundheit und einem längeren Leben ins hohe Alter kommen, tendenziell abgelehnt, ignoriert oder lächerlich gemacht.

Die negative Einstellung zur Sexualität bei älteren Erwachsenen kann zwei Erklärungen haben:

1. Der falsche Zusammenhang zwischen Sexualität und Fortpflanzung, weshalb Sexualität nur während der Fortpflanzungszeit als normal gilt.
2. Das Vorurteil, dass alt gleich krank ist

Oft stehen der Wunsch der Bewohner, ihre sexuelle Routine fortzusetzen, und die Erwartungen und Überzeugungen der für ihre Pflege zuständigen Fachkräfte im Konflikt, so Ruth van der Vight-Klussmann (2014) befasst sich anhand von Beispielen mit dieser Realität und betrachtet sie aus zwei Perspektiven: einerseits aus der Perspektive der Bewohner, die versuchen, ihre einmal zugelassene Sexualität fortzusetzen, und andererseits aus der Perspektive der Fachkräfte. , wie sie leben und von diesen Situationen betroffen sind. Bei den Bewohnern kommt es aufgrund der Architektur der Anstalt und der Behinderungen selbst zu einem Verlust der Privatsphäre und aufgrund der Krankheiten und der entsprechenden Medikamente zu einem Mangel an sexuellem Verlangen bzw. sexueller Leistungsfähigkeit. Andererseits ist das Thema Sexualität sowohl für Bewohner als auch für Fachkräfte ein Tabuthema, über das man nicht gerne spricht. Auch sozialer Druck stellt ein Hindernis für den freien Ausdruck der Sexualität dar, da man davon überzeugt ist, dass Sex im Alter nicht existiert. Auf kultureller Ebene haben die Menschen, die sich heute in den Wohnheimen aufhalten, gelernt, dass Sex etwas Schmutziges, Sündhaftes ist und nur zu Fortpflanzungszwecken akzeptabel ist. Nicht-genitale sexuelle Äußerungen wie Händchenhalten oder Küssen werden allgemein akzeptiert. Wenn es jedoch um genitale Ausdrucksformen wie Sex oder Masturbieren geht, wird dies verpönt. Im Allgemeinen sind die Faktoren, die sich negativ auf die Sexualität älterer Menschen in Pflegeheimen auswirken, folgende:

- Mangel an Privatsphäre
- Fehlen eines Sexualpartners
- Die Einstellung von Fachleuten oder der Familie
- Körperliche oder geistige Erkrankungen
- Nebenwirkungen von Medikamenten
- Das Gefühl, nicht attraktiv auszusehen
- Für Männer mit erektiler Dysfunktion
- Bei Frauen Dyspareunie

Aus Sicht der Arbeitnehmer vertreten viele von ihnen die Auffassung, dass ältere Menschen, und noch mehr, wenn sie krank sind, keine sexuellen Bedürfnisse haben, nichts könnte weiter von der Wahrheit entfernt sein, und wenn man die sexuellen Handlungen von Patienten beobachtet, wie z Wenn sie masturbieren oder berühren oder selbst Objekte der Begierde des Patienten sind, verspüren sie Ekel. Andererseits kann es für die Mitarbeiter peinlich sein, die Intimbereiche der Patienten reinigen zu müssen. In der Ausbildung zur Fachkraft für Altenpflege hingegen wird das Thema Sexualität zwar nicht berücksichtigt bzw. gesehen, jedoch nicht vertieft.

4,7 LGTBI

In ihrer Studie stellen Paul Simpson, María Horne , Laura JE Brown, Christine Brown Wilson, Tommy Dickson und Kate Torkington (2015) fest, dass LGBTBI-

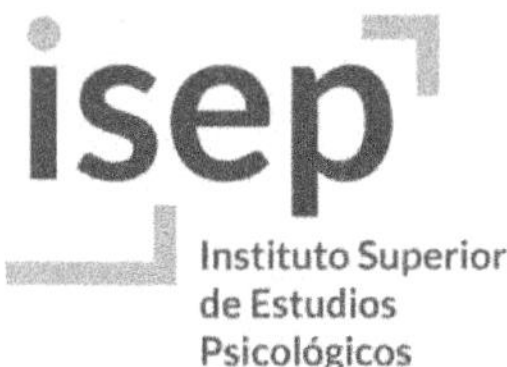

Personen beim Umzug in ein Pflegeheim doppelt diskriminiert werden, einerseits dadurch, dass sie als ausgeschlossen gelten weil sie einerseits aufgrund ihres fortgeschrittenen Alters von der Sexualität ausgeschlossen sind und andererseits als heterosexuell gelten und gezwungen sind, ihre sexuelle Orientierung zu verbergen oder zu verleugnen.

Zur sexuellen Vielfalt in Wohnheimen Feliciano Villar, Josep Fabà , Montserrat Caldrán und Rodrigo Serrat (2014) sind der Ansicht, dass in der LGBT-Gemeinschaft der Glaube weit verbreitet ist, dass Pflegeheime homophobe Umgebungen seien, und dass diese Befürchtungen laut den Autoren teilweise gerechtfertigt seien, weil die Gesellschaft, in der die Menschen, die heute in Pflegeheimen leben, aufgewachsen sei, ältere Menschen als Homosexualität betrachtete Als etwas Sündhaftes wurde es von der Kirche nicht akzeptiert, in der wissenschaftlichen Gemeinschaft galt es als psychische Störung und vom Staat war es etwas, das gesetzlich verboten und verfolgt wurde, obwohl sich diese Vorstellung von Homosexualität in den neuen Generationen nach und nach verändert. toleranter gegenüber Homosexualität, Alter und Eintritt in Pflegeheime.

4.8 Demenz

Wiskerke und Jill Manthorpe (2016) befassen sich mit dem Thema Demenz und Sexualität und untersuchen die Reaktionen, die das Personal und die Angehörigen auf die sexuellen Ausdrucksformen von Bewohnern in Pflegeheimen geben, während sie gleichzeitig die Gefühle von Familienmitgliedern respektieren, mit ihren Beschwerden und Konflikten umgehen und wie Gute Praktiken sollten sich in den Richtlinien und praktischen Leitfäden der Institution widerspiegeln. Die verwendete Methodik war eine bibliografische Überprüfung des Standpunkts von Arbeitnehmern und Familienangehörigen zu einer neuen Beziehung von Menschen mit Demenz, die in Einrichtungen aufgenommen wurden und noch verheiratet sind. Die Suche wurde in den Datenbanken Medline, Embase und PsychINFO durchgeführt . Die Ergebnisse zeigten, dass die sexuellen Äußerungen dieser an

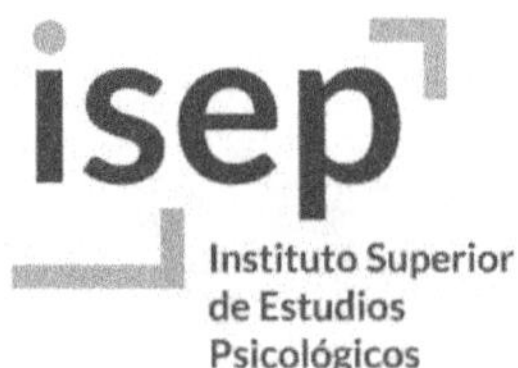

Demenz leidenden und noch verheirateten Bewohner schwer zu bewältigen sind und für Familien emotional schmerzhaft und unangenehm sein können.

Die Auswirkungen, die diese Ausdrucksformen der Sexualität von Patienten mit Demenz auf die Fachkräfte haben, die sie betreuen, wurde auch von Daniel Widmann-Messner untersucht (2020). Dem Autor zufolge kommt es häufig vor, dass Demenzkranke ein enthemmtes Verhalten an den Tag legen, was den für sie zuständigen Mitarbeitern Unbehagen bereitet. Der Grund für diese Suche nach Sexualität liegt darin, dass es sich um ein lebenswichtiges Bedürfnis handelt. Dieses Bedürfnis nach sexuellem Ausdruck bezieht sich nicht nur auf Geschlechtsverkehr, viele Bewohner haben ihren Partner verloren und fühlen sich allein und brauchen jemanden, mit dem sie intim sein können und der ihnen Zuneigung schenkt. In den Einrichtungen gibt es nur wenige Räume für die Privatsphäre und Intimität der Menschen, die Räume werden in den meisten Fällen geteilt und je nach Grad der Behinderung muss sich das Personal um die Grundversorgung kümmern, mit dem damit verbundenen Eingriff in die Intimsphäre. Diese Intimpflege kann von Demenzpatienten falsch interpretiert werden, was dazu führt, dass sie Pflegekräfte verbal oder körperlich belästigen. Bei der Bewältigung dieser Situationen schlägt der Autor vor, die Mitarbeiter darin zu schulen, mit diesen Situationen umzugehen und bei der Erstellung der Biografie des Patienten auch auf die sexuelle Biografie zu achten, damit sie bei Bedarf über mehr Informationen verfügen, um diese Situationen besser bewältigen zu können. Situationen.

Auf der anderen Seite Feliciano Villar, Josep Fabà , Montserrat Caldrán und Rodrigo Serrat (2014) in Bezug auf Demenz behaupten die Autoren, dass in Beziehungen, in denen es eine Person mit Demenz gibt, auch wenn diese nur mild ist, Experten denken, dass der Partner des Paares, der nicht an Demenz leidet, die Person mit Demenz missbraucht. Die Fachkräfte befolgen ein Interventionsprotokoll, in dem der Nachweis der Einwilligung der dementen Person eingeholt wird. Dies ist:

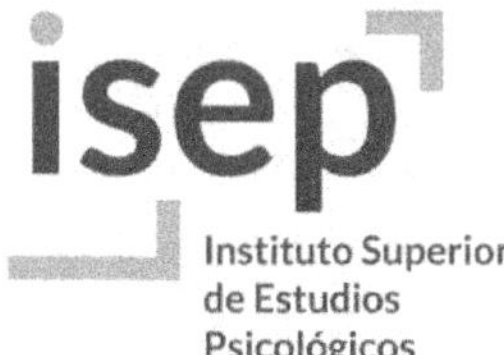

- Verstehen Sie die Beziehung, die Sie zu einer dritten Person haben?
- Haben Sie sich bewusst für eine solche Beziehung entschieden?
- Haben Sie diese Beziehung Dritten mitgeteilt?

Ist die Antwort negativ, informieren sie die Familienangehörigen und trennen das Paar. Das Problem dieser Aktion besteht darin, dass sie das Recht auf Privatsphäre der Beteiligten durch die Weitergabe an Familienangehörige und das Recht auf Sexualität durch die Trennung dieser Personen verletzt. Was das Protokoll zur Einholung der Einwilligung betrifft, so sucht es nach logischen und kohärenten Antworten zu einem völlig emotionalen Thema. Selbst wenn dieses Protokoll auf Menschen mittleren Alters und völlig orientierte Menschen angewendet würde, wüssten wir nicht, wie wir logische Antworten darauf geben könnten, warum wir unseren Partner gewählt haben .

Feliciano Villar et. al. schlagen ein anderes Protokoll vor, das darin besteht, nach fehlender Einwilligung zu suchen. Sie schlagen vor, dass Fachkräfte stärker darauf achten, ob die Beziehung den Beteiligten nützt und ob sie sie glücklich macht, und die Beziehung nur dann beenden, wenn Anzeichen einer Nichteinwilligung vorliegen oder sich ihr Zustand verschlechtert. Das Protokoll besteht aus folgenden Fragen:

- Hat sich der körperliche, kognitive oder emotionale Zustand der älteren Person seit Bekanntwerden des Zusammenhangs verschlechtert?
- Wurde im Gegenteil ein positiver Zusammenhang beobachtet?

Die Autoren schlagen eine multifaktorielle Perspektive bei der Steuerung und Entscheidungsfindung im Bereich Sexualität vor:

- Kennen Sie die persönliche Geschichte und das frühere Sexualleben der beteiligten Personen

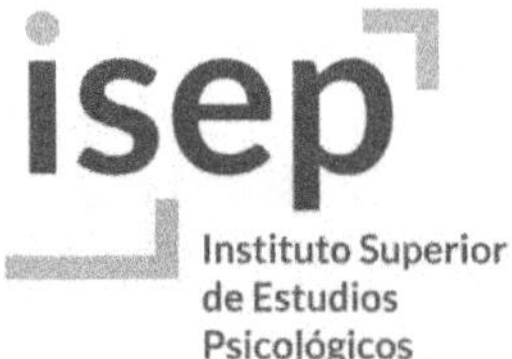

- Kennen Sie die Umstände und den Kontext, in dem die Situation auftritt, und holen Sie sich den Standpunkt der beteiligten Personen ein:
    - Die Profis
    - Die Gefährten
    - Die Institution
    - Die Familien

Wenn es darum geht, zu handeln, wenn einer der Beteiligten an Demenz leidet, Feliciano Villar et. al. beraten die Entscheidungsfindung aus einem mehrdimensionalen Ansatz:

- Das Vorhandensein oder Fehlen von Anzeichen von Unbehagen auf verbaler oder nonverbaler Ebene
- Das Risiko für die physische und psychische Gesundheit
- Die Lebensgeschichte
- Der Standpunkt beider Parteien oder von Familienmitgliedern, wenn die Situation dies erfordert
- Das aktuelle Niveau der kognitiven Funktionen
- Die Entscheidungsfähigkeit

Zu unangemessenem Sexualverhalten von Menschen mit Demenz: Feliciano Villar, Josep Fabà , Montserrat Caldrán und Rodrigo Serrat (2014) definieren unangemessenes Verhalten als: „verbale oder körperliche Handlungen expliziter oder wahrgenommener sexueller Natur, die in dem sozialen Kontext, in dem sie stattfinden, inakzeptabel sind." Diese können viele verschiedene Formen annehmen, etwa eine Bitte oder einen Kommentar oder Versuche, Körperkontakt aufrechtzuerhalten. Diese Handlungen sind eine Folge der sexuellen Aktivierung des Demenzkranken. Um als unangemessen zu gelten, müssen sie in einem sozialen Kontext auftreten, in dem sie nicht auftreten sollten.

Zu den Ursachen, die sie aufdecken, gehören:

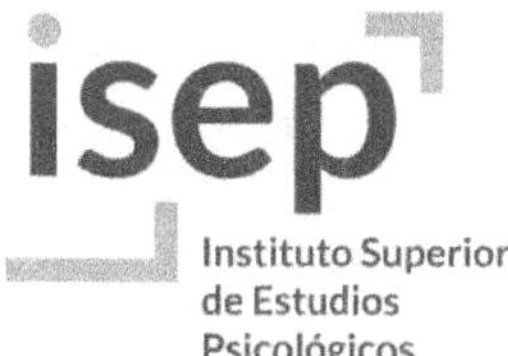

- Veränderung bestimmter neuronaler Schaltkreise, die an der Regulierung des sexuellen Verlangens beteiligt sind
- Der Konsum bestimmter psychoaktiver Substanzen
- Psychosoziale Faktoren wie: Gefühle der Einsamkeit, Angst und Unruhe...
- Eine kognitive Beeinträchtigung könnte es schwierig machen, Situationen richtig zu interpretieren
- Das Fehlen eines Sexualpartners, das Fehlen oder Übermaß an Umweltreizen, das Betrachten von Material mit einer gewissen erotischen Ladung ...

Zu den Folgen dieser unangemessenen sexuellen Verhaltensweisen können wir bei Feliciano Villar et al. folgendes feststellen:

- Person mit Demenz: Infektion mit sexuell übertragbaren Krankheiten, Genitaltrauma, verminderte Qualität der Behandlung, Spott, Ablehnung und Missverständnisse
- Verwandte: Schade
- Fachkräfte: Diese Menschen haben selten eine Sexualschulung erhalten und fühlen sich daher möglicherweise überfordert
- Andere Bewohner: Diese unangemessenen sexuellen Verhaltensweisen können auf andere Bewohner gerichtet sein und diese verfügen möglicherweise nicht über die körperliche oder geistige Fähigkeit, Entscheidungen zu treffen oder sich unangemessenem sexuellen Kontakt zu widersetzen.

Bezüglich der Maßnahmen schlagen die Autoren Folgendes vor:

- Besorgen Sie sich eine Lebensgeschichte der betroffenen Person, einschließlich der Sexualgeschichte
- Pharmakologische Intervention nur zu Beginn und bei Risiken für die Gesundheit des Betroffenen

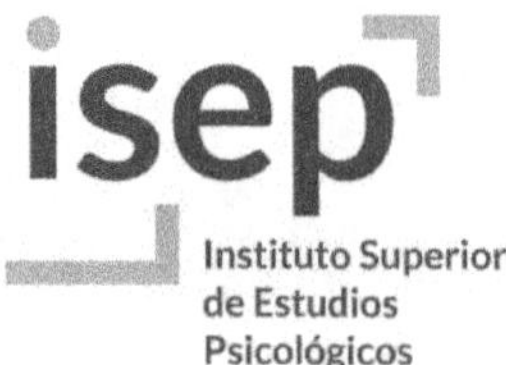

- Erklären Sie der Person, warum ihr Verhalten unangemessen ist
- Reagieren Sie auf die Ursache unangemessenen Sexualverhaltens, indem Sie beispielsweise die Intensität der Stimulation erhöhen, wenn der Verdacht besteht, dass Langeweile dahintersteckt, oder indem Sie die Person austauschen, die für die Körperpflege verantwortlich ist, wenn der Verdacht besteht, dass der Patient ihn mit seinem Partner verwechselt.
- Reagieren Sie auf die Folgen unangemessenen sexuellen Verhaltens. Wenn der Verdacht besteht, dass sie durch die dadurch erzeugte Aufmerksamkeit aufrechterhalten werden, ignorieren Sie sie

Feliciano Villar et. al. behaupten, dass das Ziel nicht darin besteht, das sexuelle Verhalten des Bewohners zu unterbinden, sondern ihn daran zu hindern, es an einer unangemessenen Stelle zu tun.

4.9 Sexassistent

Um den sexuellen Bedürfnissen dieser Patienten gerecht zu werden, die sich aus physischen oder psychischen Gründen oder aufgrund des Verlusts ihres festen Partners nicht alleine darum kümmern können, wurde der Dienst „Sexual Assistant" ins Leben gerufen. *Regina M. Binöder* (2015) führt eine Studie über die Motivationen und Absichten von Sexualassistenten bei der Betreuung dieser Menschen durch. Die Stichprobe von Sexualassistenten bezieht der Autor von der 2014 in Hamburg gegründeten „Nessita Erotikaktivitäten Vermittllungsagentur". Die oben genannte Nessita-Agentur fungiert als Vermittler zwischen Sexualassistenten und immobilen Menschen bzw. älteren Menschen, sie bietet diese Dienstleistungen nicht an ein direkter Weg. In dieser Studie wurden drei Sexualbetreuer und eine Sexualbetreuerin im Alter zwischen 43 und 52 Jahren befragt. Davon kommen 75 % aus der Massagebranche. Bei 75 % der Befragten war die Motivation altruistischer Natur, bei den anderen 25 % war sie monetärer Natur.

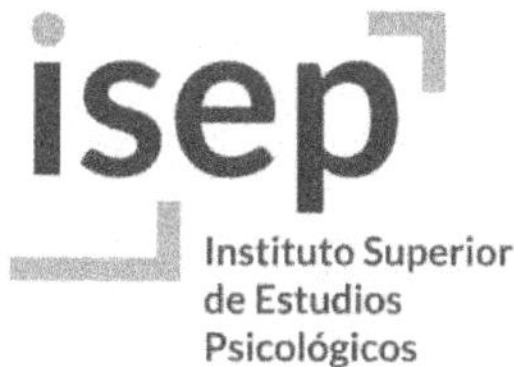

Regina M. Binöder unterscheidet zwischen „Aktiver Sexualassistentin" und „Passiver Sexualassistentin". Der aktive Sexualassistent ist eine kostenpflichtige Sexualdienstleistung für Menschen mit Behinderungen. Die Aktivitäten, die üblicherweise angeboten werden, sind: Sexuelle Beratung, erotische Massagen, gemeinsames Nacktsein, gegenseitige Berührungen, Führung der Person zur sexuellen Befriedigung, Oralsex, Geschlechtsverkehr. Jeder Teilnehmer entscheidet frei, welche Leistungen er anbietet. Der passive Sexualassistent ist jemand, der Menschen mit Behinderungen die Möglichkeit bietet, ihre sexuellen Bedürfnisse zu befriedigen. Ihre Aufgaben sind: Sexualberatung, Sexualpädagogik, Sexualtraining, die Organisation von Sexualhilfsmitteln oder Sexualdienstleistungen.

Die Gründerin und Inhaberin von Nessita, Gabriele Paulsen (2018), veröffentlicht in Zusammenarbeit mit Nina de Vries, Sexualassistentin für körperlich oder kognitiv behinderte Menschen, ein Buch, in dem sie uns anhand realer Beispiele zeigen, welche sexuellen Bedürfnisse sich diese Menschen wünschen zu befriedigen, welche Barrieren errichtet werden müssen und welche Strategien Fachleute verfolgen können, um diese Bedürfnisse zu befriedigen. Nach Angaben des Autors haben die neuen Bewohner von Pflegeheimen mit dem Generationswechsel ein größeres Interesse an Sexualität als ihre Vorgänger, die die Ära der sexuellen Befreiung, der Hippies und des Coming-outs erlebt hatten. Was Homosexualität anbelangt, so ist sie in dieser Generation noch immer weder akzeptiert noch hoch angesehen. Menschen, die mobile Pflege erhalten, die immer noch zu Hause leben, haben immer noch mehr Raum für sexuelle Intimität, sie können pornografische Filme und Zeitschriften behalten, sie sind die meiste Zeit intim, obwohl es wahr ist, dass sie mittendrin unterbrochen werden können Handeln Sie bei der Betreuung durch die Pflegekraft. Bei der Aufnahme in eine Einrichtung wird diese Privatsphäre erheblich beeinträchtigt, da die meisten Räume gemeinsam genutzt werden und es in den meisten Einrichtungen nicht möglich ist, die Tür abzuschließen. Um dieses

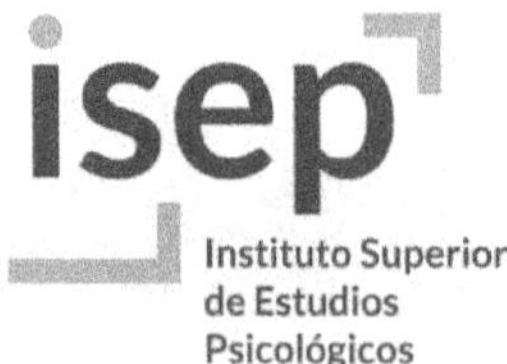

Problem zu lösen, sind Institutionen entstanden, die Bewohner und Institutionen oder Fachkräfte anleiten und beraten, wie sie am besten auf diese Bedürfnisse reagieren können. Die erste Einrichtung, die sich diesem Thema widmete, war die Fachstelle Fell Behinderung und Sexualität (FABS) in Basel, Schweiz (Abteilung für Behinderung und Sexualität), gefolgt von anderen wie Pro-Familia mit mehr als 200 Büros in ganz Deutschland oder Nessita selbst.

Auf der Seite der Sexualassistenten erzählt uns Gabriele Paulsen, dass es sich um Menschen im Alter zwischen 30 und 60 Jahren handelt, der häufigste Beruf der der Masseuse und Pflegekraft ist, ihre häufigste Motivation altruistisch ist. Auf Seiten der Sexualhilfesuchenden sind es Menschen, die sich aufgrund einer körperlichen oder geistigen Behinderung nicht mehr sexuell befriedigen können, ältere Menschen, die mit Selbstbefriedigungsempfehlungen nicht völlig zufrieden sind und sich sexuellen oder intimen Kontakt zu einem anderen wünschen Menschen, die aufgrund von Krankheit oder Genitalamputationen keinen Geschlechtsverkehr mehr haben können und ihre Sexualität auf andere Weise leben müssen und die Sicherheit und das Vertrauen benötigen, die ihnen eine Sexualassistentin gibt, die ausschließlich mit dieser Art von behinderten Menschen arbeitet. , Menschen mit Demenz und einer ungezügelten Wut, die ihre Behandlung in der Anstalt erschwert.

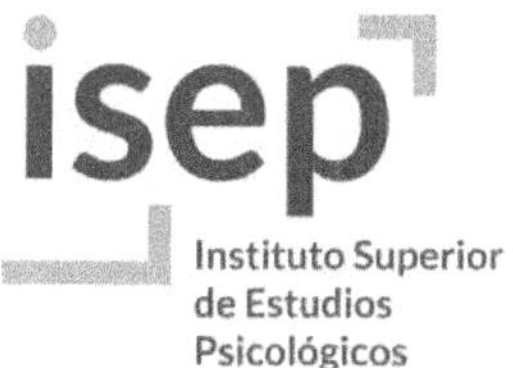

Instituto Superior
de Estudios
Psicológicos

5. Methodischer Rahmen

5.1 Art der konsultierten Dokumentationsquellen

Die konsultierten Quellen waren: gedruckte und digitale Bücher, wissenschaftliche Artikel, die in der Online-Zeitschrift *International Journal of Clinical and Health veröffentlicht wurden Psychologie* , *in der* Guides Collection der Afanas Foundation, *im Cuban Journal of Comprehensive General Medicine, im Spanish Journal of Geriatrics and Gerontology, in* Webconsultas , im Gesundheits- und Wohlbefindensmagazin Gerokomos und in Datenbanken wie Wiley Online Library, Science Direct und Pubmed , Handbüchern und Fragebögen. Schriftliches Material und Videos der Stiftungen wurden ebenfalls herangezogen: AsistenciaSexual.org, Asociación Tandem Team Barcelona und Para Putas.

Die Suchbegriffe waren: Sexualität, Senioren, Alter, Behinderung, Mangel, Demenz, Intensivpflege, Sexualassistent, Sex, Heimbewohner, Pflege, Geriatrie, Palliativmedizin, sexuelle Bedürfnisse, Behinderung, Altenpflege , alt Assistenz , Sexualassistenz , Geriatrie , Wohnheim , Residenz, Pflegeheim, Intensivpflege , Sexualität , Sex, Demenz , Altenpflege , Intensiv , Pflege , Sexuelle Pflege , Sexualassistentin , Demenz , Altesheim , Residenz .

5.2 Qualitative Analyse

Die konsultierten Publikationen werden zwischen dem jüngsten Jahr 2021 und dem ältesten Jahr 2002 veröffentlicht. In den verschiedenen Veröffentlichungen wird eine Vision der Sexualität im fortgeschrittenen Alter dargelegt, wie sie von der Gesellschaft, von den Probanden selbst und, im Falle von Aufenthalten in Einrichtungen, von der Einrichtung selbst, ihren Mitarbeitern und den übrigen Kollegen gesehen wird. Andererseits werden auch Beispiele dafür gegeben, wie die Sexualität von Patienten verbessert werden kann, basierend auf den Erfahrungen der Autoren, des Gesundheitspersonals und der konsultierten Sexualassistenten.

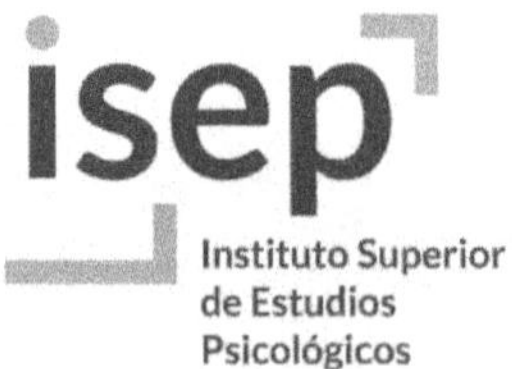

die Sexualität bei Demenz und Behinderung, körperliche Veränderungen und Krankheiten, die sich auf die Sexualität auswirken, sowie die Vorstellungen von Sexualität verschiedener Generationen werden thematisiert, wobei die Generation, die jetzt in Pflegeheimen lebt, die Zeit, ihre Sexualität auszudrücken, restriktiver einschränkt, und die Generationen, die hinzukommen Die Residenzen werden in Zukunft deutlich unbeschwerter.

5.3 Vergleich mit anderen Ratgebern

Im Fall des Leitfadens „INA-Pflege-Toolbox2" wird eine Sexualschulung für Gesundheitspersonal vorgeschlagen. Da es sich an Pflegeheimpersonal mit geringen Sprachkenntnissen richtet, erfolgt der Text in einfacher Sprache.

Im Fragebogen „Sexuality Assessment Tool (SexAT) für Wohnen „ Altenpflegeeinrichtungen " wird ein Fragebogen vorgeschlagen, um die Verbesserungspunkte in Bezug auf die sexuelle Betreuung institutionalisierter älterer Menschen herauszufinden, es wird jedoch keine Verbesserung vorgeschlagen .

Das P-CAT-Bewertungsinstrument (The Person-centered Care Assessment Tool) und das PDC (The Staff Assessment). Die personenorientierte Pflege misst den Grad, in dem Pflegeheime personenzentrierte Pflege anbieten. Auch Sexualität passt hierher, allerdings ist dieser Test zu allgemein und misst Sexualität nicht konkret.

In der Publikation: „ Sexualität in Seniorenwohnheimen. „Handlungsleitfaden für Fachkräfte" gibt Leitlinien für das Handeln gegenüber der Organisation, dem Personal, den Bewohnern und ihren Familien, stellt jedoch keine spezifischen Instrumente dafür zur Verfügung, sondern lediglich Leitlinien. Es befasst sich auch nicht mit der Frage des Risikomanagements (z. B. sexuell übertragbare Krankheiten, Belästigung usw.) oder mit der Frage, wie die Bedürfnisse der Bewohner ermittelt werden sollen, und auch nicht mit der physischen Umgebung.

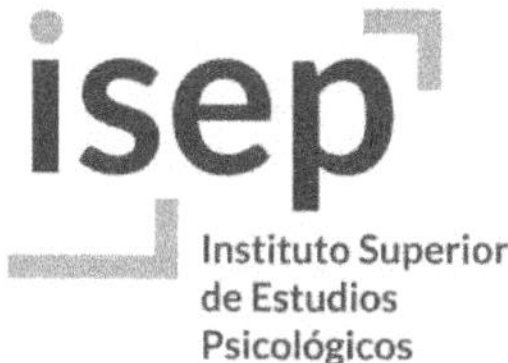

Im Leitfaden: „Protokoll zur Prävention und Bekämpfung sexueller Gewalt in Zentren und Diensten für ältere Menschen in der valencianischen Gemeinschaft", veröffentlicht von der Generalitat Valenciana im Jahr 2022, liegt der Schwerpunkt auf sexuellem Missbrauch, seiner Identifizierung und Intervention. Es geht nicht darauf ein die Frage der Sexualität als Notwendigkeit oder Vergnügen für die Bewohner.

Ein weiterer Leitfaden der valencianischen Regierung ist das „Protokoll zur Berücksichtigung der LGTBI-Vielfalt in Zentren und Diensten für ältere Menschen in der valencianischen Gemeinschaft", das 2022 veröffentlicht wurde. Dieser Leitfaden konzentriert sich auf die LGTBI-Gemeinschaft und fördert ihre Integration, er konzentriert sich nicht auf die Sexualität von alle seine Bewohner.

Im „Intimitäts- und Datenschutzprotokoll. „Das Recht auf Sexualität von Menschen mit Zerebralparese", veröffentlicht von der Aspace Confederation im Jahr 2021, konzentriert sich auf die Gewährleistung der Achtung der Intimität und Privatsphäre von Menschen mit Zerebralparese, obwohl seine Maßnahmen auf alle Menschen übertragen werden können. Institutionalisiert bietet es keine Ressourcen Da es sich nicht um ein umfassendes Modell für die sexuelle Befriedigung der Bewohner handelt, berücksichtigt es nicht alle möglicherweise störenden Faktoren.

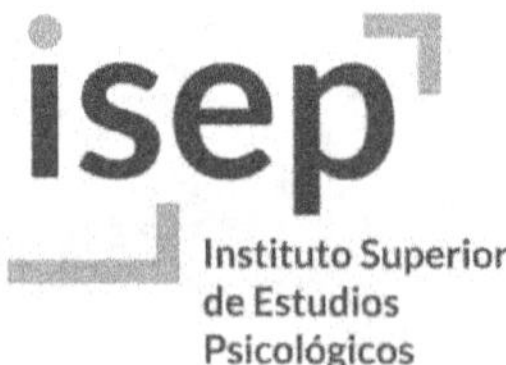

6. Analyse der Ergebnisse

6.1 Ziel der Ressource

Das Ziel dieses Leitfadens besteht darin, Einrichtungen ein Protokoll zur sexuellen Betreuung ihrer Bewohner zur Verfügung zu stellen, unabhängig davon, ob es sich um ältere Menschen, Menschen mit körperlichen oder geistigen Beeinträchtigungen, Demenz oder chronischen Krankheiten handelt.

Die Handlungsfelder sind:

1. Richtlinien der Institution
2. Ermitteln Sie die Bedürfnisse der Bewohner
3. Schulung und Schulung des Personals
4. Informationen und Unterstützung für Bewohner
5. Informationen und Unterstützung durch Familienangehörige
6. Die physische Umgebung
7. Sicherheits- und Risikomanagement

6.2 Begründung

Sexualität bei älteren Menschen war und ist ein Tabuthema, das wenig untersucht und in Wohnheimen vernachlässigt wird.

In der Nachkriegsgeneration gibt es einen starken Einfluss der Kirche und Sexualität wird mit dem Ziel der Fortpflanzung gesehen, sobald die fruchtbare Zeit vorüber ist, endet die Sexualität.

Mit dem Generationswechsel sind Menschen, die die Ära der Entblößung, der sexuellen Revolution und der Hippie-Ära erlebt haben, jedoch viel hemmungsloser geworden. Die Vision von Sexualität dient einem Erholungszweck und nicht nur der Fortpflanzung, und sie wollen weiterhin Spaß haben davon auch bei stationärer Aufnahme und trotz körperlicher oder geistiger Schwierigkeiten. Diese Menschen werden in den kommenden Jahren beginnen, Pflegeheim- oder

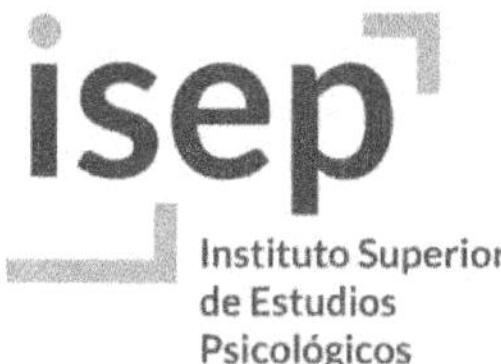

Intensivpflegeleistungen in Anspruch zu nehmen und ihr primäres Bedürfnis, nämlich die Sexualität, zu befriedigen. Die Institutionen, die sich am besten auf die Erbringung dieser Dienstleistung einstellen, werden von diesen potenziellen Kunden am besten ausgewählt werden.

Bei geisteskranken Menschen ist das sexuelle Verlangen besonders ungehemmt, und wenn sie bei voller geistiger Leistungsfähigkeit ihre Sexualität in vollem Umfang genossen haben, ist die Tatsache, dass sie diese verloren haben, kein Grund, damit aufzuhören.

6.3 Zielgruppe

Die Zielgruppe sind Menschen, die ganz oder teilweise in Heimen untergebracht sind, weil sie sich nicht selbstständig um alle ihre Bedürfnisse kümmern können.

Der Personenkreis, an den sich dieser Leitfaden richtet, ist:

- Bewohner in Pflegeheimen
- Die ambulante Pflege zu Hause benötigen
- Intensivpatienten

Abschnitte und Unterabschnitte

1. Skala „Sexuality Assessment Tool (SexAT)".
2. Richtlinien der Institution
   a. Anerkennungen in den Richtlinien der Institution
   b. Bewertung und Planung der Sexualität
   c. Privatsphäre
   d. Vertraulichkeit
   e. Nichtdiskriminierung
   f. das Personal
   g. Sexspielzeug
   h. Sexarbeiterinnen
   i. Sexuelle Vermittlung zwischen Familienangehörigen und Bewohnern mit Demenz
   j. Unterstützung für Arbeitnehmer und Familien
3. Ermittlung der Bewohnerbedürfnisse
   a. Bewertung und Überwachung der Sexualität
   b. Ansprechpartner
   c. Inklusives Marketing
4. Schulung des Personals
   a. Trainingsprogramm
   b. Sexualität auf der Intensivstation
   c. Bewertung des Personals zum Thema Sexualität
5. Bewohnerinformationen
   a. Teilen Sie mit, wer der Ansprechpartner ist
   b. Benennen Sie einen Ansprechpartner
   c. Schriftliche Informationen zum Thema Sexualität
   d. Schriftliche oder mündliche Informationen über sexuelle Hilfsmittel
   e. Ansprechpartner bei Missbrauch

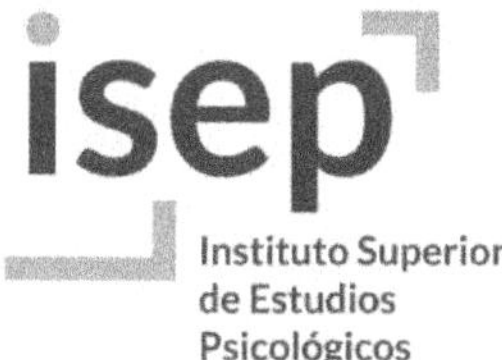

6. Familien Information

   a. Informieren Sie die Bewohner über ihre Rechte auf Sexualität

   b. Ansprechpartner benennen

   c. Schriftliche Informationen

7. Physische Umgebung

   a. Privatsphäre

   b. Soziale Aktivitäten

   c. sexuelle Materialien

   d. Zimmer für Paare

   e. Privatsphäre für Mehrbettzimmer

8. Sicherheits- und Risikomanagement

   a. Untersuchen Sie Ursachen und Lösungen für Mobbing

   b. Verhindern Sie nicht den sexuellen Ausdruck

   c. Aktivitäten für Menschen mit Demenz

   d. Beurteilung der Einwilligung bei Menschen mit Demenz

   e. Beurteilung des Wissens der Mitarbeiter über sexuellen Missbrauch

   f. Sexualitätsbezogene Risikobewertung

   g. Erkennen von Anzeichen sexuellen Missbrauchs oder Übergriffs

   h. Erkennung unerwünschter sexueller Kontakte

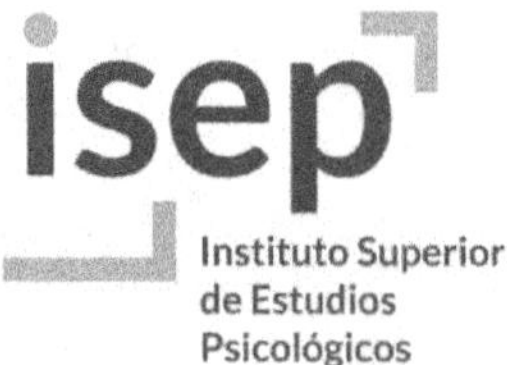

7. Unterrichtsressource

7.1 Name

Sexpflege. Leitfaden für die Umsetzung eines Sexualpflegeprotokolls für Heimbewohner.

7.2 Dienstprogramm

Dieses Protokoll soll dem Zentrum als Leitfaden für die Einrichtung einer Abteilung für sexuelle Betreuung für seine Bewohner dienen. Die Schulung muss von einem sexologischen Psychologen oder sexologischen Arzt durchgeführt werden, zunächst gegenüber der Leitung des Zentrums, damit diese die geeigneten Maßnahmen ergreift, um den sexuellen Ausdruck ihrer Bewohner zu erleichtern und zu fördern, und dann gegenüber dem Personal des Zentrums, um Barrieren und Tabus abzubauen rund um das Thema Sexualität, um ihnen beizubringen, wie sie sich in unangenehmen Situationen verhalten oder wie sie ihren Patienten die Sexualität erleichtern können, dann zu den Patienten, um ihnen Werkzeuge und Optionen an die Hand geben zu können, um diese Bedürfnisse zu befriedigen, und schließlich zu den Familienangehörigen, um ihnen klarzumachen, wie wichtig es ist, die sexuellen Bedürfnisse ihrer aufgenommenen Verwandten zu befriedigen.

7.3 Pädagogische Grundlagen

Wenn wir in der gesellschaftlichen Vorstellung an Menschen in Heimen, Intensivstationen, betreuten Wohnungen denken, stellen wir uns hilflose Menschen vor, die ständig versorgt werden müssen und die keine Entscheidungen selbst treffen können, mehr nicht . weit von der Realität entfernt. Obwohl es stimmt, dass sie die Hilfe eines Fachmanns benötigen, konzentriert sich diese Hilfe in den meisten Fällen auf einen oder mehrere Aspekte des Lebens, jedoch nicht auf alle. Motorische Behinderungen bedeuten nicht, dass die Person nicht selbst entscheiden kann, was sie will, und selbst wenn es geistige Behinderungen gibt,

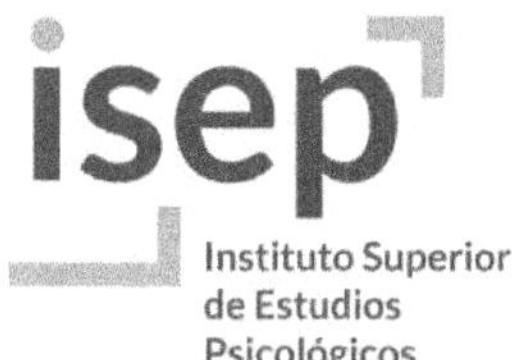

konzentrieren sich diese Behinderungen auf bestimmte Aspekte wie Finanzen, Hygiene oder andere, aber nicht auf alle. Aspekte, die die Was eine Person erkennen kann, sollte sie in der Lage sein, selbst zu entscheiden.

Unter dieser Prämisse sollte auch die Gesundheitsfürsorge im Allgemeinen und die Sexualität im Besonderen in der gemeinsamen Verantwortung des Patienten liegen. In diesem Sinne sollte sich die Sexualschulung nicht nur an die Fachkräfte richten, sondern auch an die Bewohner selbst und ihre Familien, damit diese die Notwendigkeit verstehen, die Bedürfnisse der Patienten in dieser Hinsicht zu befriedigen.

Um die sexuellen Rechte ihrer Patienten nicht einzuschränken, müssen die für ihre Betreuung verantwortlichen Fachkräfte sich der Notwendigkeit bewusst sein, sexuelle Bedürfnisse als ein weiteres Bedürfnis des Menschen zu behandeln und sie mit der gleichen Sorgfalt zu befriedigen, wie sie sie befriedigen andere lebenswichtige Bedürfnisse wie Hygiene und Nahrung. Um diese Aufgabe erfüllen zu können, müssen sie darin geschult werden, auf die Bedürfnisse ihrer Patienten einzugehen und wo die Grenzen liegen, die nicht überschritten werden sollten.

Die vorgeschlagene Art der Ausbildung ist kompetenzbasiert, bei der nicht nur theoretisches Wissen vermittelt wird, sondern dieses Wissen individuell auf den Patienten angewendet wird und individuelle Lösungen vorgeschlagen werden, die an die Bedürfnisse und Fähigkeiten dieses bestimmten Patienten angepasst sind. , damit die Kompetenz davon Fertigkeiten werden durch die perfekte Kombination aus theoretischem und praktischem Wissen erreicht.

Das vorgeschlagene Lernen ist kontinuierlich, mit einer ersten Bedarfsermittlung, gefolgt von einem umfassenden Schulungsplan und einer anschließenden Bewertung der Lernergebnisse und dem Vorschlag eines regelmäßigen Schulungsplans.

Der Fachmann muss dem Patienten ein sicheres Umfeld bieten, frei von physischen Barrieren für den Ausdruck seiner Sexualität, aber auch von psychologischen Barrieren, seinen eigenen und denen anderer, frei von Vorurteilen gegenüber der

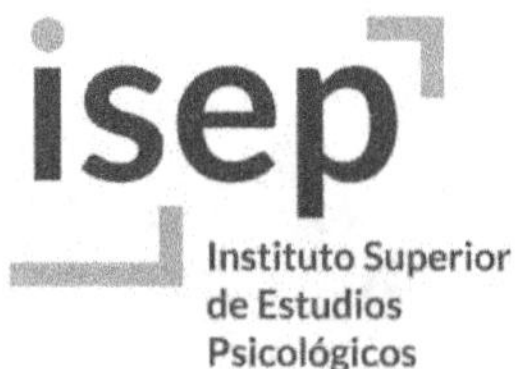

Sexualität selbst und gegenüber den unterschiedlichen sexuellen Orientierungen seiner Person Patienten ... Patienten, die eine körperlich und emotional sichere Umgebung bieten.

Für den Patienten und seine Angehörigen wird ein individueller, an seine Bedürfnisse und Fähigkeiten angepasster Lernplan vorgeschlagen, der die Privatsphäre des Patienten gewährleistet und die Kommunikation mit dem zuständigen Fachpersonal verbessert.

Bei chronischen Patienten ist dieses individuelle Lernen besonders wichtig, da es eine bessere Annäherung an die Person ermöglicht, sie tröstet, ihr das Gefühl gibt, gehört und verstanden zu werden und die Therapietreue zwischen Patient und Fachpersonal zu erhöhen.

7.4 Zeiteinteilung

7.4.1 Dauer der Ressource

Die Gesamtdauer der Ressource beträgt 40 Stunden.

7.4.2 Zeitliche Aufteilung der einzelnen Sitzungen

Die zeitliche Aufteilung der einzelnen Sitzungen ist wie folgt:

1. Skala des Sexuality Assessment Tool (SexAT): 2 Stunden
2. Richtlinien der Institution: 6 Stunden
3. Bewohnerbedarf ermitteln: 4 Stunden
4. Personalschulung: 16 Stunden
5. Anwohnerinformation: 4 Stunden
6. Familieninformationen: 2 Stunden
7. Physische Umgebung: 3 Stunden
8. Sicherheits- und Risikomanagement: 3 Stunden

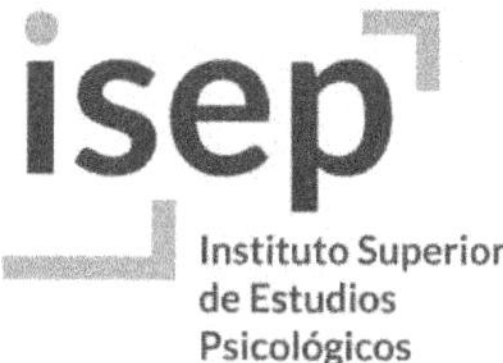

7.5 Professionelles Profil, das für die Implementierung der Ressource erforderlich ist

Die Umsetzung dieses Protokolls muss von einem sexologischen Psychologen oder einem sexologischen Arzt durchgeführt werden. Ansprechpartner für die Bewohner oder Familienangehörige kann das Gesundheitspersonal sein, ebenso wie die Informationssammlung, die getroffenen Maßnahmen müssen jedoch immer von einem Sexologen durchgeführt werden.

7.6 Anhang zum Lehrmaterial

Das unten aufgeführte Protokoll basiert auf der SexAT-Skala und ist in derselben Reihenfolge aufgeführt, die auf dieser Skala erscheint. Die Reihenfolge der Anwendung sollte jedoch nicht linear erfolgen, da jeder Abschnitt unabhängig vom nächsten und vorhergehenden Abschnitt ist und angewendet werden kann In der Reihenfolge, die die Einrichtung aufgrund von Abläufen oder Möglichkeiten wünscht, kann jede Sitzung bei Bedarf auch an verschiedenen Tagen durchgeführt werden.

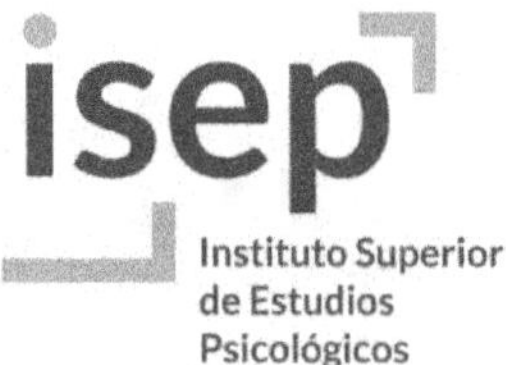

7.6.1 Sitzung 1: Instrumentenskala zur Beurteilung der Sexualität (SexAT)

Zeit

Die geschätzte Dauer dieser Sitzung beträgt 2 Stunden.

Diese Sitzung kann an einem einzigen Tag durchgeführt werden, wobei eine zusätzliche Stunde geplant ist, falls zwei Stunden nicht ausreichen.

Modalität

Die Modalität kann persönlich oder aus der Ferne erfolgen.

Inhalt

Skala „Sexuality Assessment Tool (SexAT)".

Ziele

1. Stellen Sie fest, inwieweit die Einrichtung die sexuellen Rechte der Bewohner anerkennt und respektiert, und finden Sie heraus, wo Verbesserungen vorgenommen werden müssen.

Ressourcen und Materialien

1.1. Skala „Tool zur Beurteilung der Sexualität (SexAT) für stationäre Altenpflegeeinrichtungen_Spanisch "
1.2. PowerPoint „Sitzung 1. Tool zur Bewertung der Sexualität"
1.3. Dokumentieren Sie das Tool zur Beurteilung der Sexualität auf Spanisch
1.4. Psychoedukationssitzung. Diese Sitzung besteht darin, die Ergebnisse der SexAT-Skala zu analysieren, die zuvor von den Mitgliedern der Zentrumsleitung oder den Verantwortlichen des Zentrums hierfür beantwortet wurden, und in den Abschnitten, in denen die Punktzahl niedrig war, die Notwendigkeit einer Verbesserung zu erläutern in diesem Bereich.

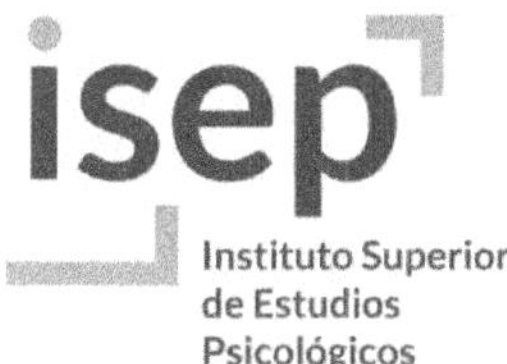

Abschnitt und wie, in einer zusammenfassenden Form, denn in der zweiten Sitzung wird es ausführlicher gemacht.

Anweisungen

Diese Sitzung besteht darin, die Skala des Sexualitätsbewertungstools an die Leitung der Einrichtung weiterzugeben, um die Stärken und Schwächen in Bezug auf den Respekt vor der Sexualität der Bewohner zu ermitteln. Die Leitung bzw. der Verantwortliche prüft anhand der Satzung des Zentrums, ob diese die in der SexAT-Skala aufgeführten sexuellen Rechte explizit anerkennt.

Die Sitzung beginnt mit der PowerPoint-Präsentation „Sitzung 1. Tool zur Bewertung der Sexualität". Diese ist sehr kurz und erklärt nur, was Sexualität ist, woraus das SEXCARE-Protokoll besteht und woraus das SexAT-Tool besteht.

Unmittelbar danach wird das SexAT-Tool in seiner spanischen Version übergeben, es erfolgt eine weitere vereinfachte Übersetzung mit dem Namen „Sexuality Assessment Tool Spanish", in der direkt auf die Fragen des Fragebogens eingegangen wird und die Präsentation des Fragebogens außer Acht gelassen wird.

Sobald die Skala beantwortet wurde, werden die Ergebnisse analysiert

Diese Sitzung wird von einem Sexologen durchgeführt und findet in einem Besprechungsraum der Einrichtung, im Büro oder online statt. Der Empfänger dieser Sitzung ist die Leitung des Zentrums oder die vom Zentrum benannten Personen, die ein Protokoll zur sexuellen Betreuung der Bewohner umsetzen sollen.

Die zu verwendenden Materialien sind die SexAT-Skala und PowerPoint, die in Papierform oder digital vorliegen können. Das Zentrum muss den Projektor für die Präsentation und die erforderlichen Fotokopien zur Verfügung stellen. Wenn das Zentrum diese Materialien nicht bereitstellen kann, kann der Therapeut sie bereitstellen.

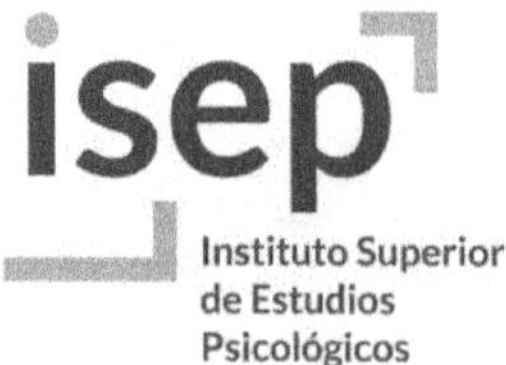

Nach der Weitergabe der Skala an die Zentrumsverantwortlichen werden die Ergebnisse analysiert und eine Rückmeldung zu den Stärken und Schwächen gegeben. Im Rahmen des Trainings in den darauffolgenden Sitzungen wird an Alternativen zur Verbesserung von Schwachstellen gearbeitet.

7.6.2 Sitzung 2: Richtlinien der Institution

Zeit

Die Dauer dieser Sitzung beträgt 6 Stunden.

Die gewünschte Verteilung wäre 3 Stunden morgens, eine Kaffeepause von 20 oder 30 Minuten und weiter mit den restlichen 3 Stunden.

Sollte dies aufgrund der Arbeitsbedingungen nicht möglich sein, kann dies in zwei Tagen zu je vier Stunden pro Tag erfolgen.

Modalität

Die Modalität ist persönlich oder aus der Ferne.

Inhalt

Der Inhalt dieser Sitzung ist wie folgt

1.1 Anerkennung in den Richtlinien der Institution

1.2 Bewertung und Planung der Sexualität

1.3 Privatsphäre

1.4 Vertraulichkeit

1.5 Nichtdiskriminierung

1.6 das Personal

1.7 Sexspielzeug

1.8 Sexarbeiterinnen

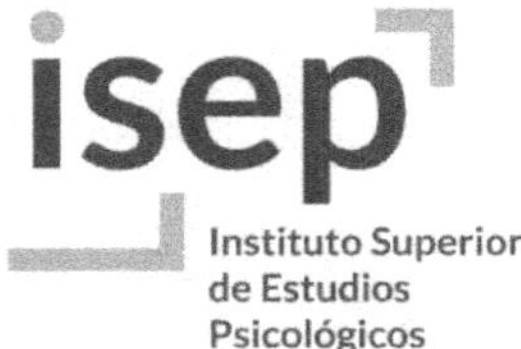

1.9 Sexuelle Vermittlung zwischen Familienangehörigen und Bewohnern mit Demenz

1.10   Unterstützung für Arbeitnehmer und Familien

Ziele

Die Ziele dieser Sitzung sind folgende:

1. Anerkennung in den Richtlinien der Institution

1.1 Ausdrückliche schriftliche Anerkennung in den Statuten der Organisation, dass jeder Bewohner seine sexuellen und emotionalen Bedürfnisse frei äußern kann, solange dadurch nicht die Rechte anderer Menschen verletzt werden.

1.2 In den Informations- und Werbematerialien des Zentrums wird ausdrücklich darauf hingewiesen, dass die sexuellen Rechte der Bewohner respektiert werden.

1.3 Von den Bewohnern, die dies wünschen, wird eine Sexualbiografie erstellt und die eingetretenen Veränderungen in ihrem Sexualleben festgehalten.

1.4 Bewohner erhalten Bitte-nicht-stören-Schilder, die sie an ihren Türen anbringen können, wenn sie nicht gestört werden möchten

2. Bewertung und Planung der Sexualität

2.1 Das Zentrum verfügt über einen Sexualschulungsplan (zuvor unterjährig und jährlicher Rückblick)

2.2 Das Zentrum bewertet das Wissen und die Einstellungen zum Thema Sexualität neuer Bewerber

2.3 Die Mitarbeiter des Zentrums werden regelmäßig zum Thema Sexualität geschult.

2.4 Das Zentrum hält Materialien zum Thema Sexualität, wie Broschüren, Handbücher usw., an öffentlichen Orten bereit, sodass die Mitarbeiter sie einsehen können.

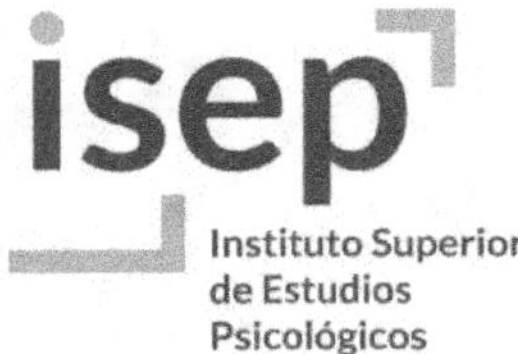

2.5 Es finden regelmäßig interdisziplinäre Treffen statt, bei denen Fälle besprochen werden, die sich in Fragen der Sexualität ereignet haben. Dabei wird besprochen, was gut gemacht wurde, welche verschiedenen Antwortalternativen es gibt und wie die Bewältigung der Situation hätte verbessert werden können.

2.6 Jährlich werden die durchgeführten Schulungen zum Thema Sexualität, deren Befriedigung sowie die Vorschläge für das Folgejahr evaluiert.

2.7 Die Begutachtung und Pflegeplanung beinhaltet Fragen zu Ihren Wünschen bezüglich des persönlichen Aussehens und der Kleidung.

2.8 Im Rahmen der Begutachtung und Pflegeplanung wird abgefragt, ob der Bewohner über seine Sexualität sprechen möchte und wer der Ansprechpartner ist.

3. Privatsphäre

3.1 Ausdrückliche Anerkennung der Privatsphäre der Bewohner in der Satzung

3.2 Halten Sie „Bitte nicht stören"-Schilder bereit, die die Bewohner an die Tür hängen können, wenn sie nicht gestört werden möchten

3.3 Das Zentrum verfügt über einen Raum für Bewohner, die Momente der Intimität als Paar verbringen möchten.

3.4 Das Zentrum erwägt die Möglichkeit, Paare neuer Bewohner in einem Zimmer zusammenzubringen oder, falls sich das neue Paar innerhalb des Zentrums gebildet hat, gemeinsam in einem Zimmer zusammenzuziehen.

3.5 In Zimmern, die von zwei Personen geteilt werden, die kein Paar sind, verfügt das Zentrum über Mechanismen, um deren Privatsphäre zu gewährleisten, wie zum Beispiel: Trennwände, Trennvorhänge, Schlösser in den Badezimmern, getrennte Betten.

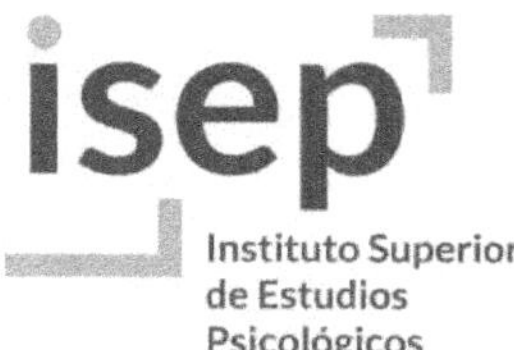

4. Vertraulichkeit

4.1 Das Zentrum erkennt in seiner Satzung ausdrücklich das Recht auf Vertraulichkeit der Bewohnerdaten an

4.2 Die Daten der Bewohner werden auf eine Art und Weise gesammelt, die ihre Vertraulichkeit schützt

4.3 Für Ihre Pflege relevante sexuelle Informationen werden aufgezeichnet und sind für das Personal zugänglich, das sie benötigt.

4.4 Fragen und Gespräche zu sexuellen Themen mit Bewohnern oder deren Angehörigen werden im privaten Rahmen geführt.

4.5 Sexuelle Informationen über den Bewohner, über die eine Fachkraft verfügt, dürfen einer anderen Fachkraft nur aus therapeutischen Gründen und mit deren Einwilligung mitgeteilt werden, sofern keine Gefahr für sie oder Dritte besteht.

4.6 Bei Bewohnern mit voller geistiger Leistungsfähigkeit werden Entscheidungen über den Ausdruck ihrer Sexualität vertraulich behandelt und ihre Familien werden nicht ohne die ausdrückliche Zustimmung des Bewohners informiert.

5. Nichtdiskriminierung

5.1 In den Statuten des Zentrums wird ausdrücklich anerkannt, dass keine Art von Diskriminierung aufgrund der sexuellen Orientierung oder anderer Formen der Sexualität akzeptiert wird.

5.2 Die Einrichtung verfügt über Beschwerdeformulare für den Fall, dass Bewohner oder Mitarbeiter aufgrund der sexuellen Orientierung diskriminiert werden. Diese Ansprüche werden von einem multidisziplinären Team besprochen und die als angemessen erachteten Maßnahmen werden ergriffen.

5.3 Am Eingang des Zentrums erhält der neue Bewohner Informationen über die Akzeptanz von Homosexualität durch das

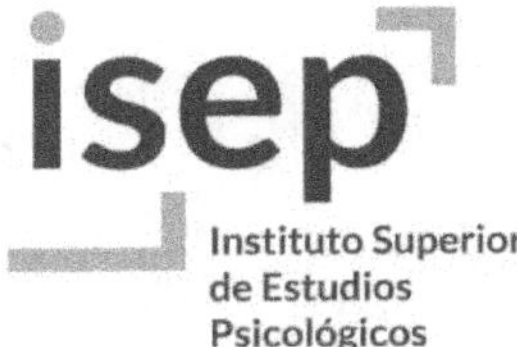

Zentrum und seine Mitarbeiter und wird über das Vorhandensein von Beschwerdeformularen informiert.

5.4 Die Verwendung homophober oder sexistischer Sprache ist im Zentrum nicht gestattet

5.5 Das Zentrum verfügt über eine Ansprechperson bei Missbrauch oder Diskriminierung

5.6 Die Aktivitäten, die im Zentrum durchgeführt werden, dienen der Prävention von Diskriminierung und werden nicht die Geschlechterrollen aufrechterhalten

6. das Personal

6.1 Der Fachmann verfügt über ein Formular zur Erfassung problematischer Situationen

6.2 Das Personal klopft an die Tür, bevor es das Zimmer eines Bewohners betritt, außer in gefährlichen Situationen

6.3 Das Personal wird darüber informiert, dass es aufgrund des Schildes „Bitte nicht stören" den Raum nicht betreten wird, es sei denn, es handelt sich um einen Notfall

6.4 Das Personal verwendet keine diskriminierende Sprache oder Verhaltensweisen

6.5 Das Personal kümmert sich bei sexuellen Aktivitäten genauso um die persönliche Hygiene wie bei anderen Aktivitäten des täglichen Lebens

7. Sexspielzeug

7.1 Fachkräfte werden über den Nutzen von Sexspielzeugen und Gels für Bewohner informiert

7.2 Profis erhalten einen Erotikspielzeugladen, um sich über verschiedene Sexspielzeuge und Gels zu informieren

7.3 Das Management akzeptiert und fördert die Verwendung von Sexspielzeugen und Gels durch seine Bewohner

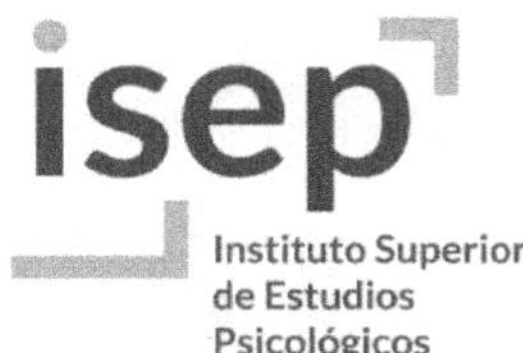

7.4 Die Verwaltung stellt ihren Bewohnern einen Katalog mit Spielzeugen und Gels zur Verfügung. Der Katalog wird vorzugsweise in Papierform vorliegen, da er für den Bewohner einfacher zu handhaben ist, kann aber auch in digitaler Form vorliegen. Der Katalog kann von einem nahegelegenen Erotikspielzeugladen oder von einem Lieferanten angeboten werden oder er kann vom Zentrum erstellt werden, das verschiedene Spielzeuge und Gele von verschiedenen Online-Anbietern verwendet. Möchte ein Bewohner eines dieser Sexspielzeuge oder ein Gel haben, muss er dies bestellen und direkt beim Lieferanten bezahlen. Ist dies aufgrund seines Alters oder mangelnder geistiger oder körperlicher Leistungsfähigkeit nicht möglich, muss er den Betrag bezahlen Das Zentrum und das Zentrum kümmern sich um Ihren Einkauf.

7.5 Die Verwaltung informiert ihre Bewohner über die Möglichkeit des Kaufs von Sexspielzeugen

7.6 Bewohner, die sexuelle Hilfsmittel nutzen möchten, werden dabei in ihren Zimmern unterstützt.

8. Sexarbeiterinnen

8.1 Bewohner, die die Dienste einer Sexarbeiterin in Anspruch nehmen möchten, erhalten dabei Unterstützung

8.2 Die Organisation hat Kontakte zu Sexarbeiterinnen

8.3 Sexuelle Vermittlung zwischen Familienangehörigen und Bewohnern mit Demenz

8.4 Die Organisation verfügt über einen Vermittlungs- und Aufklärungsdienst für Familienangehörige von Menschen mit kognitiven Beeinträchtigungen in Situationen, in denen die Finger dieser Bewohner in sexuellen Angelegenheiten mit denen von Familienmitgliedern in Konflikt geraten.

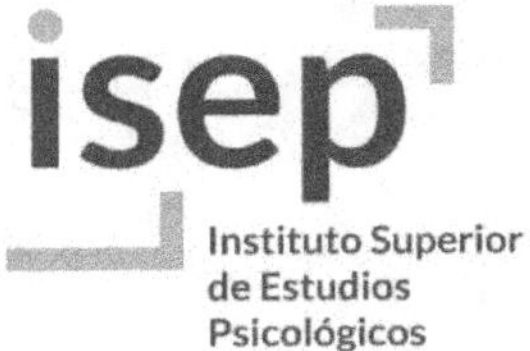

9. Unterstützung für Arbeitnehmer und Familien

9.1 Unterstützung erhalten Arbeitnehmer, denen der sexuelle Ausdruck eines Bewohners Unbehagen bereitet

9.2 Familienangehörigen, denen der sexuelle Ausdruck eines Bewohners Unbehagen bereitet, wird Unterstützung geboten

Ressourcen und Materialien

Folgende Ressourcen und Materialien stehen zur Verfügung:

1. PowerPoint-Präsentation „Sitzung 2. Richtlinien der Institution".
2. Informationsdossier. Das Dossier wird das SEXCARE-Protokoll sein.
3. Empfehlungen für das Grund- und Fortgeschrittenentraining

Anweisungen

In dieser Sitzung geht es um die Förderung einer institutionellen Politik, die die Sexualität ihrer Bewohner fördert und freundlich zu ihr ist.

Sie werden zum Thema Sexualität unterrichtet, also wie ältere Menschen diese ausdrücken, auf welche Schwierigkeiten sie dabei stoßen und wie sie diese lösen können.

Die Sitzung richtet sich an die Leitung des Zentrums oder an die vom Zentrum benannten Personen, die ein Protokoll zur sexuellen Betreuung umsetzen sollen.

Diese Sitzung würde in einem Besprechungsraum im Zentrum, im Büro oder online stattfinden.

Die Sitzung wird von einem Sexologen durchgeführt.

In dieser Sitzung sind die vom Sexologen erstellte PowerPoint-Präsentation und ein Projektor erforderlich, damit sie von den Teilnehmern betrachtet werden kann. Wenn kein Projektor vorhanden ist, kann eine Papierkopie verteilt werden. Wenn die Sitzung online stattfindet, kann das Treffen über Zoom oder eine andere ähnliche Plattform durchgeführt werden.

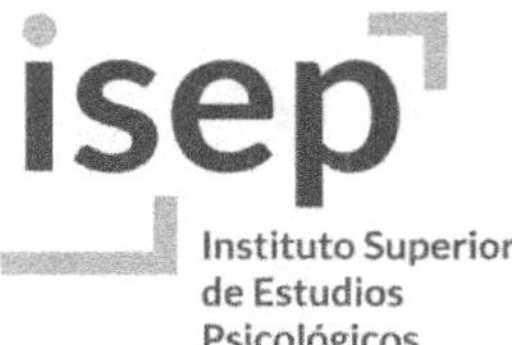

Der Zweck dieser Aktivität besteht darin, dass sich das Management der Bedeutung der Sexualität und ihrer Vorteile für die Bewohner bewusst wird und weiß, wie ein Sexualpflegeprotokoll umgesetzt werden kann.

Protokolls zur sexuellen Unterstützung im Zentrum verantwortlich sind . Die Präsentation wird mit einem Projektor projiziert oder, falls dies nicht möglich ist, kann sie den Teilnehmern in Papierform oder in digitaler Form präsentiert werden. Wenn die Besprechung online stattfindet, kann sie in Räumen in der ausgewählten Telefonkonferenzanwendung, z. B. Zoom, angezeigt werden.

Die Informationen in der PowerPoint-Präsentation können durch physische Materialien, zum Beispiel Gleitgele, Sexspielzeuge usw., ergänzt werden, die der Therapeut zur Verfügung stellt.

Am Ende der Sitzung werden weitere Schulungsmaßnahmen zum Thema Mittel- und Oberstufe empfohlen.

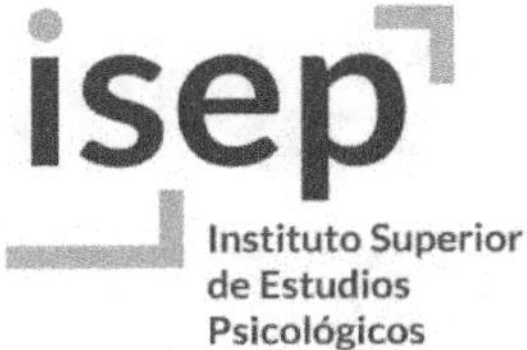

7.6.3 Sitzung 3: Ermittlung der Bedürfnisse der Bewohner

Zeit

Die Dauer der dritten Sitzung beträgt 4 Stunden.

Die Sitzung kann an einem Tag mit einer halbstündigen Pause nach zwei Stunden Sitzung durchgeführt werden.

Modalität

Die Modalität wird persönlich oder aus der Ferne sein .

Inhalt

Die Inhalte der dritten Sitzung sind:

1. Bewertung und Überwachung der Sexualität

2. Ansprechpartner

3. Inklusives Marketing

Ziele

Die Ziele der dritten Sitzung sind:

Bewertung und Überwachung der Sexualität

    1.1 Geschultes Personal wird ein Bewertungstool verwenden, um die sexuellen Bedürfnisse der Bewohner zu ermitteln

    1.2 Veränderungen im Ausdruck der Sexualität werden dokumentiert und die Ursachen untersucht

    1.3 Die Bewohner werden nach ihrer Zufriedenheit mit ihrem persönlichen Stil befragt und erhalten die Möglichkeit, ihren persönlichen Stil zu ändern

    1.4 Die Bewohner werden nach ihrer Zufriedenheit mit den geselligen Möglichkeiten, die die Einrichtung bietet, befragt

2 Ansprechpartner

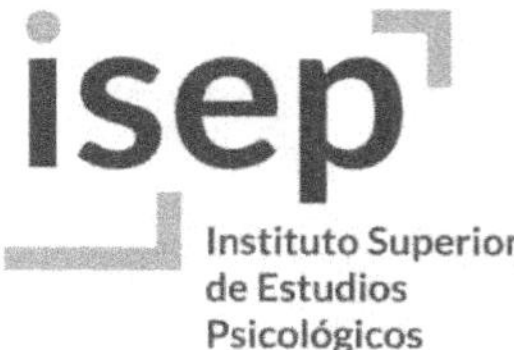

2.1 Den Bewohnern steht eine Kontaktperson zur Verfügung, die ihre Zufriedenheit mit dem Zentrum bei der Unterstützung des Ausdrucks ihrer Sexualität besprechen kann

2.2 Die Ansprechperson informiert die Bewohner über die Möglichkeiten, die das Zentrum zur Befriedigung ihrer Sexualität bietet.

2.3 Die Kontaktperson informiert die Bewohner über die Auswirkungen von Medikamenten auf ihre Sexualität

3 Inklusives Marketing

3.1 Aus den Werbematerialien des Zentrums geht hervor, dass die Rechte auf sexuelle Ausdrucksweise, einschließlich der Rechte von Homosexuellen und Transgender-Personen, respektiert werden.

Ressourcen und Materialien

Die Ressourcen und Materialien, die wir benötigen, sind die folgenden:

1. PowerPoint-Präsentation „Sitzung 3. Bedürfnisse der Bewohner".
2. Fragebogen zur Beurteilung sexueller Bedürfnisse
3. Register für problematisches Verhalten
4. Informationsdossier „SEXCARE-Protokoll"

Anweisungen

Die Tätigkeit muss von Sexologen durchgeführt werden und richtet sich an die Person(en), die die Einrichtung als verantwortlich für die Ermittlung der sexuellen Bedürfnisse der Bewohnerinnen und Bewohner bestimmt. Dabei handelt es sich vorzugsweise um dieselben Personen, die die Einrichtung als Ansprechpartner für die Bewohnerinnen und Bewohner bestimmt.

Diese Sitzung findet im Konferenz- oder Besprechungsraum der Institution statt; bei geringer Teilnehmerzahl kann sie auch in einem Büro stattfinden. In Ermangelung eines Beamers kann die Präsentation auch in Papier- oder digitaler Form angeboten werden. Wenn das Meeting online stattfindet, kann die Präsentation in der gewählten Telefonkonferenzanwendung durchgeführt werden.

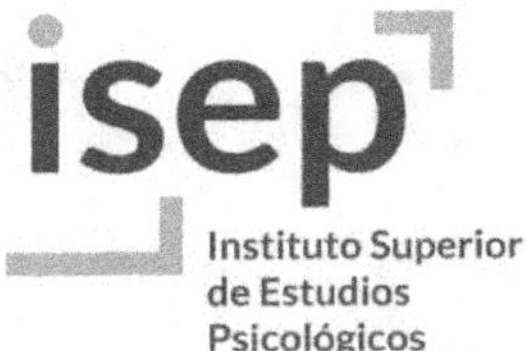

In dieser Sitzung arbeiten wir mit der PowerPoint-Präsentation „Sitzung 3. Bedürfnisse der Bewohner" und mit den Dokumenten „Fragebogen zur Feststellung sexueller Bedürfnisse" und „Registrierung problematischer Verhaltensweisen".

In dieser Sitzung geht es darum, die Teilnehmer in die Verwendung der beiden vorherigen Fragebögen einzuweisen.

Die Sitzung beginnt mit der PowerPoint-Präsentation. Diese PowerPoint-Präsentation enthält die Einführung, die in Sitzung 2 gegeben wurde. Wenn es sich bei den Teilnehmern um das Management handelt, das bereits an Sitzung 2 teilgenommen hat, wird dieser Teil übersprungen und geht direkt mit der Bearbeitung und Erläuterung der Fragebögen fort, sofern dies der Fall ist Wenn andere Personen vom Management mit der Ausführung dieser Aufgabe beauftragt werden, wird die in der PowerPoint-Präsentation enthaltene Einführung gegeben, damit die Teilnehmer wissen, worum es bei dem Thema geht.

Der Fragebogen zu den sexuellen Bedürfnissen hat einen spielerischen Ansatz und zielt darauf ab, herauszufinden, wie er gerne Sex hat, um ihm das zu geben, wonach er sucht.

Die Aufzeichnung problematischer Verhaltensweisen stammt aus der Veröffentlichung von Feliciano Villar et. Zu „Sexualität im Wohnumfeld älterer Menschen". Ihr Ziel ist es, unangemessenes Verhalten, die Vorgeschichte und die Folgen zu erfassen und dann darauf reagieren zu können. Ziel dieser Sitzung ist es, den Teilnehmern diese Tools vorzustellen und sie in ihrer Verwendung zu schulen.

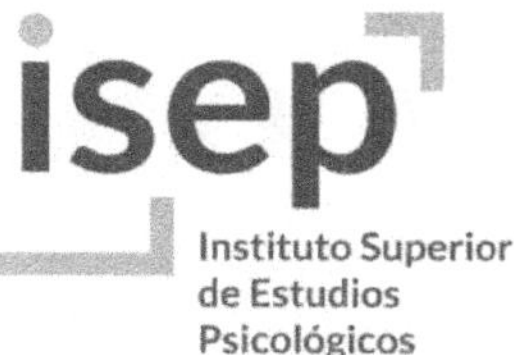

7.6.4 Sitzung: 4.: Schulung des Personals

Zeit

Die Dauer dieser Sitzung beträgt 16 Stunden.

Die Schulung kann an zwei vollen Tagen zu je acht Stunden pro Tag mit einer halbstündigen Pause zu je vier Stunden und zwei kurzen Pausen zu je fünfzehn Minuten zu je zwei und sechs Stunden durchgeführt werden.

Sollte dies aus Zeitgründen oder aufgrund der betrieblichen Abläufe der Einrichtung nicht möglich sein, kann die Sitzung in Blöcken von jeweils vier Stunden und vier Tagen, vorzugsweise zusammenhängend, abgehalten werden.

Modalität

Die Modalität kann persönlich oder aus der Ferne erfolgen.

Inhalt

1. Trainingsprogramm
2. Sexualität auf der Intensivstation
3. Bewertung des Personals zum Thema Sexualität
4. Kommunikative Fähigkeiten

Ziele

Die in der vierten Sitzung zu erreichenden Ziele sind:

1. Das Zentrum verfügt über ein Schulungsprogramm für das Personal
   1.1. INA- Pflege - Toolbox 2
   1.2. Persönlichkeit und Sexualität
   1.3. Alter und Sexualität
   1.4. Demenz und Sexualität
   1.5. sexuelle Gesundheit

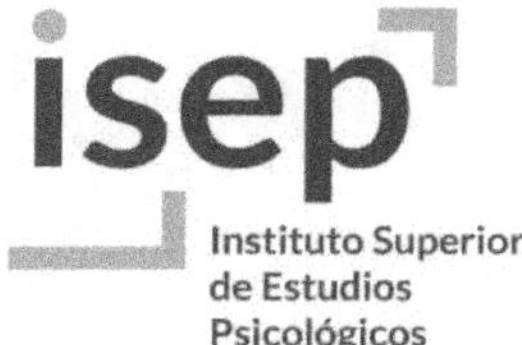

1.6. Risikomanagement für Bewohner, die ihre Sexualität ausdrücken möchten

1.7. Konfliktmanagement zwischen Familienmitgliedern und Bewohnern, die ihre Sexualität zum Ausdruck bringen möchten

1.8. Diskriminierung aufgrund der sexuellen Orientierung oder Identität

1.9. Einwilligung und Entscheidungsfindung für Menschen mit Demenz oder kognitiven Beeinträchtigungen

1.10. Privatsphäre in der Sexualität

1.11. Medikamente und Sexualität

2. Sexualität auf der Intensivstation

2.1. Arbeitnehmer verstehen, dass Sexualität ein Grundbedürfnis ist

2.2. Arbeiter kennen die erogenen Zonen des menschlichen Körpers

2.3. Die Mitarbeiter wissen, wie sie die erogenen Zonen der Patienten stimulieren können

3. Unangemessene sexuelle Ausdrücke

3.1. Das Personal verfügt über Richtlinien zur Unterscheidung zwischen angemessenem und unangemessenem sexuellen Ausdruck.

3.2. Das Personal kann zwischen Ausdrucksformen von Sexualität und Verhaltensweisen unterscheiden, die Ausdruck anderer unerfüllter Bedürfnisse sein können.

3.3. Es werden Richtlinien zum angemessenen und unangemessenen Grad der Unterstützung des Bewohners beim Ausdruck seiner Sexualität bereitgestellt.

3.4. Den Mitarbeitern stehen schriftliche Materialien zur Verfügung, die ihnen helfen, mit dem sexuellen Ausdruck der Bewohner umzugehen.

4. Den Mitarbeitern werden Kommunikationstrainings angeboten, um auf Bewohner und Angehörige zum Thema Sexualität eingehen zu können.

5. Die Mitarbeiter erhalten Zusammenfassungen der Gesetzgebung in Bezug auf Privatsphäre, Vormundschaft und Aufenthaltsrechte

6. sexuelle Hilfsmittel

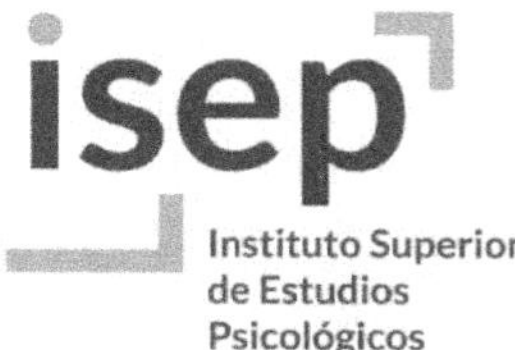

6.1. Für den Fall, dass der Patient ein Sexualhilfsmittel verwenden möchte, werden die Mitarbeiter in dessen Verwendung und anschließendes Waschen eingewiesen.

7. Bewertung des Personals zum Thema Sexualität

7.1. Das Zentrum verfügt über Instrumente zur Bewertung des Wissens über die sexuellen Rechte von Patienten

7.2. Die Einstellung des Personals zum sexuellen Ausdruck der Bewohner wird vor und nach der Schulung gemessen

7.3. Das Zentrum verfügt über Standards für die Pflege und Sammlung von Informationen über Sexualität

7.4. Das Zentrum verfügt über Standards zur Bewertung der Leistung in Bezug auf das Recht der Bewohner auf sexuellen Ausdruck.

Ressourcen und Materialien

Die in der vierten Sitzung benötigten Ressourcen und Materialien sind:

1. Informationsdossier. Dieses Dossier besteht aus dem SEXCARE-Protokoll
2. PowerPoint-Präsentation „Sitzung 4. Mitarbeiterschulung"
3. INA-Plege-Toolbox2-Dozentarbeitsblatt_Englisch
4. Poster „Sexuelle Stimulation abhängiger Menschen"

Anweisungen

In der vierten Sitzung geht es darum, das Personal für die Notwendigkeit zu sensibilisieren, Sexualität bei der Betreuung ihrer Patienten/Bewohner zu berücksichtigen.

Die Sitzungen richten sich an die Betreuer der Patienten der Einrichtung, an alle, wenn die Einrichtung dies wünscht, oder nur an bestimmte Arbeitsteams, je nach den Bedürfnissen der Einrichtung oder, im Gegenteil, wenn die Einrichtung die Kontrolle über Ihre Ausbildung behalten möchte Mitarbeiter können die Sitzungen an das Personal vergeben werden, das für die Unterweisung und Schulung der

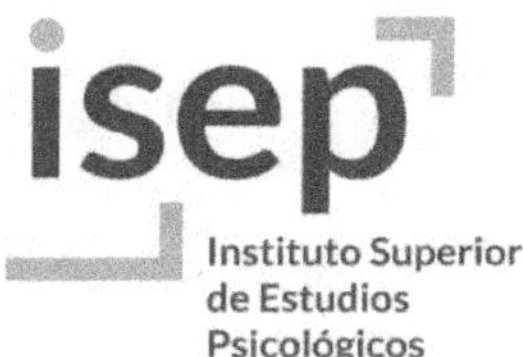

Arbeitnehmer zuständig ist, damit diese sie entsprechend unterweisen können. Die Sitzungen bestehen aus der Betrachtung und Erläuterung einer PowerPoint-Präsentation zum Thema und der anschließenden Lösung von Zweifeln. Wenn die Psychoedukationssitzung dem für die Personalschulung zuständigen Personal gegeben wird, könnte diese Schulung in einem Büro oder Sitzungssaal durchgeführt werden. Wenn die Schulung direkt für das Personal bestimmt ist, wird dies von Arbeitsteams durchgeführt, um die Zweifel und Lösungen auf eine kleine Anzahl von Patienten zu beschränken und die Sitzung nicht zu verlängern und die Fälle nicht zu sehr zu komplizieren. Mit den Mitarbeitern des Zentrums würde die Sitzung im Besprechungsraum des Zentrums stattfinden. Um den Teilnehmern die PowerPoint-Präsentation oder eine Kopie der Präsentation in Papier- oder Digitalformat zu projizieren, ist ein Projektor erforderlich. Wenn die Besprechung online stattfindet, kann das Material per E-Mail oder über die Telefonkonferenzanwendung geteilt werden.

Die Schulung erfolgt in Gruppen, die bereits ein Arbeitsteam bilden, oder, falls dies nicht möglich ist, in Kleingruppen.

Die Schulung wird von einem Sexologen durchgeführt und findet im Besprechungsraum des Zentrums statt. Wenn die Schulung online stattfindet, erfolgt sie in einem virtuellen Raum in einer Konferenzanwendung wie Zoom oder einer anderen.

Den Teilnehmern wird das Arbeitsbuch „INA-Pflege-Toolbox2" bzw. Fotokopien davon bzw. eine digitale Kopie zur Verfügung gestellt und sie bearbeiten es unter Aufsicht der Sexologin bzw. der von der Sexologin hierfür geschulten Person bzw. Personen.

Hierzu werden die Informationen im Arbeitsbuch mit Unterstützung einer PowerPoint-Präsentation ergänzt. Diese Präsentation wird mit einem Beamer in

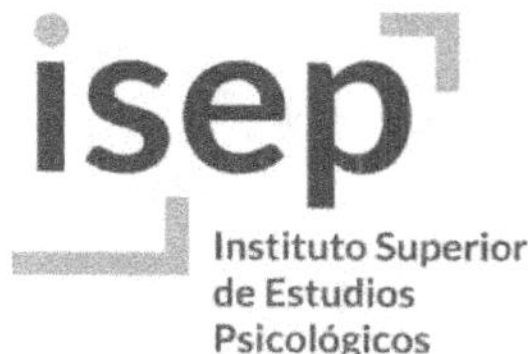

den Raum projiziert oder es werden Fotokopien davon verteilt. Die Abgabe kann auch digital erfolgen.

Im Falle eines Intensivpatienten geht es bei der Schulung speziell um den Patienten, wie man ihn sexuell stimuliert, um seine sexuellen Bedürfnisse und die Fähigkeiten, die er behält, um sie selbst oder mit Hilfe zu befriedigen, und wenn er dies tut nicht über diese Fähigkeiten verfügen, wie das Personal diese Funktion übernimmt und inwieweit es ethisch vertretbar ist, sie durch das Personal zu befriedigen und von wo aus ein Sexualassistent diese Funktion übernehmen sollte, Schulung darüber, welche sexuellen Werkzeuge sie benötigen und wie man ihnen helfen kann deren Verwendung und deren anschließende Reinigung.

In dieser Sitzung arbeiten wir mit der Broschüre INA-Pflege-toolbox2-Dozentarbeitsblatt_Español . Diese Broschüre soll in 16 Stunden gegeben werden. Wenn die Einrichtung der Meinung ist, dass 16 Stunden ausreichen, wird nur das Heft ausgehändigt.

Wenn die Institution bereit ist, mehr Zeit zu investieren, beginnt die Schulung mit der PowerPoint-Präsentation „Sitzung 4. Mitarbeiterschulung" und die Arbeit wird gleichzeitig mit der Broschüre durchgeführt, beides zusammen schätze ich auf zwanzig Stunden.

Bei dieser letzten Option beginnt die Sitzung mit der PowerPoint-Präsentation (Sitzung 4. Mitarbeiterschulung), in der der Einführungsteil gegeben wird. Dies geht bis Seite 19, auf Seite 20 geht es weiter zum INA-Schulungsprogramm. Toolbox2. Sobald die Broschüre fertig war, wurde die PowerPoint-Präsentation bis zum Ende fortgesetzt. Dieses Arbeitsbuch wird vom Sexologen in den Anhängen zum SEXCARE-Protokoll bereitgestellt; das Zentrum kann es in Fotokopien oder als digitale Kopie an die Teilnehmer verteilen. Wenn die Schulung für das Schulungsteam des Zentrums bestimmt ist, müssen diese wie die Mitarbeiter das Heft ausfüllen, um zu sehen, welche Zweifel dabei aufkommen könnten, und sich

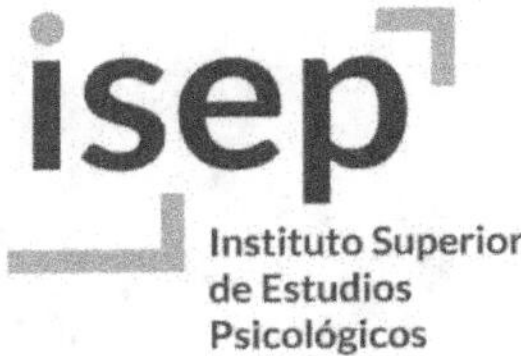

dabei an den Erläuterungen des Sexologen und mit Unterstützung einer PowerPoint-Präsentation orientieren Erfolgt die Prüfung direkt an die Arbeitnehmer, müssen diese das Heft mit den Erläuterungen des Exponenten und einer Präsentation ausfüllen. Diese Aufgabe kann persönlich oder aus der Ferne per Telefonkonferenz erledigt werden.

Der Abschnitt „Intensivpflege" ist für auf Intensivpflege spezialisierte Zentren von großem Interesse und wird daher dem Personal dieser Zentren zur Verfügung gestellt, auch wenn das Zentrum beschließt, die Schulungsmodalität nur mit der Broschüre durchzuführen.

Der Therapeut stellt dem Zentrum das Poster „Sexuelle Stimulation abhängiger Menschen" in digitaler Form zur Verfügung, damit es es ausdrucken und an einem gut sichtbaren Ort aufhängen kann, damit das Personal es einsehen kann.

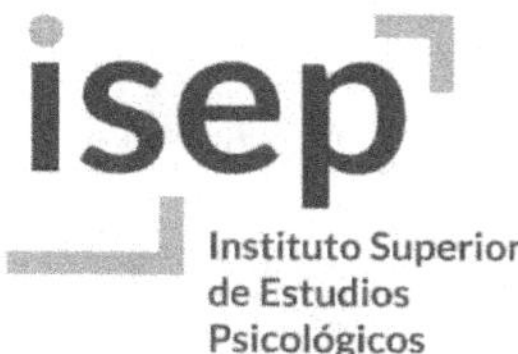

7.6.5 Sitzung: 5.: Bewohnerinformationen

Zeit

Die geschätzte Dauer dieser fünften Sitzung beträgt 4 Stunden.

Die Dauer dieser Sitzung ist variabel und richtet sich nach den Bedürfnissen des Patienten.

Wenn Patienten nur wissen wollen, welche Rechte sie haben, welche Folgen Medikamente und Krankheiten auf ihre Sexualität haben und welche Alternativen das Zentrum ihnen bietet, damit sie ihre Sexualität weiterführen können, kann diese Schulung in zwei Stunden absolviert werden, wenn sie auch tiefer in die Materie einsteigen möchten Zum Thema Sexspielzeug und Gels dauert diese Zusatzinformation noch zwei Stunden.

Im Allgemeinen werden alle Patienten darüber informiert, dass sie die Möglichkeit haben, ihr Sexualleben wie bisher fortzusetzen oder es zu verbessern, wenn es Probleme gibt. Diese Informationen sind jedoch kurz und werden vom Personal des Zentrums und über die Dauer gegeben . Es wird nicht länger als fünf bis zehn Minuten dauern. Wenn der Bewohner Interesse hat, informiert er die Bezugsperson und kontaktiert den Sexologen, damit dieser ihm detailliertere Informationen geben kann.

Modalität

Die Liefermodalität kann persönlich oder aus der Ferne erfolgen.

Wenn der Bewohner in der Lage ist, Telefonkonferenztools wie Zoom zu nutzen oder Videoanrufe mit Anwendungen wie WhatsApp, Line, Skype usw. zu empfangen. Die Fernmodalität wird vorrangig genutzt, da die Kosten für die Anreise zum Zentrum zur Durchführung einer zwei- bis vierstündigen Sitzung für eine einzelne Person wirtschaftlich nicht rentabel sind. Wenn das Zentrum sehr weit entfernt ist, verschieben Sie in diesen Fällen den Besuch auf Sie haben

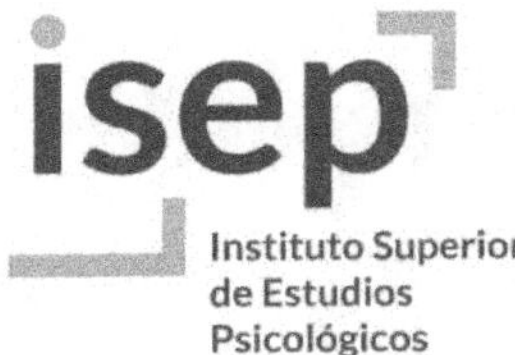

weniger zwei Personen, wenn die Sitzungen jeweils vier Stunden dauerten, und drei Personen, wenn einer der drei oder alle drei eine kurze zweistündige Sitzung wünschen.

Wenn das Zentrum innerhalb von anderthalb Autostunden erreichbar ist, kann der Besuch von einer einzelnen interessierten Person durchgeführt werden.

Inhalt

Die Inhalte dieser Sitzung sind die folgenden:

1. Teilen Sie mit, wer der Ansprechpartner ist
2. Benennen Sie einen Ansprechpartner
3. Schriftliche Informationen zum Thema Sexualität
4. Schriftliche oder mündliche Informationen über sexuelle Hilfsmittel
5. Ansprechpartner bei Missbrauch

Ziele

Die Ziele der fünften Sitzung sind:

1. Teilen Sie mit, wer der Ansprechpartner ist
   1.1. Die Bewohner werden darüber informiert, an welchen Mitarbeiter sie sich wenden können, um Aspekte ihres sexuellen Ausdrucks zu besprechen
2. Benennen Sie einen Ansprechpartner
   2.1. Die Einrichtung verfügt über geschultes Personal, das die Bewohner beim Ausdruck ihrer Sexualität unterstützen kann.
3. Schriftliche Informationen zum Thema Sexualität
   3.1. Sexuell übertragbare Krankheiten und sexuelle Gesundheit
   3.2. Sexuelle Einwilligung
   3.3. Diskriminierung hinsichtlich sexueller Orientierung und sexueller Identität
4. Schriftliche oder mündliche Informationen über sexuelle Hilfsmittel

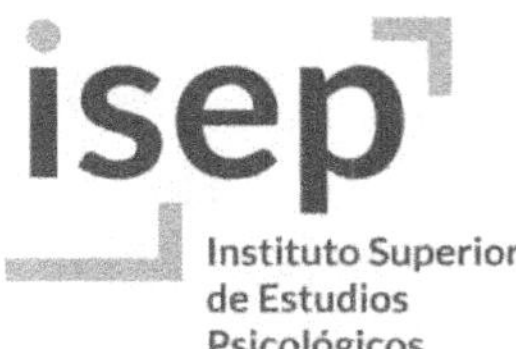

4.1. Auf Anfrage stellt das Zentrum mündliche oder schriftliche Informationen zu Sexualhilfsmitteln, Gleitmitteln, Kondomen und audiovisuellen Hilfsmitteln zur Verfügung.

5. Ansprechpartner bei Missbrauch

5.1. Die Einrichtung informiert die Bewohnerinnen und Bewohner mündlich und schriftlich über die Ansprechperson im Falle von Missbrauch oder Diskriminierung

Ressourcen und Materialien

Die für diese Sitzung benötigten Ressourcen und Materialien sind:

1. Informationsdossier in Papierform oder digitaler Form. Dieses Dossier ist die Arbeit von SEXCARE

2. PowerPoint-Präsentation „Sitzung 5. Bewohnerinformationen"

3. Wissenssitzung zu Sexspielzeugen und stimulierenden Gelen und Gleitmitteln.

Anweisungen

Die Sitzungen sind individuell für jeden Bewohner oder für Paare, wenn diese noch als Paar leben.

Beim Betreten des Zentrums oder wenn sie bereits aufgenommen sind, informiert die als Vertrauensperson benannte Person jeden Bewohner einzeln, um seine Privatsphäre zu respektieren, dass das Zentrum seinen sexuellen Ausdruck respektiert, sie erhalten die schriftlichen Informationen und wenn Sie Wenn Sie tiefer in das Thema eintauchen möchten, erhalten Sie eine individuelle Psychoedukationssitzung.

Die individuelle Psychoedukationssitzung wird von einem Sexologen durchgeführt.

In der Psychoedukationssitzung werden Sie mithilfe von PowerPoint über Ihre sexuellen Rechte, die Auswirkungen von Medikamenten und Krankheiten auf Ihre Sexualität, darüber, wie Sie diese verbessern können, und über die Tools und Dienstleistungen des Zentrums informiert.

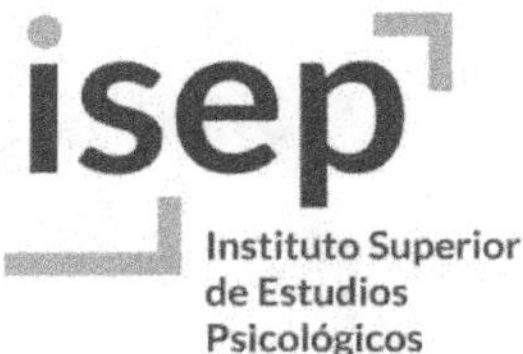

Sie werden auch darüber informiert, woraus Sexualität besteht, über ihre sexuellen Rechte, Geschlechtertheorien, Homosexualität und sexuelle Übergriffe, und zwar auf eine Art und Weise, die sie verstehen können, und ohne zu tief in das Thema einzutauchen. Ziel ist es, sie über ihre Rechte zu informieren. Sensibilisierung für den Respekt vor der Äußerung der sexuellen Rechte anderer und für die Meinungsfreiheit des wahrgenommenen Geschlechts bei sich selbst und bei anderen.

Ein zweiter Teil der PowerPoint-Präsentation befasst sich mit Sexspielzeugen und -gelen. Ziel ist es, dass sie wissen, dass es diese Utensilien gibt, wie sie verwendet werden und wie sie ihnen beispielsweise bei geringer Vaginalschleimproduktion oder Vaginismus helfen können. Diese Spielzeuge und Gele werden vom Sexologen vorzugsweise physisch gezeigt und ihm wird erklärt, wie man sie kaufen kann und wo, wenn der Patient dies nicht selbst tun kann, ist die Kontaktperson dafür zuständig. Diese Materialien befinden sich vorzugsweise im Amazon-Katalog, da sie leicht zugänglich sind und an das Zentrum versandt werden können. Wenn das Zentrum in der Lage ist, einen örtlichen Laden zur Verfügung zu stellen, der sie anbieten kann, wäre das auch akzeptabel.

Im dritten Teil geht es um die Figur des Ansprechpartners und darum, wer dieser Mensch ist.

Was die Hilfe in sexuellen Angelegenheiten betrifft, die das Zentrum Ihnen bieten kann, muss dies für jedes einzelne Zentrum erfolgen, da die Leitung darüber entscheidet, was gegeben wird und was nicht, oder es je nach Standort Dienstleistungen gibt, die nicht bereitgestellt werden können , wie zum Beispiel Sexualassistenten.

Sie werden außerdem über die Ansteckungsrisiken von Geschlechtskrankheiten aufgeklärt und warum ältere Menschen einem höheren Risiko ausgesetzt sind, daran zu erkranken.

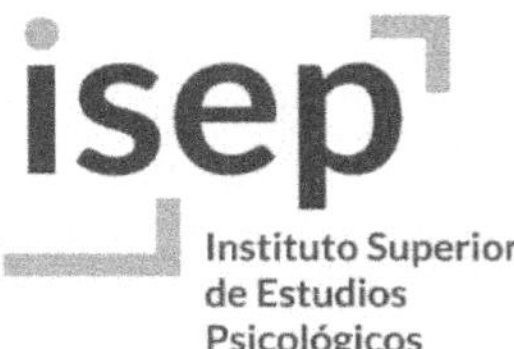

Wenn der Bewohner erotische Spielzeuge oder Reizgele wünscht, führt der Sexologe eine zusätzliche Sitzung zu Sexspielzeugen und Reizgelen durch.

Die Sitzungen finden im Zimmer des Bewohners statt, um die Privatsphäre zu gewährleisten. Wenn das Zimmer geteilt wird und es nicht möglich ist, alleine zu sein, wird das Zentrum gebeten, einen Besprechungsraum bereitzustellen, in dem die Sitzung abgehalten werden kann.

Diese Sitzung kann auch virtuell per Telefonkonferenz stattfinden.

7.6.6 Sitzung: 6.: Informationen für Familienmitglieder

Zeit

Die geschätzte Dauer dieser Sitzung beträgt 2 Stunden.

Dieser Teil wird an Familienangehörige von Bewohnern weitergegeben, die daran interessiert sind, sich tiefer mit dem Thema zu befassen.

Als allgemeine Regel gilt, dass beim Betreten alle Familienangehörigen bei der Erläuterung der Merkmale des Zentrums und seiner Betreuung durch die für die Aufnahme des neuen Bewohners bestimmte Person darüber informiert werden, dass das Zentrum die sexuellen Rechte der Bewohner respektiert, und sie darüber informieren dass sie, wenn sie mehr über das Thema erfahren möchten, die Möglichkeit haben, eine Informationsveranstaltung zum Thema abzuhalten.

Modalität

Die Modalität dieser Sitzung kann persönlich oder aus der Ferne erfolgen.

Wenn Familienmitglieder in der Lage oder bereit sind, Telefonkonferenztools wie Zoom zu nutzen oder Videoanrufe mit Anwendungen wie WhatsApp, Line, Skype usw. zu empfangen, wird die Remote-Modalität vorrangig genutzt, da die Kosten für die Anreise anfallen Zentrum, um eine zweistündige Sitzung für eine einzelne Person durchzuführen, ist wirtschaftlich nicht rentabel. Wenn das Zentrum sehr weit

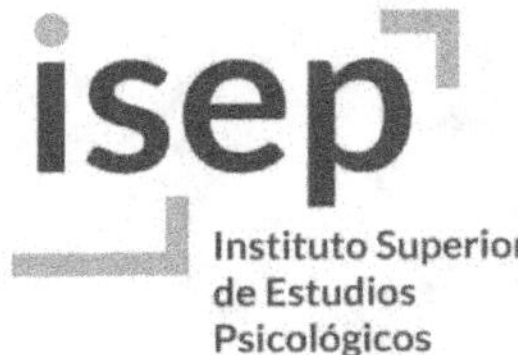

entfernt ist, verschieben Sie in diesen Fällen den Besuch, bis mindestens drei Interessenten anwesend sind. Wenn das Zentrum anderthalb Stunden mit dem Auto entfernt ist, können Sie einen Besuch abstatten.

Inhalt

Die Inhalte dieser Sitzung sind:

1. Informieren Sie die Bewohner über ihre Rechte auf Sexualität
2. Ansprechpartner benennen
3. Schriftliche Informationen

Ziele

Die Ziele dieser Sitzung sind folgende:

1. Informieren Sie die Bewohner über ihre Rechte auf Sexualität
    1.1. Familienmitglieder werden über das Recht der Bewohner aufgeklärt, ihre Sexualität auszudrücken
2. Ansprechpartner benennen
    2.1. Das Zentrum benennt eine entsprechend geschulte Kontaktperson, die den Angehörigen dabei helfen kann, den sexuellen Ausdruck der Bewohner zu akzeptieren
3. Schriftliche Informationen
    3.1. Das Zentrum verfügt über schriftliche Informationen, um Familienmitglieder über den Ausdruck der Sexualität bei älteren Menschen aufzuklären

Ressourcen und Materialien

Die für diese Sitzung benötigten Ressourcen und Materialien sind die folgenden:

1. Informativer Flyer. Diese enthält grundlegende Informationen zu den sexuellen Rechten der Bewohner. Es wird vom Zentrum durchgeführt und an alle Familien der Patienten verteilt.

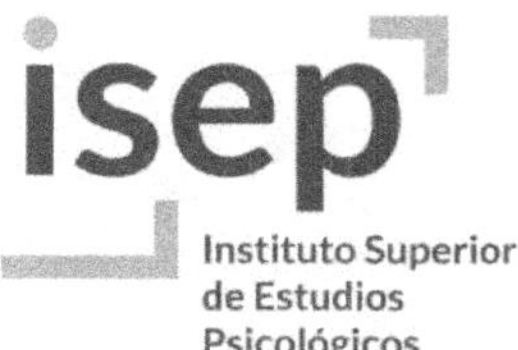

2. Informationsdossier. Dieses Dossier besteht aus dem SEXCARE-Protokoll und wird an Familienmitglieder weitergegeben, die tiefer in das Thema eintauchen möchten.

3. PowerPoint-Präsentation „Sitzung 6. Informationen für Angehörige"

Anweisungen

Die Sitzungen finden einzeln mit Familienangehörigen von Bewohnern statt, die sich tiefer mit dem Thema befassen möchten.

Zunächst klärt die Person, die für die Begrüßung neuer Bewohner im Zentrum verantwortlich ist und zuvor vom Sexologen geschult wurde, oder die Person, die für die Ausbildung im Zentrum verantwortlich ist, sie kurz über die Rechte der Bewohner auf Sexualität und deren Vorteile auf Broschüre oder Flyer. Ihnen wird die Möglichkeit einer Psychoedukationssitzung mit einem Sexologen geboten, um tiefer in das Thema einzutauchen. Interessierte Personen erhalten das SEXCARE-Protokoll und kontaktieren den Sexologen, um eine Psychoedukationssitzung durchzuführen. Diese Sitzung kann durch eine Präsentation unterstützt werden und kann persönlich oder aus der Ferne stattfinden. Wenn sie persönlich stattfindet, findet sie im Vorstands- oder Konferenzraum der Institution oder in einem anderen Raum statt, der die Privatsphäre der Familienmitglieder gewährleistet.

Die Psychoedukationssitzung mit Familienmitgliedern wird mit Unterstützung der PowerPoint-Präsentation „Sitzung 6. Informationen für Familienmitglieder" in Papier- oder digitaler Form durchgeführt.

Die Absicht dieser Sitzung besteht darin, Familienmitglieder für die Rechte der Bewohner in Fragen der Sexualität zu sensibilisieren, darüber, woraus Sexualität besteht und welche Beziehung sie zu Krankheit, Alter und institutionellen und sozialen Barrieren hat, welches SEXCARE-Protokoll und welche Vorteile es haben kann ihre Familien und was das Zentrum seinen Bewohnern zu diesem Thema bietet.

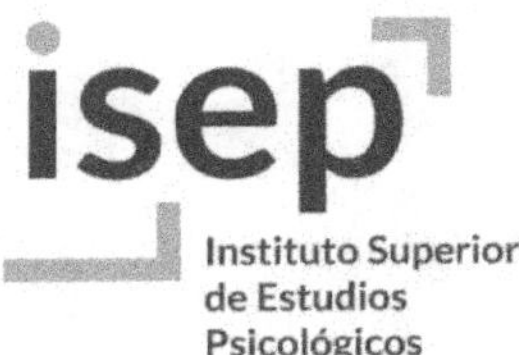

Für den Fall, dass der Bewohner voll geistig fähig ist und die Sexualdienste des Zentrums in Anspruch nimmt, wird die Familie nicht darüber informiert, um das Recht des Patienten auf Privatsphäre nicht zu verletzen, wenn der Patient geisteskrank ist und wir denken, dass dies der Fall ist Für Sie von Nutzen sein könnte, werden wir versuchen, Ihr Einverständnis einzuholen.

Wenn das Familienmitglied einer dementen Person unserer Meinung nach von diesem Dienst profitieren könnte (z. B. wenn diese Person ein überdurchschnittlich hohes Maß an Libido hat), werden die Familienmitglieder zu dieser Schulung eingeladen, um das Bewusstsein für den Nutzen zu schärfen diesen neuen Service für Ihr aufgenommenes Familienmitglied.

7.6.7 Sitzung 7: Physische Umgebung

Zeit

Die Dauer dieses Moduls beträgt 3 Stunden.

Diese Sitzung kann an einem einzigen Tag durchgeführt werden, mit einer halbstündigen Pause zwei Stunden nach Beginn der Sitzung.

Modalität

Die Modalität dieses Moduls kann persönlich oder aus der Ferne erfolgen.

Inhalt

Die Inhalte dieses Moduls sind:

1. Privatsphäre
2. Soziale Aktivitäten
3. sexuelle Materialien
4. Zimmer für Paare
5. Privatsphäre für Mehrbettzimmer

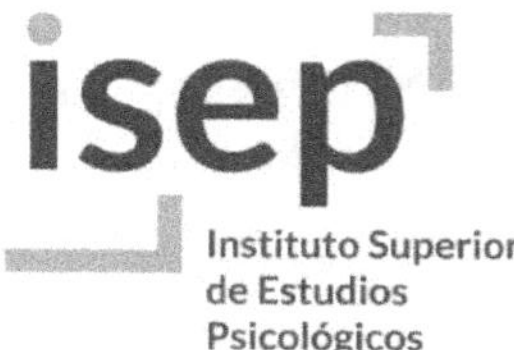

Ziele

1.   Privatsphäre

1.1 Das Zentrum verfügt über private Bereiche für die Bewohner

2   Soziale Aktivitäten

      g. Das Zentrum führt Aktivitäten durch, damit die Bewohner Kontakte knüpfen können

    4. sexuelle Materialien

  4.1 Bewohner können sexuelles Material anfordern

5.   Zimmer für Paare

  5.1 Das Zentrum verfügt über Doppelzimmer für Paare, sowohl für diejenigen, die das Zentrum als Paar betreten, als auch für diejenigen, die sich im Zentrum treffen

  5.2 Das Zentrum verfügt über Doppelbetten

6.   Privatsphäre für Mehrbettzimmer

  6.1 Das Zentrum verfügt über Datenschutzmaßnahmen für Bewohner, die ein Zimmer teilen, ohne ein Paar zu sein

Ressourcen und Materialien

Die materiellen Ressourcen für die siebte Sitzung sind:

1. Informationsdossier. Dieses Dossier ist das SEXCARE-Protokoll

2. Psychoedukationssitzungen. Ziel dieser Sitzungen ist es, die Einrichtungen des Zentrums aktiv zu besichtigen und zu prüfen, welche Verbesserungsmöglichkeiten gegeben sind. Wenn das Treffen online stattfindet, kann die vom Zentrum benannte Person das Zentrum beschreiben und per Foto zeigen, damit der Sexologe Empfehlungen geben kann

3. PowerPoint-Präsentation „Sitzung 7. Physische Umgebung".

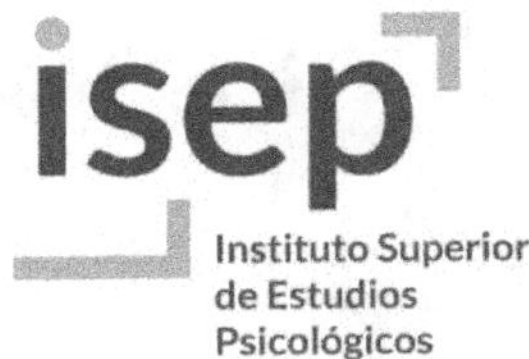

Anweisungen

Die Leitung des Zentrums oder die dafür vorgesehene(n) Person(en) werden vom Sexologen im Rahmen einer Psychoedukationssitzung über mögliche Verbesserungen im physischen Umfeld informiert.

Zunächst gibt Ihnen der Sexologe das SEXCARE-Protokoll als Lektüre, damit Sie wissen, woraus das von uns durchgeführte Protokoll besteht. Anschließend führt der Sexologe eine Psychoedukationssitzung durch, indem er sich einen Vortrag ansieht, erklärt und anschließend Zweifel ausräumt. Diese Phase kann persönlich, in einem Büro oder Besprechungsraum der Institution durchgeführt werden, die Präsentation wird mit einem Projektor projiziert. Wenn kein Projektor verfügbar ist, kann eine Kopie der Präsentation in Papierform oder in digitalem Format geliefert werden. Die Sitzung kann auch online über eine Telefonkonferenzanwendung wie Zoom durchgeführt werden.

Als dritter Teil wird eine visuelle Inspektion der Umgebung durchgeführt und verschiedene Lösungsmaßnahmen vorgeschlagen, um den Grad der Privatsphäre der Patienten zu erhöhen. Wenn die Sitzung online stattfindet, kann die vom Zentrum benannte Person Bilder und Pläne zeigen oder erklären, wie das Zentrum aufgebaut ist, damit der Sexologe die optimale Lösung finden kann.

Die meisten dieser Inhalte wurden in Sitzung 2 gegeben und werden hier nur erweitert. Für den Fall, dass es sich bei den Teilnehmern um dieselben Personen handelt, die an Sitzung 2 teilgenommen haben, wird diese Sitzung nur als Erinnerung und kurze Erweiterung der Informationen verwendet, wenn es sich bei den Teilnehmern um andere Personen handelt, die vom Zentrum zur Verbesserung der physischen Umgebung des Zentrums ernannt wurden Nähere Informationen werden gegeben.

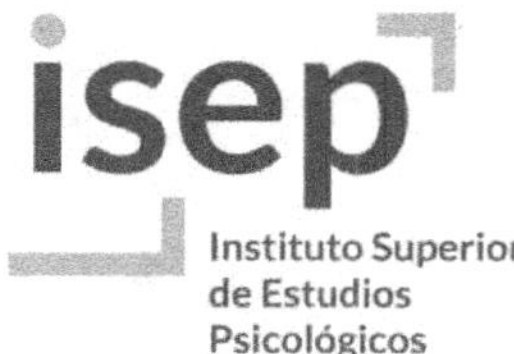

7.6.8 Sitzung 8: Sicherheit und Risikomanagement

Zeit

Die Dauer der achten Sitzung beträgt 3 Stunden.

Die Sitzung kann an einem einzigen Tag durchgeführt werden, mit einer halbstündigen Pause nach zwei Stunden Sitzung.

Modalität

Die Modalität dieses Moduls ist persönlich oder aus der Ferne.

Inhalt

Die Inhalte der achten Sitzung sind folgende:

1. Untersuchen Sie Ursachen und Lösungen für Mobbing
2. Verhindern Sie nicht den sexuellen Ausdruck
3. Aktivitäten für Menschen mit Demenz
4. Beurteilung der Einwilligung bei Menschen mit Demenz
5. Beurteilung des Wissens der Mitarbeiter über sexuellen Missbrauch
6. Sexualitätsbezogene Risikobewertung
7. Erkennen von Anzeichen sexuellen Missbrauchs oder Übergriffs
8. Erkennung unerwünschter sexueller Kontakte

Ziele

Die Ziele der achten Sitzung sind folgende:

1. Untersuchen Sie Ursachen und Lösungen für Mobbing
   1.1. Tritt ein Belästigungsfall auf, untersucht das Zentrum die Ursachen und ergreift Maßnahmen, um ein erneutes Vorkommen zu verhindern.
2. Verhindern Sie nicht den sexuellen Ausdruck

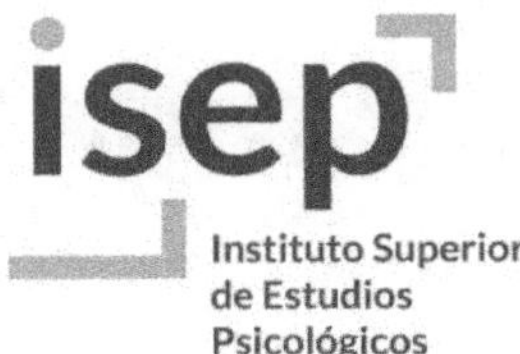

2.1. Außer in Krisensituationen setzt die Einrichtung keine physischen oder chemischen Beschränkungen ein, um den sexuellen Ausdruck der Bewohner zu kontrollieren.

3. Aktivitäten für Menschen mit Demenz

   3.1. Das Zentrum verfügt über ein Aktivitätenprogramm für Bewohner mit Demenz, deren Verhalten die Rechte anderer beeinträchtigt

4. Beurteilung der Einwilligung bei Menschen mit Demenz

   4.1. Geschultes Personal beurteilt, ob der demenzkranke Bewohner in der Lage ist, einer sexuellen Intimität zuzustimmen

5. Beurteilung des Wissens der Mitarbeiter über sexuellen Missbrauch

   5.1. Das Zentrum bewertet das Wissen der Mitarbeiter über die aktuelle Gesetzgebung zu sexuellem Missbrauch und sexueller Übergriffe.

6. Sexualitätsbezogene Risikobewertung

   6.1. Die Bewohner werden einer Risikobewertung unterzogen, um etwaige Sicherheitsbedenken im Zusammenhang mit dem sexuellen Ausdruck festzustellen

7. Erkennen von Anzeichen sexuellen Missbrauchs oder Übergriffs

   7.1. Das Personal ist darin geschult, Anzeichen unerwünschten sexuellen Kontakts zu erkennen

Ressourcen und Materialien

Die für diese Sitzung benötigten Ressourcen und Materialien sind die folgenden:

1. Informationsdossier. Dieses Dossier ist das SEXCARE-Protokoll
2. PowerPoint-Präsentation „Sitzung 8. Sicherheit und Risikomanagement"
3. Mehrdimensionales Interventionsprotokoll bei sexuellen Ausdrucksformen von Menschen mit Demenz

Anweisungen

In dieser Sitzung findet eine Psychoedukationssitzung mit der Leitung des Zentrums oder mit der Person oder Gruppe statt, die für Sicherheit und Risikomanagement

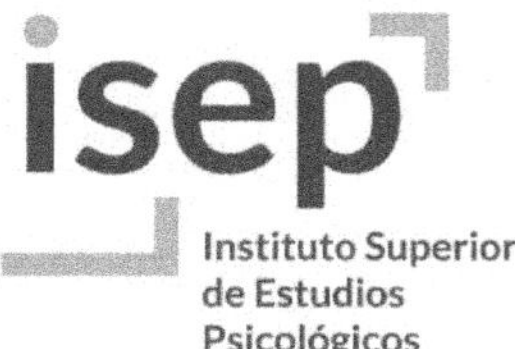

verantwortlich ist. Zunächst gibt Ihnen der Sexologe das SEXCARE-Protokoll, damit Sie wissen, woraus das Protokoll besteht.

Anschließend wird die Psychoedukationssitzung mit Unterstützung der PowerPoint-Präsentation durchgeführt. In dieser Sitzung werden die Themen Gewalt, Sexualität bei Menschen mit Demenz und Sexualität im Zusammenhang mit Gesundheit und Krankheit besprochen.

Als nächstes wird das mehrdimensionale Interventionsprotokoll bei sexuellen Äußerungen von Menschen mit Demenz vorgestellt und wir arbeiten daran, erklären, wozu es dient, lehren, wie man es anwendet und treffen auf der Grundlage der Ergebnisse eine Handlungsentscheidung.

Diese Präsentation kann in der Einrichtung, in einem dafür geeigneten Raum oder online über eine Telefonkonferenzanwendung erfolgen. Das Material kann in Papierform oder digital geliefert werden.

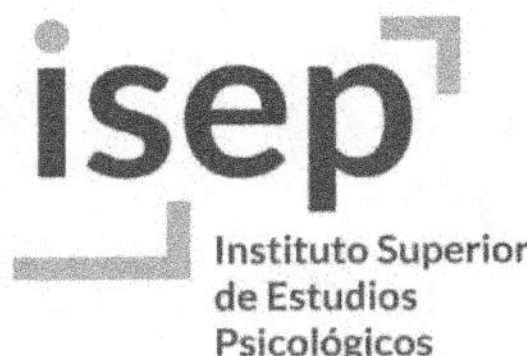

8. Schlussfolgerungen und Diskussion

Mit dieser Studie habe ich versucht, Institutionen ein Werkzeug zur Verfügung zu stellen, mit dem sie ein Sexualbetreuungsprogramm für ihre Bewohner umsetzen können.

Bei der Durchführung habe ich mich auf vorhandene Instrumente und aktuelle wissenschaftliche Forschungen in den Bereichen Psychologie, Pflege, Medizin und Biologie gestützt.

Die vorgeschlagene Intervention ist umfassend, d. h. in allen Bereichen, die sich auf den Patienten auswirken können. Dies sind: die Leitung des Zentrums, die für ihre Pflege verantwortlichen Fachkräfte, das Umfeld, der Patient selbst, seine Familienangehörigen usw Risiken, die auftreten könnten.

Die in jedem Modul angebotenen Schulungen reichen von allgemeinen Schulungen über Sexualwissenschaft und Sexualwissenschaft für ältere Menschen bis hin zu spezifischen Lösungen für spezifische Probleme, die normalerweise in Institutionen auftreten.

Das Endziel dieser Schulung besteht darin, dass die Person, die die Schulung durchführt, in der Lage ist, die Fälle zu identifizieren, in denen das Recht auf Sexualität der Bewohner der Einrichtung nicht befriedigt werden kann, und die Ursache zu ermitteln, sei es institutionell, umweltbedingt oder beim Subjekt selbst ., schlagen Sie einen Aktionsplan vor, handeln Sie und messen Sie dann die Wirksamkeit der Aktion.

Bei der Umsetzung des SEXCARE-Protokolls wird empfohlen, dass die Sitzung 1 (SexAT-Skala), die Sitzung 2 (Richtlinien der Einrichtung) und die Sitzung 7 (Physikalische Umgebung) von der Leitung des Zentrums übernommen werden, da diese die notwendigen Schritte zur Umsetzung ergreifen kann die Empfehlungen.

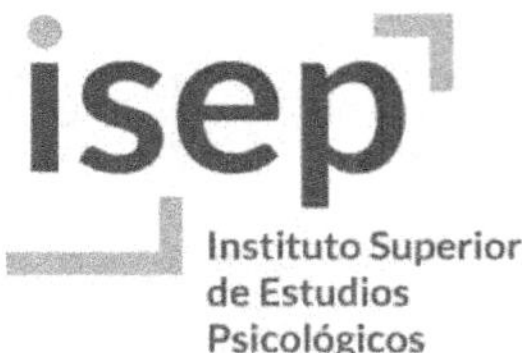

Die restlichen Sitzungen sind: Sitzung 3 (Ermittlung der Bedürfnisse der Bewohner), Sitzung 4 (Schulung des Personals), Sitzung 5 (Informationen für die Bewohner), Sitzung 6 (Informationen für die Familien der Bewohner) und Sitzung 8 (Sicherheit und Risikomanagement) . von der Schulungsabteilung des Zentrums beauftragt, im Gegenzug seine Mitarbeiter zu schulen. Wenn das Zentrum dies wünscht, kann der Sexologe die Schulung der Mitarbeiter durchführen.

Sitzung 4 (Schulung des Personals) und Sitzung 8 (Sicherheit und Risikomanagement) richten sich an das Personal im Allgemeinen, Sitzung 5 (Informationen für Bewohner) und Sitzung 6 (Informationen für Familienangehörige der Bewohner) richten sich an die Person, die als ernannt wird Ansprechpartner, mit dem Ziel, ihn darin zu schulen, den Bewohnern und ihren Familien Informationen zu geben und Zweifel zu klären, da dies seine Aufgabe sein wird.

Die Einschränkungen bei der Entwicklung des Protokolls, die ich gefunden habe, sind die geringe verfügbare Bibliographie im Allgemeinen und die geringen Informationen zu aktuellen Veröffentlichungen im Besonderen. Eine weitere Einschränkung besteht darin, dass es zwar Schulungs- und Sensibilisierungskampagnen zu sexuellen Themen gibt, die sich an verschiedene Gruppen richten, diese sich jedoch mehr auf die Prävention sexuell übertragbarer Krankheiten oder geschlechtsspezifischer Gewalt konzentrieren und nicht auf Sex als Freizeit- und Gesundheitsakt, weshalb ich das nicht getan habe in der Lage, eine Anleitung oder ein vorheriges Beispiel zu haben.

Die Einschränkungen bei der Umsetzung des Protokolls in den Zentren, an die es sich richtet, bestehen darin, dass es sich zwar um ein Grundbedürfnis, aber nicht um ein lebenswichtiges Bedürfnis handelt, und dass sich die Wohnzentren, wie bereits zuvor festgestellt, ausschließlich auf die Befriedigung lebenswichtiger Bedürfnisse konzentrieren. Dabei handelt es sich neben der notwendigen medizinischen Versorgung um Nahrung, Kleidung und Unterkunft, weshalb vorab

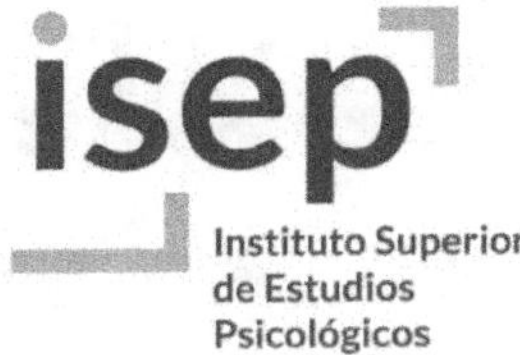

Aufklärungsarbeit über die Bedeutung der Sexualität für Menschen jeden Alters und in jedem Gesundheitszustand erforderlich ist.

Eine weitere Einschränkung der Anwendung besteht darin, dass das sexuelle Thema in unserer Gesellschaft ein Tabuthema ist oder als sündig und unmoralisch angesehen wird und daher bei der Umsetzung auf Widerstand des Personals bzw. bei der Nutzung auf Widerstand der Nutzer oder ihrer Familien stoßen kann.

Die größte Einschränkung bei der Umsetzung sind schließlich die Kosten und die Frage, wer diese Kosten übernimmt. Diese Schulung muss von hochqualifiziertem Personal durchgeführt werden, das Psychologen oder Ärzte mit der Spezialisierung auf Sexualwissenschaft sein kann, was hohe Kosten verursacht und die Frage ist, wer die Kosten übernimmt: das Gesundheitsministerium oder das Ministerium für soziale Dienste, soziale Sicherheit, das Zentrum in Frage oder ihre Benutzer. Wenn der Staat diese Kosten nicht übernimmt, bezweifle ich, dass die Zentren sie übernehmen werden, da es sich um einen Bedarf handelt, zu dessen Deckung sie nicht verpflichtet sind, und der sich die Nutzer natürlich auch nicht leisten können, weil Heimbewohner in der Regel über knappe finanzielle Mittel verfügen .

Als mögliche zukünftige Untersuchung schlage ich eine Studie zur allgemeinen Zufriedenheit im Zentrum der Bewohner vor, bevor das Sexualpflegeprotokoll angewendet wird, und ein Jahr danach, um dessen Wirksamkeit anhand des Grads der allgemeinen Zufriedenheit zu bewerten. Wenn die Zufriedenheit nach der Anwendung des Protokolls in den meisten Fällen höher ist als zuvor, ist dies ein Hinweis auf die Wirksamkeit des Protokolls.

Eine weitere mögliche zukünftige Forschung besteht darin, den Grad der Akzeptanz der Sexualität bei Bewohnern durch das Personal vor und nach der im Protokoll vorgeschlagenen Schulung zu messen, um deren Wirksamkeit zu überprüfen.

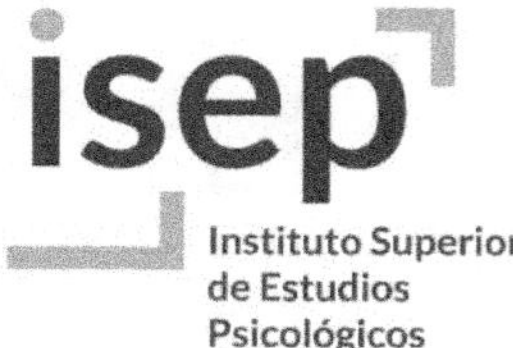

9. Ausstellungsstück

9.1   Anhang Sitzung 1. Skala SexAT

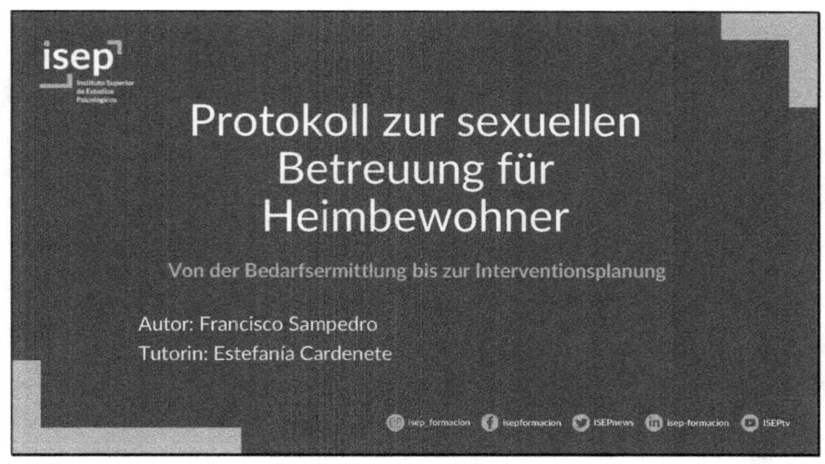

isep
Instituto Superior
de Estudios
Psicológicos
Protokoll zur sexuellen Betreuung für Heimbewohner
Von der Bedarfsermittlung bis zur Interventionsplanung
Autor: Francisco Sampedro
Tutorin: Estefanía Cardenete
isep_formacion   isepformacion   ISEPnews   isep-formacion   ISEPtv

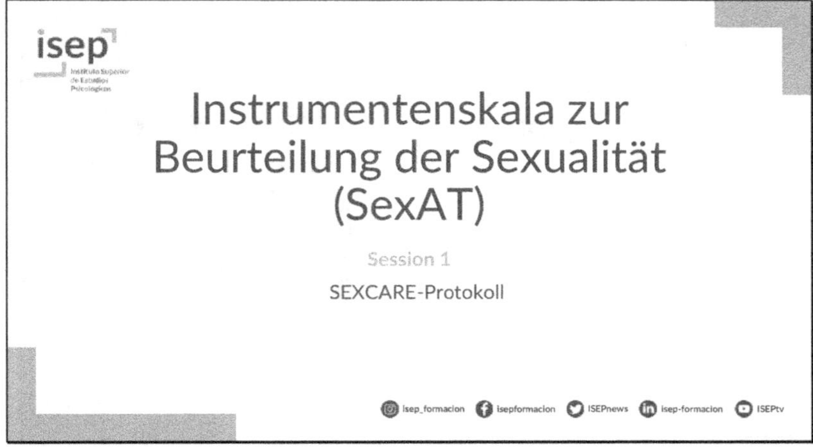

isep
Instituto Superior
de Estudios
Psicológicos
Instrumentenskala zur Beurteilung der Sexualität (SexAT)
Session 1
SEXCARE-Protokoll
isep_formacion   isepformacion   ISEPnews   isep-formacion   ISEPtv

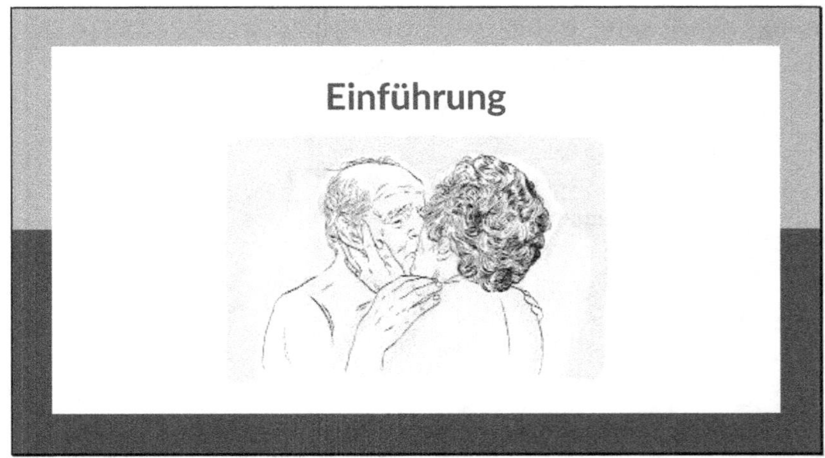

Einführung

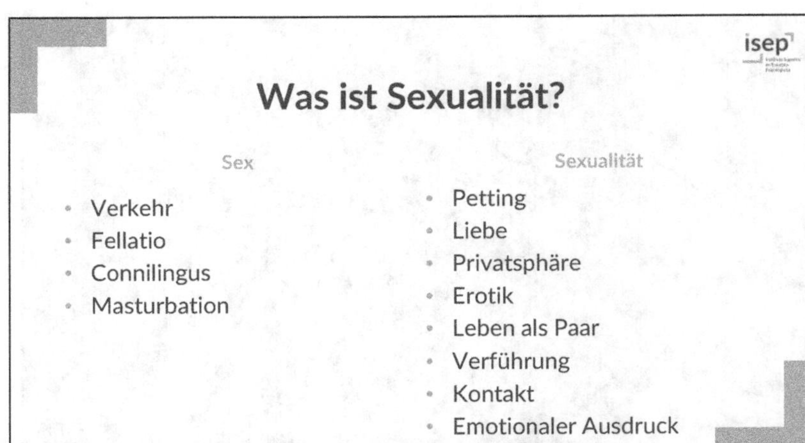

isep

Was ist Sexualität?

Sex

Verkehr
Fellatio
Connilingus
Masturbation

Sexualität

Petting
Liebe
Privatsphäre
Erotik
Leben als Paar
Verführung
Kontakt
Emotionaler Ausdruck

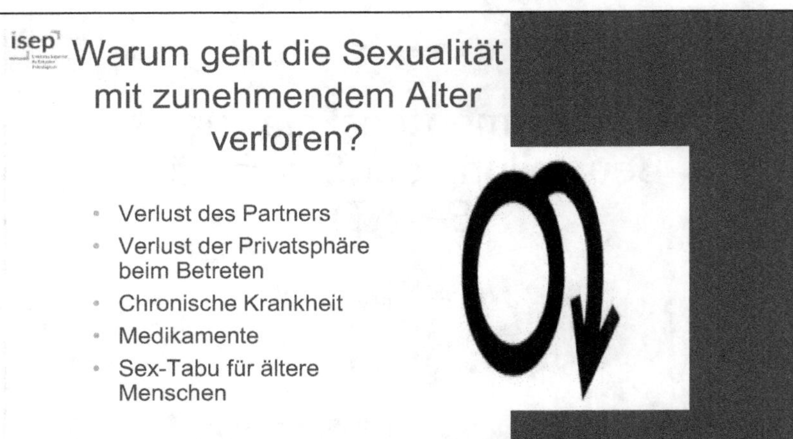

isep

Warum geht die Sexualität
mit zunehmendem Alter
verloren?

Verlust des Partners
Verlust der Privatsphäre
beim Betreten
Chronische Krankheit
Medikamente
Sex-Tabu für ältere
Menschen

isep

Gründe für die Implementierung eines
Sexualpflegeprotokolls

Verbessern Sie die allgemeine Gesundheit
Erhöhen Sie die Benutzerzufriedenheit
Es ist ein primäres Bedürfnis
Es ist ein Recht
Unterscheidungsmerkmal gegenüber der Konkurrenz

SEXCARE-Protokoll

- Bestehen Sie die Skala „Sexuality Assessment Tool".
- Planen Sie den Eingriff
- Intervention
- Überwachung und kontinuierliche Schulung

Was ist die Skala des Sexuality Assessment Tool?

- Ermitteln Sie die Defizite in Fragen der Sexualität in verschiedenen Bereichen der Einrichtung
  - Richtlinien der Institution
  - Ermittlung der Bewohnerbedürfnisse
  - Schulung des Personals
  - Informationen für Bewohner
  - Informationen für Familienangehörige der Bewohner
  - Die physische Umgebung
  - Sicherheits- und Risikomanagement

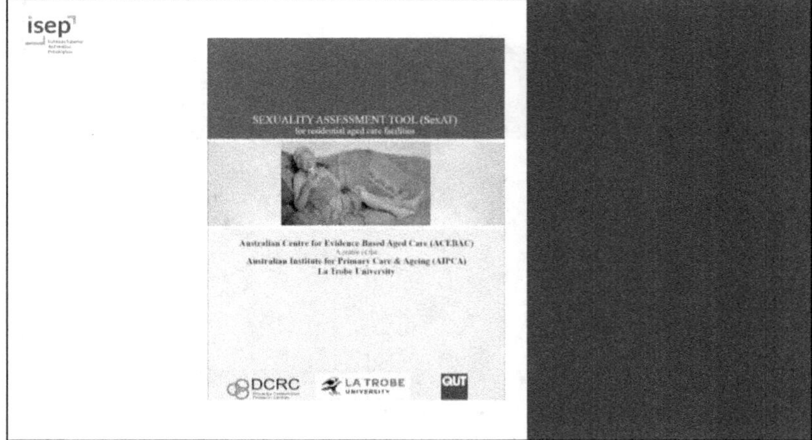

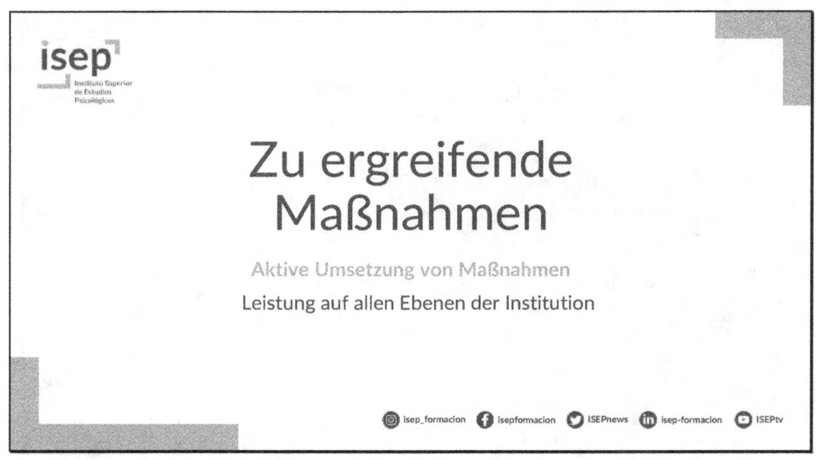

isep
Instituto Superior
de Estudios
Psicológicos

Zu ergreifende
Maßnahmen

Aktive Umsetzung von Maßnahmen

Leistung auf allen Ebenen der Institution

isep_formacion   isepformacion   ISEPnews   isep-formacion   ISEPtv

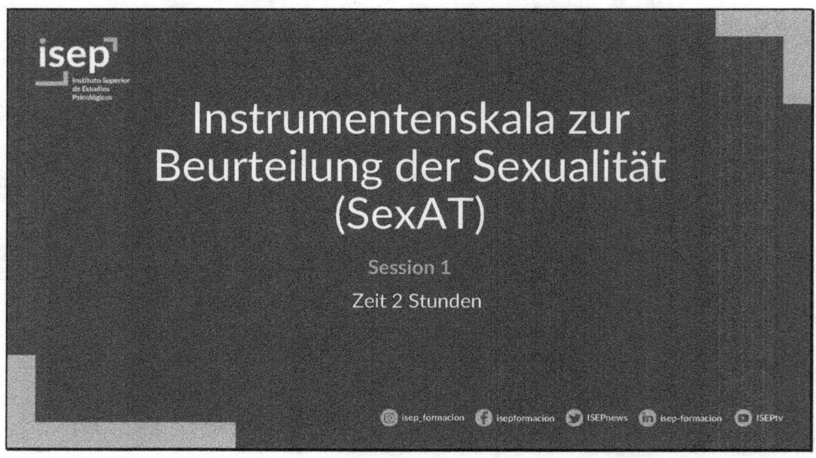

isep
Instituto Superior
de Estudios
Psicológicos

Instrumentenskala zur
Beurteilung der Sexualität
(SexAT)

Session 1

Zeit 2 Stunden

isep_formacion   isepformacion   ISEPnews   isep-formacion   ISEPtv

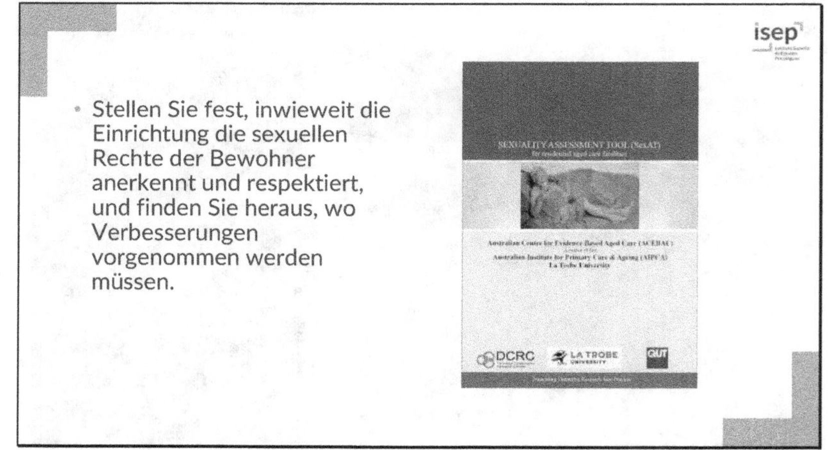

isep
Instituto Superior
de Estudios
Psicológicos

Stellen Sie fest, inwieweit die
Einrichtung die sexuellen
Rechte der Bewohner
anerkennt und respektiert,
und finden Sie heraus, wo
Verbesserungen
vorgenommen werden
müssen.

SEXUALITY ASSESSMENT TOOL (SexAT)
for residential aged care facilities

Australian Centre for Evidence Based Aged Care (ACEBAC)
La Trobe University
Australian Institute for Primary Care & Ageing (AIPCA)
La Trobe University

DCRC   LA TROBE UNIVERSITY   QUT

Wünsche und Fragen

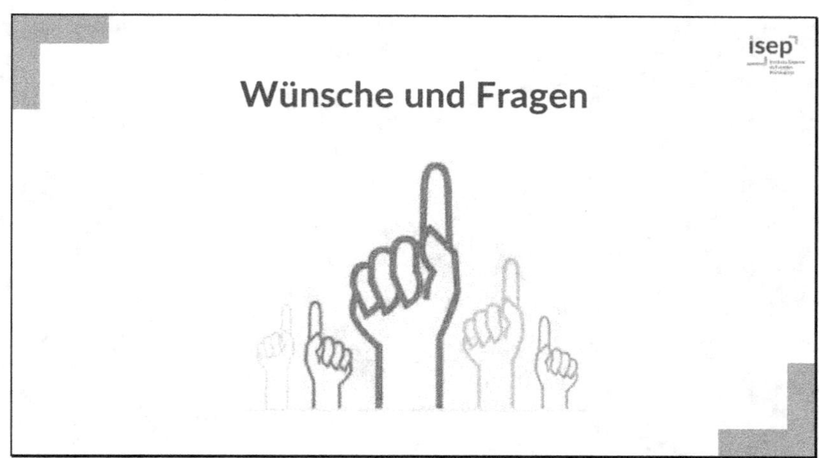

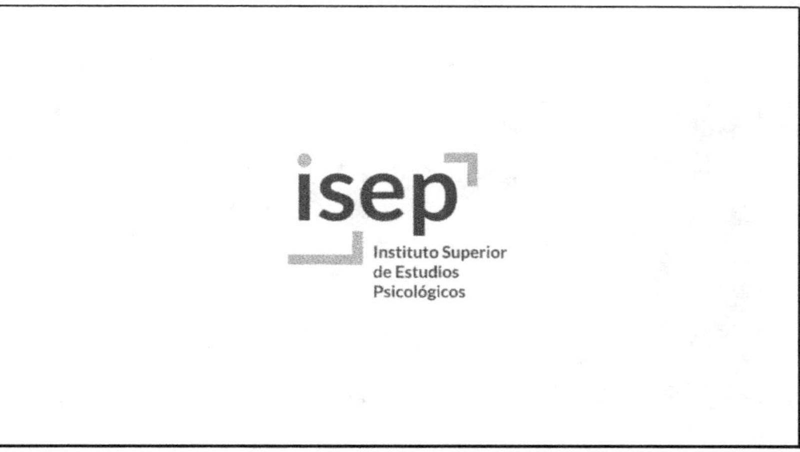

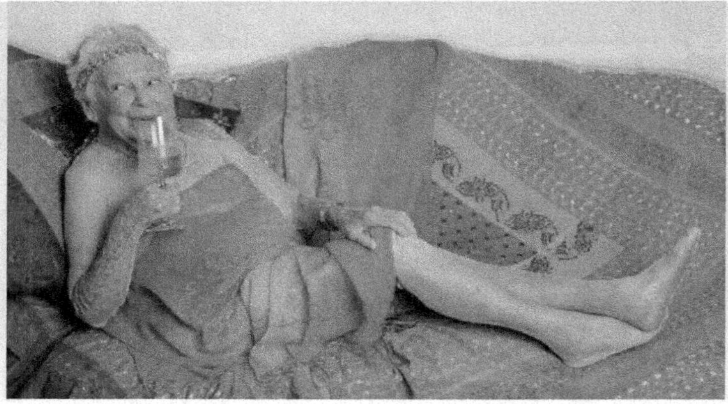

Australisches Zentrum für evidenzbasierte Altenpflege (ACEBAC)

Ein Zentrum der

Australisches Institut für Grundversorgung und Altern (AIPCA)
La Trobe-Universität

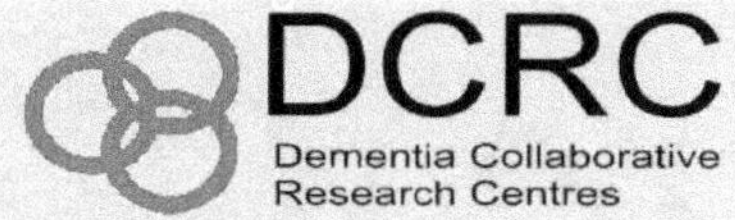

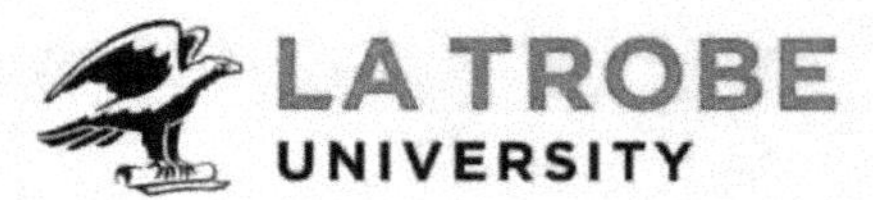

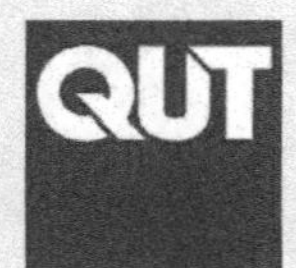

Dieses Projekt wurde vom DCRC – Carers and Consumers im Rahmen einer Initiative der australischenRegierung finanziert.

Die in dieser Arbeit zum Ausdruck gebrachten Ansichten sind die Ansichten der Autoren und nicht unbedingtdie der australischen Regierung.

Entwickelt von: Dr. Michael Bauer (ACEBAC)

        Dr. Deirdre Fetherstonhaugh (ACEBAC)Prof. Rhonda Nay (ACEBAC)

        Dr. Laura Tarzia (ACEBAC) Prof. Elizabeth Beattie (QUT).

Zitat:

Bauer, M., Fetherstonhaugh, D., Nay, R., Tarzia, L. & Beattie, E (2013). *Sexuality Assessment Tool (SexAT) für stationäre Altenpflegeeinrichtungen*. (Erhältlich beim Australian Centre for Evidence Based Aged Care, La TrobeUniversity, Melbourne VIC 3086).

Dieses Tool wurde entwickelt, um stationären Altenpflegeeinrichtungen dabei zu helfen, den Ausdruck der Sexualität von Bewohnern mit und ohne Demenz zu unterstützen. Intimität und der Ausdruck der Sexualität sind grundlegende Aspekte des Wohlbefindens eines Menschen, die auch im Alter weiterhin wichtig sind. Viele ältere Menschen, die in Altenpflegeeinrichtungen leben, wünschen sich weiterhin Intimität, die von einfachen Berührungen und Kuscheln bis hinzu sexuell eindeutigem Kontakt reichen kann. Darüber hinaus können Pflege, Kleidung und Styling auch bei Krankheit, Demenz oder anderen kognitiven Beeinträchtigungen für ältere Menschen, die in Altenpflegeeinrichtungen leben, immer noch wichtig sein.

Leider kann der Ausdruck der Sexualität älterer Menschen sowohl für das Personal in Altenpflegeeinrichtungen als auch für die Familien Schwierigkeiten und Herausforderungen darstellen. Zu den Herausforderungen und Schwierigkeiten können negative oder verurteilende Einstellungen des Personals gegenüber Sexualität (einschließlich kultureller Überzeugungen), mangelnde Aufklärung des Personals, mangelnde Privatsphäre, mangelnde Zeit, die Bedürfnisse der älteren Person zu ermitteln und darauf zu reagieren, sowie die Priorisierung anderer Aspekte ihres Wohlbefindens gehören Sexualität.

Darüber hinaus sind sich die Mitarbeiter möglicherweise nicht der anderen Sexualitäten und der

Bedürfnisse älterer Menschen bewusst, die sich als schwul, lesbisch, bisexuell, transgender oder intersexuell (GLBTI) identifizieren. Einige Mitarbeiter der Einrichtung haben möglicherweisegute Absichten, sind sich aber nicht sicher, wie sie ihre Praxis ändern oder die Umgebung der Einrichtung für den sexuellen Ausdruck förderlich gestalten können.

Derzeit liegen nur wenige Informationen vor, die als Leitfaden für stationäre Altenpflegeeinrichtungen dienen könnten. Dieses Bewertungstool wurde entwickelt, um die Informationslücke zu schließen. Das Tool soll die Qualität in stationären Altenpflegeeinrichtungenunterstützen, indem es dabei hilft, Bereiche zu identifizieren, in denen möglicherweise weitere

Verbesserungen erforderlich sind, und die Praxis der Einrichtung im Laufe der Zeit zu überwachen.

Dieses Tool wurde in Absprache mit einer Vielzahl von Experten, Branchenexperten und Verbrauchern entwickelt, darunter Mitarbeitern, Familienmitgliedern und älteren Menschen (mit und ohne Demenz) australischer Altenpflegeeinrichtungen.

■ SO VERWENDEN SIE DAS BEWERTUNGSTOOL

Das Bewertungstool ist in 7 Abschnitte unterteilt:

SEXUELLER ÜBERGRIFF

Jedes sexuelle Verhalten, das bei einer Person das

Gefühl von Unbehagen, Angst oder Bedrohung hervorruft. Es ist eine

sexuelle Aktivität, die eine Person nicht ausübt Zustimmung.

1. Richtlinien der Einrichtung
2. Ermittlung der Bedürfnisse älterer Menschen 3. Aus- und Weiterbildung des Personals 4. Information und Unterstützung für ältere Menschen 5. Information und Unterstützung für Familien 6. Die physische Umgebung 7. Sicherheit und Risikomanagement.

PERSONAL Eine Person, die in einer Altenpflegeeinrichtung beschäftigt ist (z. B. Krankenschwester, Pflegekraft,

Manager sollten für jede Aussage in jedem Abschnitt „Ja", „Nein" oder „Manchmal" (sofern zutreffend) ankreuzen, um die Praxis der Einrichtung in jedem Bereich zu beurteilen. Jede „Ja"-Antwort ist 1 Punkt wert und jede „Manchmal"-Antwort ist 0,5 Punkte wert. Jeder

Manager, Lifestyle-Therapeut). Abschnitt erhält eine Bewertung mit einer Gesamtpunktzahl von 69.

FAMILIEN

Die Bewertungsrichtlinie am Ende des Bewertungstools sollte einen Hinweis darauf geben, wie gut die Einrichtung insgesamt die Sex- und Intimitätsbedürfnisse der Bewohner unterstützt.

Verwandte, Partner oder

„familienähnliche" Freunde und

„bedeutende andere Personen

Die Einrichtung verfügt über Richtlinien, in denen **ausdrücklich** Folgendes festgelegt ist:	JA	NEIN	MANCHMAL
	☐	☐	☐
Die Organisation erkennt das Recht jedes Bewohners an, seine Sexualität auszudrücken, und unterstützt diesen Ausdruck, sofern er nicht die Rechte anderer beeinträchtigt.	☐	☐	☐
Bewohner haben ein Recht auf Privatsphäre in Bezug auf ihre Sexualität.	☐	☐	☐
Die Dokumentation zur Beurteilung und Pflegeplanung umfasst Fragen zu den Wünschen eines Bewohners in Bezug auf sein persönliches Erscheinungsbild, seine Körperpflege und seine Kleidung.	☐	☐	☐
Die Dokumentation zur Beurteilung und Pflegeplanung umfasst Fragen dazu, ob ein Bewohner seineSexualitäts- und Intimitätsbedürfnisse mit entsprechend geschultem Personal besprechen möchte.	☐	☐	☐
Für Bewohner ohne kognitive Beeinträchtigung werden Informationen und Entscheidungen über den sexuellen Ausdruck vertraulich behandelt und nicht mit Familienmitgliedern besprochen, es sei denn, der Bewohner wünscht dies.	☐	☐	☐
An den Türen der Bewohner sind Schilder mit der Aufschrift „Bitte nicht stören" anzubringen (es sei denn, dies ist aus medizinischen Gründen unpraktisch oder unmöglich).	☐	☐	☐
Das Personal muss anklopfen, bevor es das Zimmer eines Bewohners betritt, und wartet auf die Erlaubnis, bevor es eintreten kann, außer in Situationen, in denen eine reale oder vermutete Gefahr besteht.	☐	☐	☐
Das Personal darf das Zimmer eines Bewohners nicht betreten, wenn an der Tür ein „Bitte nicht stören"-Schild angebracht ist, außer in Notsituationen (z. B. Feuer, Einbruch, Klingeln des Telefons, medizinisches Problem).	☐	☐	☐
Die Verwendung diskriminierender/sexistischer/altersfeindlicher/homophober Sprache oder Verhaltensweisen durch Mitarbeiter, Familienangehörige, Besucher oder Bewohner ist nicht akzeptabel.	☐	☐	☐
Das Personal bietet den Bewohnern das gleiche Maß an Unterstützung bei der persönlichen/intimen Hygienepflege im Zusammenhang mit sexuellen Aktivitäten (z. B. Reinigung des Samens), wie es auch bei anderen Aktivitäten des täglichen Lebens, wie z. B. dem Toilettengang, gegeben ist.	☐	☐	☐
Bewohner, die ihr Recht auf die Nutzung von Sexhilfsmitteln/-geräten/sexuellen Bildern ausüben möchten, werden dabei unterstützt, dies in der Privatsphäre ihrer eigenen Zimmer zu tun.			

	JA	NEIN	MANCHMAL

Die Einrichtung verfügt über Richtlinien, in denen **ausdrücklich** Folgendes festgelegt ist:

____

Einwohner, die die Dienste einer Sexarbeiterin in Anspruch nehmen möchten (sofern in Ihrem Bundesstaatlegal), werden dabei unterstützt. ☐ ☐ ☐

Es wird eine geeignete Mediation/Beratung/Bildung angestrebt, um der Familie zu helfen, die Rechte der Person mit kognitiver Beeinträchtigung in Situationen zu verstehen, in denen die Wünsche der Familieim Widerspruch zu den Wünschen oder Interessen des Bewohners zu stehen scheinen. ☐ ☐ ☐

Mitarbeiter, denen der sexuelle Ausdruck eines Bewohners Unbehagen bereitet, erhaltenUnterstützung. ☐ ☐ ☐

Familienangehörigen, denen der sexuelle Ausdruck eines Bewohners Unbehagen bereitet, wird ineiner für sie verständlichen Form Unterstützung geboten. ☐ ☐ ☐

/ 15

| | JA | NEIN | MANCHMAL |

Die Einrichtung nutzt ein Tool zur Beurteilung der Sexualität für geschultes Personal, um die Bedürfnisseder Bewohner in Bezug auf den sexuellen Ausdruck zu ermitteln.

☐ ☐ ☐

Veränderungen im sexuellen Ausdruck oder Verhaltensweisen, die die Rechte anderer beeinträchtigen(Enthemmung, obszöne Gesten, unerwünschte Kontakte, missbräuchliches Verhalten, Stalking, sexuelle Belästigung usw.) werden dokumentiert und mögliche Gründe untersucht.

☐ ☐ ☐

Den Bewohnern wird jederzeit die Möglichkeit gegeben, die Auswirkungen etwaiger Medikamente aufihre Fähigkeit, ihre Sexualität auszudrücken, zu besprechen.

☐ ☐ ☐

Den Bewohnern wird die Möglichkeit gegeben, mit entsprechend geschultem Personal zu besprechen, wie zufrieden sie mit der Unterstützung der Einrichtung beim Ausdruck ihrer

Sexualität und allen möglichen Auswirkungen darauf sind (Kontinenz, Schmerzen, fehlendeMöglichkeiten).

☐ ☐ ☐

Die Bewohner werden befragt, wie zufrieden sie mit ihrem persönlichen Auftritt und Styling sind, und ihnen wird die Möglichkeit geboten, ihren persönlichen Stil zu besprechen, zu ändern oder anzupassen.

☐ ☐ ☐

Die Bewohner werden gefragt, ob sie mit ihren Möglichkeiten zum geselligen Beisammensein zufrieden sind.

☐ ☐ ☐

Aus den Werbe- oder Marketingmaterialien der Einrichtung geht hervor, dass das Recht der Bewohnerauf sexuellen Ausdruck unterstützt wird (einschließlich Bewohnern, die sich als schwul, lesbisch, bisexuell, transgender oder intersexuell identifizieren).

☐ ☐ ☐

PUNKTZAHL [＿＿＿] / 7

Die Einrichtung bietet Schulungen für unterschiedliche Personalebenen (je nach Bedarf) zufolgenden

Themen an:

	JA	NEIN	MANCHMAL
• Persönlichkeit und Sexualität	☐	☐	☐
•	☐	☐	☐
• Alter, ältere Menschen und Sexualität			
• Die Auswirkungen von Demenz auf den sexuellen Ausdruck	☐	☐	☐
• Sexuelle Gesundheit, einschließlich sexuell übertragbarer Infektionen, Safer Sex und ältere Menschen	☐	☐	☐
• Risikomanagement (physisch/emotional) für Bewohner, die ihre Gefühle zum Ausdruck bringen möchtenSexualität	☐	☐	☐
• Wie man mit Differenzen oder Konflikten zwischen Familien und Bewohnern umgehtWünsche hinsichtlich des sexuellen Ausdrucks	☐	☐	☐
• *Was stellt eine Diskriminierung aufgrund der sexuellen Orientierung dar bzw* Identität	☐	☐	☐
• Probleme im Zusammenhang mit der Einwilligung und Schwierigkeiten bei der Bestimmung der Entscheidungsfähigkeit von Menschen mit Demenz und anderen kognitiven Beeinträchtigungenin Bezug auf den sexuellen Ausdruck	☐	☐	☐
• Ansätze zur Gewährleistung der Privatsphäre und/oder zur Bedeutung der Privatsphäre bei der Unterstützung des sexuellen Ausdrucks	☐	☐	☐
• Die spezifischen Nebenwirkungen bestimmter Medikamente auf den sexuellen Ausdruck.	☐	☐	☐
Die Einrichtung verfügt über Kompetenzstandards, um das Wissen des Personals über bestehendeRichtlinien und Verfahren in Bezug auf sexuellen Ausdruck zu bewerten.	☐	☐	☐
Für leitende Mitarbeiter und das Management gibt es ein Schulungsprogramm, das Strategien und Ressourcen zur Unterstützung bei der Bewältigung von Bedenken der Mitarbeiter im Hinblick auf densexuellen Ausdruck umfasst.	☐	☐	☐
Die Einrichtung verfügt über Richtlinien für das Personal darüber, welcher sexuelle Ausdruck fürBewohner angemessen bzw. unangemessen ist (z. B. Masturbation im privaten Bereich oder Masturbation in der Öffentlichkeit).	☐	☐	☐

FORTSETZUNG…

	JA	NEIN	MANCHMAL
Das Personal ist darin geschult, zwischen dem Ausdruck der Sexualität eines Bewohners und Verhaltensweisen zu unterscheiden, die Ausdruck anderer unerfüllter Bedürfnisse sein können (Schmerz, Hitzegefühl usw.).	☐	☐	☐
Dem Personal werden Richtlinien darüber zur Verfügung gestellt, welches Maß an angemessener und unangemessener Unterstützung es einem Bewohner beim Ausdruck seiner Sexualität bieten kann (z. B.kann es einem Bewohner nicht direkt bei einer sexuellen Handlung helfen).	☐	☐	☐
Den Mitarbeitern werden Schulungen zur Entwicklung von Kommunikationsfähigkeiten angeboten, die ihnendabei helfen, auf Bewohner und Familien zum Thema Sexualität zu reagieren.	☐	☐	☐
Den Mitarbeitern stehen jederzeit schriftliche Informationen zur Verfügung (z. B. Merkblätter, Leitfäden, Schulungsangebote im Internet/Intranet, Internetlinks), die sie im Umgang mit dem sexuellen Ausdruck der Bewohner unterstützen.	☐	☐	☐
Den Mitarbeitern werden Zusammenfassungen der relevanten Gesetze in Bezug auf Privatsphäre,Vormundschaft und Bewohnerrechte im Allgemeinen zur Verfügung gestellt.	☐	☐	☐
Die Einstellung des Personals zum sexuellen Ausdruck der Bewohner wird vor und nach der Schulunggemessen.	☐	☐	☐
Die Einrichtung verfügt über Kompetenzstandards für Mitarbeiter, die qualifiziert sind, Gesprächeüber Sexualität zu führen und Informationen darüber zu sammeln.	☐	☐	☐
Die Einrichtung verfügt über Kompetenzstandards zur Bewertung der Leistung des Personalsbei der Achtung des Rechts der Bewohner auf sexuellen Ausdruck.	☐	☐	☐

PUNKTZAHL ___ / 21

	JA	NEIN	MANCHMAL
Die Bewohner werden darüber informiert, an welche Mitarbeiter sie sich wenden können/sollten, um Aspekte ihres sexuellen Ausdrucks zu besprechen.	☐	☐	☐
Die Einrichtung verfügt über einen speziell geschulten Mitarbeiter, der die Bewohner in Bezug auf den sexuellen Ausdruck auf eine Weise unterstützen kann, die sie verstehen und an ihre individuellen Bedürfnisse anpassen können.	☐	☐	☐

Die Einrichtung stellt den Bewohnern schriftliche Informationen wie Informationsbroschüren, Merkblätter oder Richtlinien in einem für sie verständlichen Format (Großdruck, andere Sprachen als Englisch, vereinfachter Text usw.) zur Verfügung, die Folgendes umfassen:

	JA	NEIN	MANCHMAL
• STIs und sexuelle Gesundheit	☐	☐	☐
• *Was stellt sexuelle Einwilligung dar?*	☐	☐	☐
• Was stellt einen sexuellen Übergriff dar?	☐	☐	☐
• *Was stellt eine Diskriminierung aufgrund der sexuellen Orientierung dar bzw Identität*	☐	☐	☐
• Ihr Recht auf sexuellen Ausdruck.	☐	☐	☐
Auf Wunsch stellt die Einrichtung den Bewohnern mündliche und/oder schriftliche Informationen zu Sexualhilfsmitteln/Gleitmitteln/Kondomen/audiovisuellen Hilfsmitteln zur Verfügung.	☐	☐	☐
Die Einrichtung informiert Bewohner mündlich und schriftlich darüber, an wen sie sich wenden können, wenn sie das Gefühl haben, misshandelt oder diskriminiert worden zu sein.	☐	☐	☐

PUNKTZAHL [ ] / 9

	JA	NEIN	MANCHMAL
Familien werden über das Recht älterer Menschen aufgeklärt, ihre Sexualität auszudrücken.	☐	☐	☐
Die Einrichtung verfügt über geschultes Personal, das Familien dabei unterstützen kann, sich mit dem sexuellen Ausdruck der Bewohner auseinanderzusetzen, und zwar auf eine Art und Weise, die sie verstehenund ihren individuellen Bedürfnissen anpassen können.	☐	☐	☐
Es werden schriftliche Informationen (z. B. Broschüren, Merkblätter, Leitlinien) angeboten, um Familien in einem für sie verständlichen Format über ältere Menschen und den Ausdruck vonSexualität aufzuklären.	☐	☐	☐

PUNKTZAHL [ ] / 3

	JA	NEIN	MANCHMAL
Die Einrichtung bietet den Bewohnern private Räume.	☐	☐	☐
Die Einrichtung bietet den Bewohnern die Möglichkeit, ihre Sexualität in einem sozialen Rahmen auszudrücken (z. B. Tanz, Partys, Cocktailstunde).	☐	☐	☐
Bewohner können sexuell eindeutige Materialien anfordern, die sie in der Privatsphäre ihrer eigenen Zimmer verwenden können (z. B. DVDs, Zeitschriften).	☐	☐	☐
Für Bewohner, die zu zweit wohnen möchten, stehen Doppelzimmer oder Nebenzimmer zur Verfügung.	☐	☐	☐
Für die Bewohner stehen Doppelbetten zur Verfügung.	☐	☐	☐
Für Personen, die sich ein Zimmer teilen, aber kein Paar sind, stehen Datenschutzmaßnahmen zurVerfügung (z. B. Vorhang, Trennwand).	☐	☐	☐

PUNKTZAHL [   ] / 6

	JA	NEIN	MANCHMAL
Wenn der sexuelle Ausdruck eines Bewohners die Rechte anderer beeinträchtigt oder dazu führt, dasssich andere belästigt fühlen, ermittelt die Einrichtung die Ursache der Belästigung und sucht nach Möglichkeiten, um ein erneutes Auftreten zu verhindern.	☐	☐	☐
In der Einrichtung werden zur Kontrolle des sexuellen Ausdrucks keine chemischen oder physischen Mittel eingesetzt, außer in Krisensituationen, in denen die Gefahr einer Schädigung anderer Bewohner oder desPersonals besteht.	☐	☐	☐
Die Einrichtung verfügt über ein individuelles Aktivitätsprogramm, das für Bewohner mit Demenz sinnvoll ist, dieVerhaltensweisen zeigen, die die Rechte anderer beeinträchtigen (z. B. andere Bewohner packen, in der Öffentlichkeit masturbieren).	☐	☐	☐
Geschultes Personal beurteilt Episode für Episode, ob ein Bewohner mit Demenz in sexuelle Intimität einwilligen/einwilligen kann.	☐	☐	☐
Die Mitarbeiter werden anhand ihres Wissens über die aktuelle Gesetzgebung zu sexuellem Missbrauch odermeldepflichtigen Übergriffen beurteilt (Meldepflicht).	☐	☐	☐
Bei den Bewohnern wird eine Risikobewertung durchgeführt, um etwaige Sicherheitsprobleme im Zusammenhang mit sexuellem Ausdruck zu ermitteln (z. B. Sturzrisiko, Schwierigkeiten beim Ein- und Aussteigen, Schmerzen, andere gesundheitliche Probleme).	☐	☐	☐
Das Personal ist darin geschult, Anzeichen dafür zu erkennen, dass ein Bewohner möglicherweise sexuellangegriffen oder missbraucht wurde oder wird.	☐	☐	☐
Das Personal ist in der Lage, Anzeichen unerwünschten sexuellen Kontakts zu erkennen.	☐	☐	☐

PUNKTZAHL ____ / 8

BEWERTUNG UND HILFREICHE RESSOURCEN

0-20 BENÖTIGT EINE

VERBESSERUNG Ihre Einrichtung muss möglicherweise

ihre Richtlinien und Verfahren überdenken, um die Bedürfnisse älterer Menschen in Bezug auf den Ausdruck ihrer Sexualität stärker zu berücksichtigen. Es muss mehr Wert darauf

gelegt werden, die Rechte der Bewohner mit der Fürsorgepflicht in Einklang zu bringen. Mitarbeiter, Bewohner und Familienangehörige benötigen wahrscheinlich

Studienzentren für Demenzausbildung (2013). *Ressource zur Aufklärung über Sexualität und Demenz.* Herunterladen von: http://dtsc.com.au/sexualities-dementia-resource/

Alzheimer Australien (2010). *Hochwertige Demenzpflege, Serie 6: Demenzund Sexualität in Wohneinrichtungen verstehen.*

Herunterladen von:

http://www.fightdementia.org.au/common/files/
NAT/20101001_Nat_QDC_6DemSexuality.pdf

mehr Aufklärung, Informationen und/oder Unterstützung. Möglicherweise möchten Sie dieses Bewertungstool als Leitfaden verwenden

Veränderung der Umgebung, Entwicklung eines Bildungsprogramms für das Personal und/oder Vorbereitung anderer Ressourcen, die das Wissen und die Einstellung zum sexuellen Ausdruck älterer Menschen verbessern können. Es wurde eine Liste hilfreicher Ressourcen bereitgestellt, mit denen Sie die Leistung

Alzheimer Schottland (2011). *Informationsblatt: Sexualität und Demenz.*

Herunterladen von:

http://www.alzscot.org/pages/info/Sexualität.htm

International Longevity Centre, Großbritannien (2011). *Das letzte Tabu: Ein Leitfaden zu Demenz, Sexualität, Intimität und Sexualverhalten*

Ihrer Einrichtung verbessern können – lassen Sie sich nicht entmutigen. *In Pflegeheimen.* Herunterladen von: http://www.ilcuk.org.uk/files/pdf_pdf_184.pdf

21-40 GUT Sie

sind auf dem richtigen Weg, aber es muss noch einiges getan werden, damit die Einrichtung den sexuellen Ausdruck älterer Menschen erfolgreich unterstützen kann.

Richtlinien und Verfahren sowie die physische

Lanark, Leeds & Grenville Long Term Care Working Group (2007). *Ein Best-Practice-Ansatz für Intimität und Sexualität: Ein Praxisleitfaden und Ressourcentools für die Beurteilung und Dokumentation.* Herunterladen

Umgebung müssen die Bedürfnisse und Rechte der Bewohner zum Ausdruck bringen von: http://www.crncc.ca/knowledge/

Ihre Sexualität muss stärker berücksichtigt werden, und die Informations- und Unterstützungsangebote für ältere Menschen und ihre Familien müssen dies widerspiegeln. Die Mitarbeiter benötigen wahrscheinlich mehr Aufklärung zu Themen im Zusammenhang mit Sexualität und sexueller Gesundheit. Die Liste der Ressourcen kann hilfreich sein.

Einrichtung unterstützt den Ausdruck der Sexualität der Bewohner; Es gibt jedoch noch Raum für Verbesserungen.

Möglicherweise müssen Sie den Bildungsumfang

oder das Informationsangebot für Familien und Bewohnererhöhen oder die von Ihnen angebotene Unterstützung muss angepasst werden. Möglicherweise können Sie

41-59 SEHR GUT Ihre

Ihre Richtlinien und Verfahren und/oder die Umgebung so ändern, dass die Rechte der Bewohnerstärker unterstützt werden.

Helpful Resources

60-69 AUSGEZEICHNET

Ihre Einrichtung unterstützt den Ausdruck der Sexualität der Bewohner stark und ist sensibel dafür. Sie verfügen über eine Reihe von Richtlinien und Verfahren, um sicherzustellen, dass Mitarbeiter und Familienangehörige gut über Sexualität informiert sind, Risiken gemanagt werden und die Rechte der

Bewohner geschützt werden. Die Einrichtungsumgebung unterstützt den Ausdruck der Sexualität der Bewohner

Royal College of Nursing, Großbritannien (2011). *Ältere Menschen in Pflegeheimen: Sex, Sexualität und intime Beziehungen (ein RCN-Diskussions- und Leitfadendokument für das Pflegepersonal).*

Herunterladen von: http://www.rcn.org.uk/_data/assets/pdf_file/0011/399323/004136.pdf

Continuing Gerontological Education Cooperative, Kanada (2002). *Intimität, Sexualität und Sexualverhalten bei Demenz: Wie man Praxisrichtlinien und Richtlinien für Langzeitpflegeeinrichtungen entwickelt.*

Herunterladen von:

http://fhs.mcmaster.ca/mcah/cgec/toolkit.pdf

Vancouver Coastal Health Authority (2009). *Unterstützung der sexuellen Gesundheit und Intimität in Pflegeeinrichtungen: Richtlinien zur Unterstützung von Erwachsenen, die in Langzeitpflegeeinrichtungen und Gruppenheimen in British Columbia, Kanada, leben.* Herunterladen von: http://www.vch.ca/media/FcilitiesLicensing_SupportingSexualHealthandIntimacy inCareFacilities2.pdf

und die Prozesse werden die Sexualität wahrscheinlich als vorrangigen Pflegebereich einbeziehen. Halten Mach weiter so!

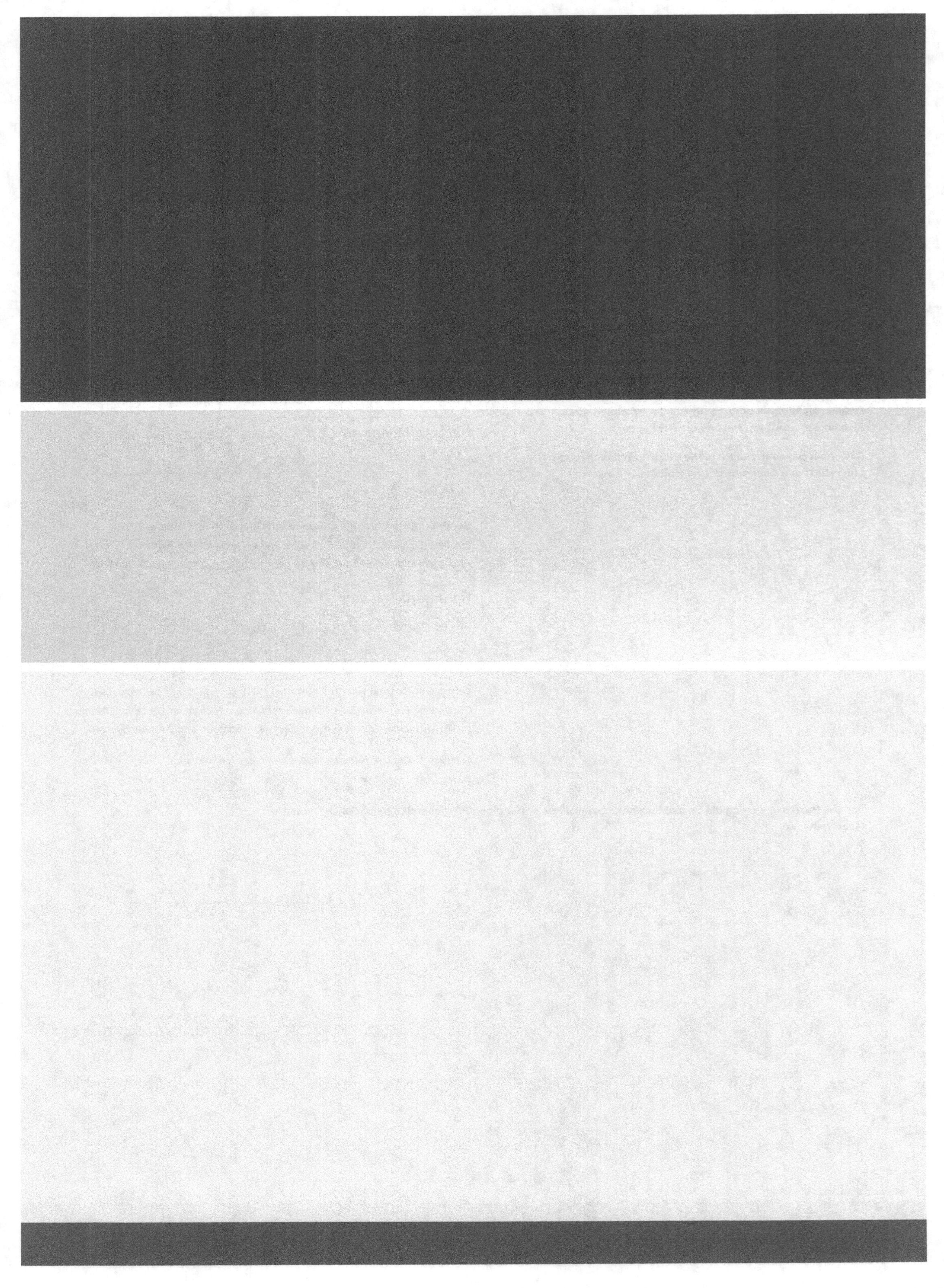

Sexuality Assessment tool (SexAT) Deutsch

Abschnitt 1 – Einrichtungen in den Richtlinien der Institution

Die Einrichtung verfügt über Richtlinien, in denen ausdrücklich Folgendes festgelegt ist:	JA	NEIN	MANCHMAL
Die Organisation erkennt das Recht jedes Bewohners an, seine Sexualität auszudrücken, und unterstützt diesen Ausdruck, solange dadurch nicht die Rechte anderer beeinträchtigt werden.			
Bewohner haben das Recht auf Privatsphäre in Bezug auf ihre Sexualität.			
Die Dokumentation zur Beurteilung und Pflegeplanung umfasst Fragen zu den Wünschen eines Bewohners hinsichtlich persönlicher Erscheinung, Körperpflege und Kleidung.			
Die Dokumentation zur Beurteilung und Pflegeplanung umfasst Fragen dazu, ob ein Bewohner seine Sexualitäts- und Intimitätsbedürfnisse mit entsprechend geschultem Personal besprechen möchte.			
Für Bewohner ohne kognitive Beeinträchtigung werden Informationen und Entscheidungen zum sexuellen Ausdruck vertraulich behandelt und nicht mit Familienangehörigen besprochen, es sei denn, der Bewohner wünscht dies.			
An den Türen der Bewohner sollten Schilder mit der Aufschrift „Bitte nicht stören" angebracht werden (es sei denn, dies ist aus medizinischen Gründen unpraktisch oder unmöglich).			
Das Personal muss anklopfen, bevor es das Zimmer eines Bewohners betritt, und wartet auf die Erlaubnis, bevor es eintreten kann, außer in Situationen, in denen eine reale oder vermutete Gefahr besteht.			
Das Personal darf das Zimmer eines Bewohners nicht betreten, wenn an der Tür ein „Bitte nicht stören"-Schild angebracht ist, außer in Notsituationen (z. B. Feuer, Einbruch, Türklingel, medizinisches Problem).			
Die Verwendung diskriminierender/sexistischer/alters-/homophober Sprache oder Verhaltensweisen durch Mitarbeiter, Familienangehörige, Besucher oder Bewohner ist nicht akzeptabel.			
Das Personal bietet den Bewohnern das gleiche Maß an Unterstützung bei der persönlichen/intimen Hygienepflege im Zusammenhang mit sexuellen Aktivitäten (z. B. Samenreinigung) wie bei anderen Aktivitäten des täglichen Lebens, wie z. B. dem Gang zur Toilette.			
Bewohner, die ihr Recht auf die Nutzung sexueller Hilfsmittel/Geräte/visueller Gegenstände ausüben möchten, werden dabei unterstützt, dies in der Privatsphäre ihrer eigenen Zimmer zu tun.			
Bewohner, die die Dienste einer Sexarbeiterin in Anspruch nehmen möchten (sofern in ihrem Bundesstaat legal), werden dabei unterstützt.			

Es wird eine angemessene Mediation/Beratung/Aufklärung angestrebt, um der Familie zu helfen, die Rechte der Person mit kognitiver Beeinträchtigung in Situationen zu verstehen, in denen die Wünsche der Familie im Widerspruch zu den Wünschen oder Interessen des Bewohners zu stehen scheinen.			
Mitarbeiter, denen der sexuelle Ausdruck eines Bewohners unangenehm ist, erhalten Unterstützung.			
Familienmitglieder, denen der sexuelle Ausdruck eines Bewohners unangenehm ist, werden auf eine für sie verständliche Weise unterstützt.			

Interpunktion		/15

	JA	NEIN	MANCHMAL
Die Einrichtung nutzt ein Tool zur Beurteilung der Sexualität für geschultes Personal, um die Bedürfnisse der Bewohner in Bezug auf den sexuellen Ausdruck zu ermitteln.			
Veränderungen im sexuellen Ausdruck oder Verhaltensweisen, die die Rechte anderer beeinträchtigen (Enthemmung, obszöne Gesten, unerwünschter Kontakt, missbräuchliches Verhalten, Stalking, sexuelle Belästigung usw.) werden dokumentiert und mögliche Gründe untersucht.			
Bewohner haben jederzeit die Möglichkeit, die Auswirkungen von Medikamenten auf ihre Fähigkeit, ihre Sexualität auszudrücken, zu besprechen.			
Bewohner haben die Möglichkeit, mit entsprechend geschultem Personal zu besprechen, wie zufrieden sie mit der Unterstützung der Einrichtung beim Ausdruck ihrer Sexualität und allem, was sie beeinträchtigen könnte (Kontinenz, Schmerzen, mangelnde Möglichkeiten), sind.			
Die Bewohner werden befragt, wie zufrieden sie mit ihrer Präsentation und ihrem persönlichen Stil sind, und ihnen wird die Möglichkeit geboten, ihren persönlichen Stil zu besprechen, zu ändern oder anzupassen.			
Die Bewohner werden gefragt, ob sie mit ihren Möglichkeiten zum geselligen Beisammensein zufrieden sind.			
Aus den Marketing- oder Werbematerialien der Einrichtung geht hervor, dass die sexuellen Ausdrucksrechte der Bewohner (einschließlich Bewohnern, die sich als schwul, lesbisch, bisexuell, transgender oder intersexuell identifizieren) unterstützt werden.			

Interpunktion		/7

Die Einrichtung bietet Schulungen für Mitarbeiter unterschiedlicher Ebenen (je nach Bedarf) zu folgenden Themen an:	JA	NEIN	MANCHMAL
• Persönlichkeit und Sexualität			
• Altern , ältere Menschen und Sexualität			
• Der Einfluss von Demenz auf den sexuellen Ausdruck			
• Sexuelle Gesundheit, einschließlich sexuell übertragbarer Krankheiten, Safer Sex und ältere Menschen			
• Risikomanagement (körperlich und emotional) für Bewohner, die ihre Sexualität ausdrücken möchten			
• Wie man mit Differenzen oder Konflikten zwischen Familienmitgliedern und den Wünschen der Bewohner hinsichtlich des sexuellen Ausdrucks umgeht			
• Was stellt Diskriminierung aufgrund der sexuellen Orientierung oder sexuellen Identität dar?			
• Probleme im Zusammenhang mit der Einwilligung und Schwierigkeiten bei der Bestimmung der Entscheidungsfähigkeit von Menschen mit Demenz und anderen kognitiven Beeinträchtigungen in Bezug auf den sexuellen Ausdruck			
• Ansätze zur Gewährleistung der Privatsphäre und/oder zur Bedeutung der Privatsphäre bei der Unterstützung des sexuellen Ausdrucks			
• Die spezifischen Nebenwirkungen bestimmter Medikamente auf den sexuellen Ausdruck.			
Die Einrichtung verfügt über Kompetenzstandards, um das Wissen des Personals über bestehende Richtlinien und Verfahren zum sexuellen Ausdruck zu bewerten.			
Es gibt ein Schulungsprogramm für Führungskräfte und Führungskräfte, das Strategien und Ressourcen zur Bewältigung von Problemen behandelt, die von Mitarbeitern im Zusammenhang mit sexuellem Ausdruck aufgeworfen werden.			
Die Einrichtung verfügt über Richtlinien für das Personal darüber, welcher sexuelle Ausdruck für Bewohner angemessen oder unangemessen ist (z. B. Masturbation im privaten Bereich vs. Masturbation in der Öffentlichkeit).			
Das Personal ist darin geschult, zwischen dem Ausdruck der Sexualität eines Bewohners und Verhaltensweisen zu unterscheiden, die Ausdruck anderer unerfüllter Bedürfnisse sein können (Schmerz, Wärmeempfinden usw.).			
Für das Personal werden Richtlinien zur angemessenen und unangemessenen Unterstützung bereitgestellt, die es einem Bewohner zum Ausdruck seiner Sexualität anbieten kann (z. B. können Sie einem Bewohner nicht direkt bei einer sexuellen Handlung helfen).			
Den Mitarbeitern werden Schulungen zur Entwicklung von Kommunikationsfähigkeiten angeboten, die ihnen helfen, auf Bewohner und Familien zum Thema Sexualität zu reagieren.			
Den Mitarbeitern stehen jederzeit schriftliche Informationen zur Verfügung (z. B. Informationsblätter, Richtlinien, Internet-/Intranet-Schulungspakete, Internetlinks), die ihnen beim Umgang mit dem sexuellen Ausdruck der Bewohner helfen.			

Die Mitarbeiter erhalten Zusammenfassungen der relevanten Gesetze in Bezug auf Privatsphäre, Vormundschaft und Aufenthaltsrechte im Allgemeinen.

Die Einstellung des Personals zum sexuellen Ausdruck der Bewohner wird vor und nach der Schulung gemessen.

Das Zentrum verfügt über Kompetenzstandards für Mitarbeiter, die qualifiziert sind, Informationen über Sexualität zu diskutieren und zu sammeln.

Die Einrichtung verfügt über Kompetenzstandards zur Bewertung der Leistung des Personals bei der Achtung des Rechts der Bewohner auf sexuellen Ausdruck.

| Interpunktion | | /21 |

	JA	NEIN	MANCHMAL
Die Bewohner werden darüber informiert, an welchen Mitarbeiter sie sich wenden können, um Aspekte ihres sexuellen Ausdrucks zu besprechen.			
Die Einrichtung verfügt über ein ausgewiesenes, geschultes Personal, das die Bewohner in Bezug auf den sexuellen Ausdruck so unterstützen kann, dass sie ihre individuellen Bedürfnisse verstehen und berücksichtigen können.			
Die Einrichtung stellt den Bewohnern schriftliche Informationen wie Informationsbroschüren, Merkblätter oder Richtlinien in einem für sie verständlichen Format (Großdruck, andere Sprachen als Englisch, vereinfachter Text usw.) zur Verfügung, die Folgendes abdecken:			
• Geschlechtskrankheiten und sexuelle Gesundheit			
• Was ist sexuelle Einwilligung?			
• Was ist ein sexueller Übergriff ?			
• Was stellt eine Diskriminierung aufgrund der sexuellen Orientierung oder sexuellen Identität dar?			
• Ihre Rechte in Bezug auf sexuellen Ausdruck			
Auf Wunsch stellt die Einrichtung den Bewohnern mündliche und/oder schriftliche Informationen zu Sexualhilfsmitteln/Gleitmitteln/Kondomen/audiovisuellen Hilfsmitteln zur Verfügung.			
Das Zentrum informiert die Bewohner mündlich und schriftlich darüber, an wen sie sich wenden können, wenn sie das Gefühl haben, misshandelt oder diskriminiert worden zu sein.			

Interpunktion		/9

	JA	NEIN	MANCHMAL
Familien werden über das Recht älterer Menschen aufgeklärt, ihre Sexualität auszudrücken.			
Die Einrichtung verfügt über geschultes Personal, das Familien dabei helfen kann, den sexuellen Ausdruck der Bewohner so zu akzeptieren, dass sie ihre individuellen Bedürfnisse verstehen und berücksichtigen können.			
Es werden schriftliche Informationen (z. B. Broschüren, Merkblätter, Leitlinien) bereitgestellt, um Familien in einem für sie verständlichen Format über ältere Menschen und den Ausdruck von Sexualität aufzuklären.			

Interpunktion		/3

	JA	NEIN	MANCHMAL
Die Einrichtung stellt den Bewohnern private Räume zur Verfügung			
Die Einrichtung bietet den Bewohnern die Möglichkeit, ihre Sexualität in einem sozialen Umfeld auszudrücken (z. B. Tänze, Partys, Cocktailpartys).			
Bewohner können verlangen, dass sexuell eindeutige Materialien in der Privatsphäre ihres eigenen Zimmers verwendet werden (z. B. DVDs , Zeitschriften).			
Für Bewohner, die zu zweit wohnen möchten, stehen Doppelzimmer oder Nebenzimmer zur Verfügung.			
Doppelbetten sind vorhanden			
Für Personen, die sich ein Zimmer teilen, aber kein Paar sind, stehen Datenschutzmaßnahmen zur Verfügung (z. B. Vorhänge, Bildschirme).			

Interpunktion		/6

	JA	NEIN	MANCHMAL
Wenn der sexuelle Ausdruck eines Bewohners die Rechte anderer beeinträchtigt oder anderen das Gefühl gibt, belästigt zu werden, ermittelt die Einrichtung die Ursache der Belästigung und sucht nach Möglichkeiten, um ein erneutes Vorkommen zu verhindern.			
In der Einrichtung werden keine physischen oder chemischen Beschränkungen zur Kontrolle des sexuellen Ausdrucks eingesetzt, außer in Krisensituationen, in denen die Gefahr einer Schädigung anderer Bewohner oder des Personals besteht.			
Die Einrichtung verfügt über ein individuelles Aktivitätsprogramm, das für Bewohner mit Demenz sinnvoll ist, die Verhaltensweisen zeigen, die die Rechte anderer beeinträchtigen (z. B. andere Bewohner packen, in der Öffentlichkeit masturbieren).			
Geschultes Personal beurteilt Episode für Episode, ob ein Bewohner mit Demenz in der Lage ist, einer sexuellen Intimität zuzustimmen.			
Die Mitarbeiter werden auf der Grundlage ihrer Kenntnisse der aktuellen Gesetzgebung in Bezug auf meldepflichtigen sexuellen Missbrauch oder sexuelle Übergriffe beurteilt (Meldepflicht).			
Es wird eine Risikobewertung der Bewohner durchgeführt, um etwaige Sicherheitsbedenken im Zusammenhang mit sexuellem Ausdruck zu ermitteln (z. B. Sturzgefahr, Probleme beim Ein- und Aussteigen, Schmerzen, andere gesundheitliche Bedenken).			
Das Personal ist darin geschult, Anzeichen dafür zu erkennen, dass ein Bewohner möglicherweise sexuell angegriffen oder missbraucht wurde oder wird.			
Das Personal ist darin geschult, Anzeichen unerwünschten sexuellen Kontakts zu erkennen			

Interpunktion		/8

Gesamtpunktzahl		/69

9.2 Anhang Sitzung 2. Richtlinien der Institution

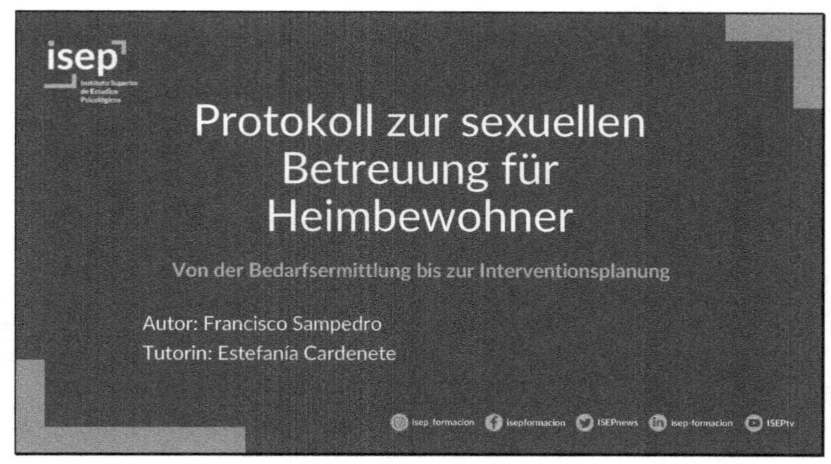

isep
Instituto Superior de Estudios Psicológicos
Protokoll zur sexuellen Betreuung für Heimbewohner
Von der Bedarfsermittlung bis zur Interventionsplanung
Autor: Francisco Sampedro
Tutorin: Estefanía Cardenete
isep_formacion
isepformacion
ISEPnews
isep-formacion
ISEPtv

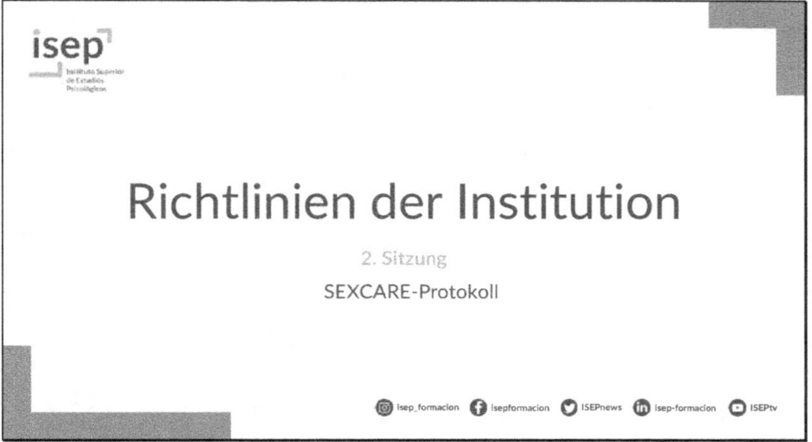

isep
Instituto Superior de Estudios Psicológicos
Richtlinien der Institution
2. Sitzung
SEXCARE-Protokoll
isep_formacion
isepformacion
ISEPnews
isep-formacion
ISEPtv

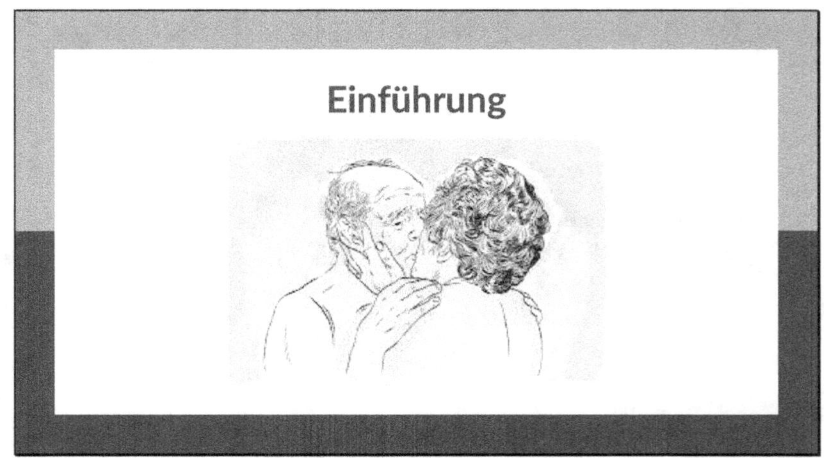

Einführung

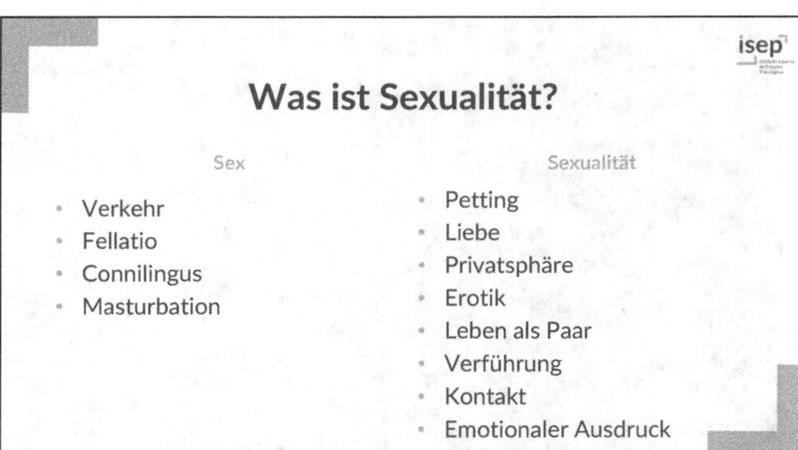

isep

Was ist Sexualität?

Sex
- Verkehr
- Fellatio
- Connilingus
- Masturbation

Sexualität
- Petting
- Liebe
- Privatsphäre
- Erotik
- Leben als Paar
- Verführung
- Kontakt
- Emotionaler Ausdruck

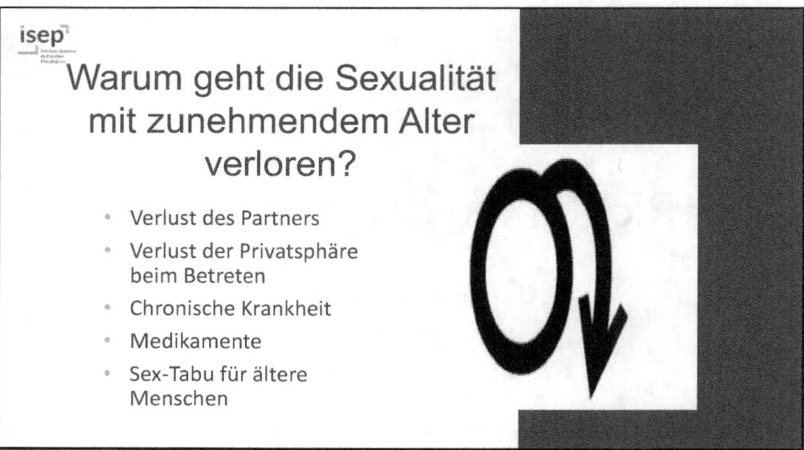

isep

Warum geht die Sexualität
mit zunehmendem Alter
verloren?

- Verlust des Partners
- Verlust der Privatsphäre
  beim Betreten
- Chronische Krankheit
- Medikamente
- Sex-Tabu für ältere
  Menschen

isep

Gründe für die Implementierung eines
Sexualpflegeprotokolls

- Verbessern Sie die allgemeine Gesundheit
- Erhöhen Sie die Benutzerzufriedenheit
- Es ist ein primäres Bedürfnis
- Es ist ein Recht
- Unterscheidungsmerkmal gegenüber der Konkurrenz

SEXCARE-Protokoll

- Bestehen Sie die Skala „Sexuality Assessment Tool".
- Bestimmen Sie die Lücken in
  - Die Institution
  - Die Benutzer
  - das Personal
  - Informationen für Benutzer und ihre Familien
  - Die physische Umgebung
  - Sicherheits- und Risikomanagement
- Planen Sie den Eingriff
- Intervention
- Überwachung und kontinuierliche Schulung

Sexualität als menschliches Bedürfnis

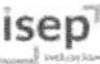

Erklärung der sexuellen Rechte von Valencia (1997)

- Sexualität ist ein grundlegendes und universelles Menschenrecht, das von der gesamten Gesellschaft mit allen Mitteln anerkannt, gefördert, respektiert und verteidigt werden muss
- Sexualität ist ein integraler Bestandteil der Persönlichkeit jedes Menschen.
- Dazu gehört, wie man seine Sexualität lebt und wie man sie ausdrückt.

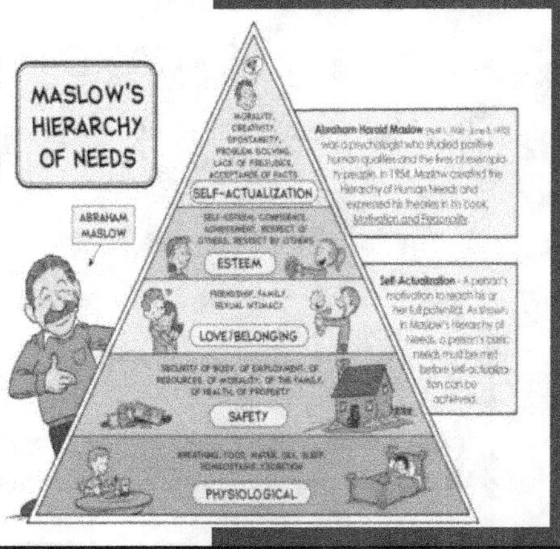

Monika Krohwinkel: 13 AEDL- Aktivitäten und existenzielle Lebenserfahrungen

- 1. Kommunikation
- 2. Bewegung
- 3. Lebenswichtige Funktionen
- 4. Selbstfürsorge
- 5. Essen
- 6. Stuhlgang
- 7. Anziehen
- 8. Ruhe und Schlaf

- 9. Beschäftigt
- 10. Sich wie ein Mann oder eine Frau fühlen → Das Thema Sexualität passt in AEDL 10
- 11. Sorgen Sie für eine sichere Umgebung
- 12. Sorgen Sie für die sozialen Aspekte des Lebens
- 13. Bewältigen Sie existenzielle Lebenserfahrungen

Sexuelle Aktivität und sexuelles Verlangen bei älteren Menschen

- Sexuelle Aktivität von Menschen über 60
  - Mit einem Partner ⟹ 64 %
  - Ohne Partner ⟹ 7 %
  - Männer ⟹ 49,3 %
  - Frauen ⟹ 20 %

- Wunsch nach Zuneigung ⟹ 98,2 %
- Sexuelles Verlangen von Menschen + 60
  - Männer mit Partner ⟹ 85 %
  - Männer ohne Partner ⟹ 64 %
  - Frauen mit Partner ⟹ 82 %
  - Frauen ohne Partner ⟹ 60 %

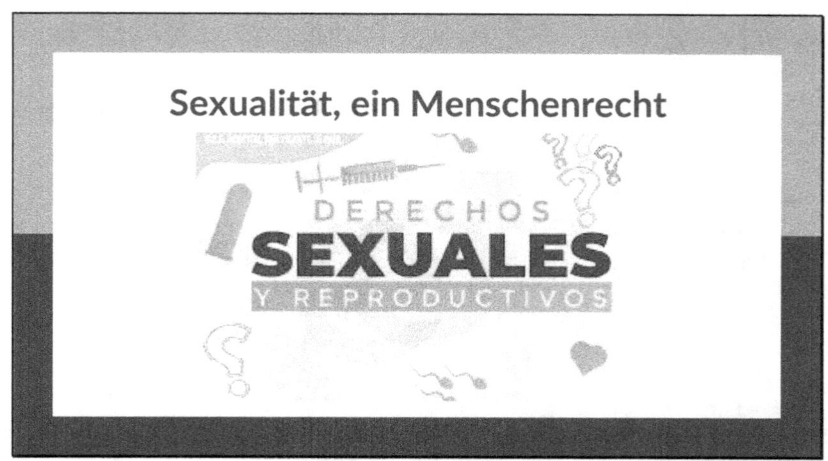

Allgemeine Erklärung der sexuellen Rechte XIII. Weltkongress für Sexologie (1997) Valencia

isep

- Auf einen bestmöglichen Standard sexueller Gesundheit
- Einschließlich des Zugangs zu sexueller und reproduktiver Gesundheitsversorgung; Informationen zu Sexualität zu suchen, zu erhalten und zu verbreiten
- Auf sexuelle Aufklärung
- Auf Respekt gegenüber der körperlichen Unversehrtheit

- Auf freie Partnerwahl
- Zu entscheiden, ob er sexuell aktiv sein will oder nicht
- Auf einvernehmliche sexuelle Beziehungen
- Auf einvernehmliche Eheschließung
- Zu entscheiden, ob und wann er Kinder haben will
- Ein befriedigendes, sicheres und lustvolles Sexualleben anzustreben

---

isep

Weltgesundheitsorganisation

- Sexuelle Gesundheit ist ein grundlegender Aspekt für Gesundheit und Wohlbefinden
- Anforderungen
  - Positiver und respektvoller Umgang
  - Angenehme und sichere sexuelle Erlebnisse
  - Frei von Zwang, Diskriminierung und Gewalt
- Sexuelle Gesundheit hängt davon ab
  - Zugang zu Informationen über Sexualität
  - Kenntnis der Risiken ungeschützter sexueller Aktivität
  - Zugang zur Gesundheitsversorgung
  - Eine Umgebung, die die sexuelle Gesundheit bestätigt und fördert

Ethik und Sexualität

- Prinzip der Autonomie →
  - Selbstbestimmung Ihrer sexuellen Vorlieben und Rechte
  - Recht auf Privatsphäre

- Wohltätigkeitsprinzip →
  - Menschen können die Intimität, das Vergnügen und die positiven Emotionen genießen, die mit der sexuellen Erfahrung verbunden sind

- Grundsatz der Nichtschädigung →
  - Verhindern Sie, dass die Person Risiken im Zusammenhang mit Sexualität, Krankheiten und Missbrauch ausgesetzt wird

- Prinzip der Gerechtigkeit →
  - Untersuchen Sie sorgfältig jeden Eingriff, der eine Einschränkung der sexuellen Aktivität beinhaltet

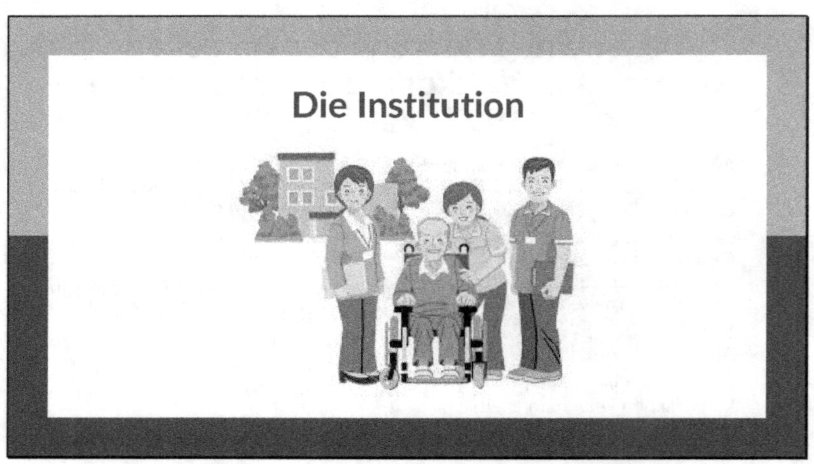

Die Institution

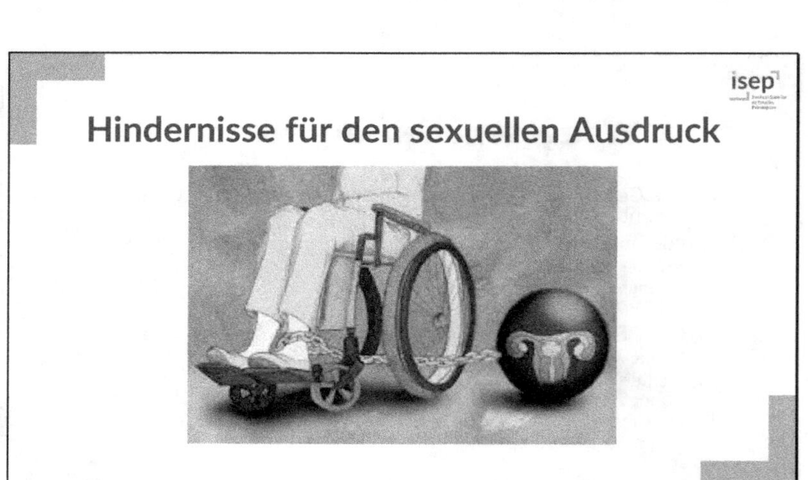

Hindernisse für den sexuellen Ausdruck

Physische Umgebung

- Gemeinschaftsräume mit wenig Raum für Privatsphäre
- Schneller Zugang zu Räumen durch Profis
- Politik der offenen Tür
- Gemeinsame Schlafzimmer

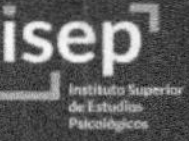

„Obwohl die formelle Anerkennung sexueller Rechte und Vielfalt die Norm zu sein scheint, sind explizite Richtlinien noch nicht weit verbreitet"
Feliciano Villar et al. (2019)

Pflegephilosophie basierend auf Mangel

- Als Fachkraft gilt die Person, die weiß, was der Bewohner braucht und wie er diese befriedigen kann.
- Bewohner sind Menschen mit Mängeln und Bedürfnissen, die gepflegt werden müssen
- Wenig Raum für die Beteiligung des Bewohners an seiner Pflege
- Die zu berücksichtigenden Dimensionen sind Gesundheit, funktionelle Autonomie und körperliche Erscheinung, Sexualität jedoch nicht
- Sexuelle Äußerungen werden als problematisch angesehen

Die Haltung von Profis

- Eine einheitliche Antwort gibt es nicht, da sie ihre eigene Einstellung zur Sexualität haben.
- Die Arbeitsbedingungen erschweren den Aufbau eines Vertrauensverhältnisses zwischen Personal und Bewohnern
- Sie wissen nicht, wie sie sich angesichts sexueller Äußerungen verhalten sollen
- Paternalistische, herablassende oder spöttische Haltung
- Sie teilen die sexuellen Beziehungen, die sie beobachtet haben, mit ihren Kollegen und verletzen damit die Privatsphäre der Patienten.

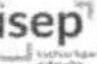

Die Bewohner

- Chronische Krankheiten, die die Sexualität erschweren
- Polypharmazie mit hemmender Wirkung auf das sexuelle Verlangen
- Die Mehrheit sind Frauen, daher ist es schwierig, einen Partner zu finden.
- Sie sind Witwen und verzichten aus Treue zu ihrem Verstorbenen auf die Sexualität
- Restriktive Kultur mit Sexualität

Soziale Kontrolle durch die Peer-Gruppe

- Konservative Einstellungen zur Sexualität aufgrund mangelnder Bildung
- Intensivere negative Einstellungen gegenüber der Sexualität von Frauen und Minderheitengruppen
- Negative Einstellung gegenüber der Sexualität älterer Menschen

Die Angehörige

- Wenn Ihr Familienmitglied verwitwet ist, könnte es den Beginn der Beziehung als Verrat betrachten
- Sie betrachten ihren zugelassenen Angehörigen als unfähig und empfinden ihre sexuellen Wünsche als ein weiteres Symptom ihrer Unfähigkeit.
- Familienmitglieder erhalten die Macht, Entscheidungen über sich selbst zu treffen.
- Fachleute informieren Angehörige in der Regel über sexuelle Situationen, an denen ihre Verwandten beteiligt sind und deren Privatsphäre verletzen.
- Aus Angst vor Reaktionen verheimlichen Fachkräfte die sexuellen Wünsche der Bewohner vor ihren Familien. Sie sollten unterscheiden zwischen:

  - Menschen ohne Demenz ⟶ Zustimmung des Bewohners erforderlich
  - Menschen mit Demenz ⟶ Familienangehörige müssen informiert werden

---

Die Bewohner

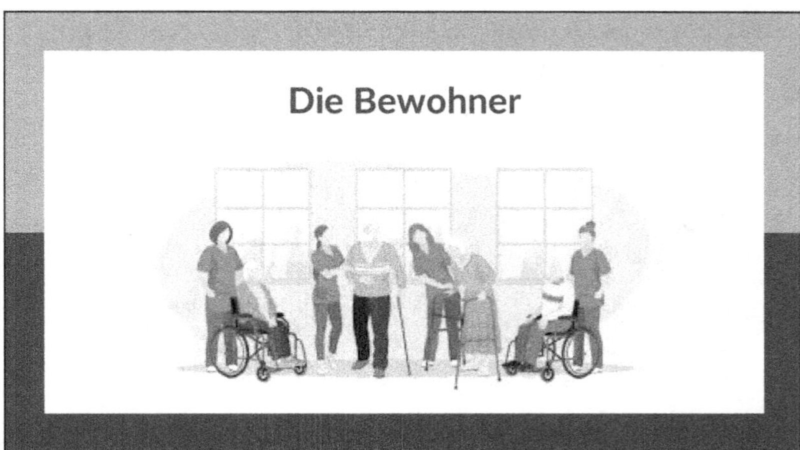

Sexualität und Gesundheit

- Edison de Sousa Júnior et al. (2021)
  - Statistischer Zusammenhang zwischen Sexualität und Lebensqualität bei älteren Menschen
  - Die Stimulierung der Sexualität als Strategie zur Förderung von Gesundheit und aktivem Altern

Geschlechtertheorie

Sex	• Biologische Unterschiede • Mann oder Frau
Geschlecht	• Soziokulturelle Konstruktionen basierend auf biologischen Unterschieden
Geschlechtsidentität	• Erfahrungen, die jeder Mensch seines Geschlechts hat • Passt möglicherweise nicht zu Ihrem biologischen Geschlecht
Sexuelle Orientierung	• Zu welchem Geschlecht fühlst du dich hingezogen? • Zum anderen Geschlecht, zum gleichen Geschlecht, zu beiden Geschlechtern oder zu keinem Geschlecht

Chronische Krankheit und geringes sexuelles Verlangen

- Diabetes
- Herzpathologie
- Depression
- Arteriosklerose
  - Verstopfte Arterien
    - Koronar ⟶ infarkt
    - Karotis ⟶ Schlaganfall
    - Penis ⟶ Impotenz
  - Erektile Dysfunktion ⟶ Diabetes ist eine der Ursachen

- Herzinfarkt
  - Furcht
    - Ärzte verschreiben wenig erregende Aktivität
    - Angst vor dem plötzlichen Tod
    - Angst, nicht das zu erreichen, was vorher war
  - Nur 06 % der plötzlichen Todesfälle ereigneten sich beim Geschlechtsverkehr

Medikamente, die das sexuelle Verlangen beeinflussen

- Statine und Fibrate ⟶ Cholesterin
- Antihypertensiva ⟶ Hypertonie
- Antidepressiva ⟶ Depression
- Antipsychotika ⟶ Psychiatrische Pathologien
- Benzodiazepinen ⟶ Angst
- H2-Blocker ⟶ Magen-Darm-Erkrankungen
- Antikonvulsiva ⟶ Epilepsie

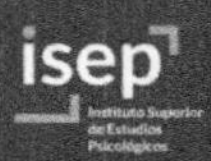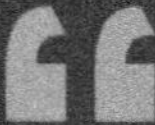

Faktoren, die die sexuelle Aktivität älterer Menschen beeinflussen

isep

Voraussetzungen, um im Alter ein Sexualleben zu genießen

- Seien Sie bei einigermaßen guter Gesundheit

- Interessieren Sie sich für Sexualität

- Haben Sie einen Partner, den Sie interessant finden

isep

Erotik im Alter

- Erotik ⟶ Erfahrungen, die als sexuell identifiziert werden und mit dem angenehmen Verhalten persönlicher, lebendiger körperlicher Erfahrungen und der Interaktion mit anderen identifiziert werden

- Die wichtigste erogene Zone ⟶ sind die Genitalien

- sexuelle Aktivität ⟶ 57,3 % Frauen / 70 % Männer

- Häufigkeit ⟶ Zweiwöchentliche

isep

Art und Weise, Sexualität für ältere Menschen auszudrücken und zu spüren

- Größere Vielfalt als zwischen Jugendlichen und Erwachsenen
- Das erste Bedürfnis besteht darin, sich sicher und geschätzt zu fühlen

⤷ Wenn Sie niemanden haben ⟶ emotionale Einsamkeit

- Sie benötigen ein Netzwerk sozialer Beziehungen
- Sexuelle Bedürfnisse: Streicheln, Küssen, Umarmen, Erregung, Sex

⤷ Mit zunehmendem Alter ändert sich das Bedürfnis, geliebt zu werden, nicht

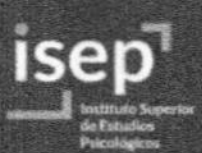

isep
Instituto Superior
de Estudios
Psicológicos
„Die Kultur, in der wir leben, ist sexphob und
Sexualität wird als gefährlich, abscheulich und
schmutzig angesehen. „Ältere Menschen
wurden darin sozialisiert und unsere Mission
ist es, ihnen zu helfen, sich von diesen Mythen
und falschen Überzeugungen zu befreien."
F. López-Sanchez (2005)

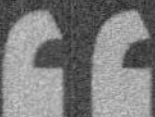

isep
**Nach Angaben des Gesundheitspersonals
die häufigsten sexuellen Verhaltensweisen
in Pflegeheimen**

- Küsse
- Umarmungen
- Masturbation
- Unangemessenes sexuelles Verhalten (Exhibitionismus) 39 %
- Berühren von Profis 27 %

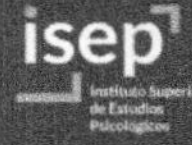

isep
Instituto Superior
de Estudios
Psicológicos
„Obwohl die formelle Anerkennung
sexueller Rechte und Vielfalt die
Norm zu sein scheint, sind explizite
Richtlinien noch nicht weit
verbreitet"
Feliciano Villar et al. (2019)

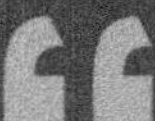

Wie ältere Menschen ihre eigene Sexualität leben und betrachten

isep

- Große Relevanz von Sex und Sexualität im Alter
- Hoher individueller Charakter der Sexualität
- Hohe Vielfalt im Ausdruck Ihrer Sexualität
  - Vorstellung
  - Outfit
  - Privatsphäre
  - Du streichelst
  - Küsse
  - sexuelle Beziehungen
- Negative Einstellungen gegenüber
  - Explizit sexuelles Verhalten
  - Homosexualität

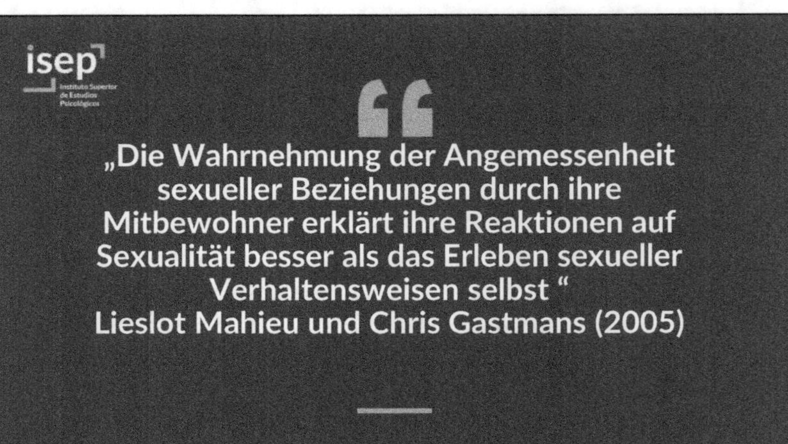

Wie Bewohner ihre sexuellen Bedürfnisse befriedigen

isep

1. Interaktionen mit Berufstätigen (39 %)
   a. Berührende Profis (19,5 %)
   b. Schauen Sie sich die sexuellen Eigenschaften von Arbeitnehmern an (9,7 %)
   c. Bitten Sie Arbeitnehmer um sexuelle Stimulation (7 %).
   d. Vorstellungen sexueller Natur bei Fachleuten (2,7 %)
2. Autoerotik (15 %)
   a. Porno- und Erotikfilme (7 %)
   b. Masturbation (5,5 %)
   c. Sexuelle Stimulationswerkzeuge (2,7 %)
3. Sexualität mit einem Partner (46 %)
   a. Honig (15%)
   b. Treffen Sie einen Partner (12,5 %)
   c. Sexuelle Beziehungen (8,3 %)
   d. Prostituierte (4 %)
   e. Promiskuität (2,7 %)
   f. Exhibitionismus (2,7 %)

Fachkräfte, die sich um Heimbewohner kümmern

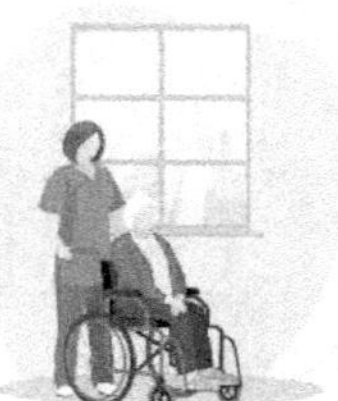

Meinungen und Einstellungen von Fachleuten zur Sexualität älterer Menschen

isep

- Die Hälfte akzeptiert die Regulierung der Sexualität in Wohnheimen, die andere Hälfte hält sie für unnötig oder schädlich
- Assoziation von Regulierung und Verbot
- Assoziation von Sexualität mit Geschlechtsverkehr
- Negative Reaktionen auf Sexualität überwiegen
- Sehr begrenzter Wissensstand zu diesem Thema
- Mangel an standardisierter Reaktion
- Die Hälfte der Berufstätigen fühlt sich sexuell belästigt
- Zeitmangel zur Befriedigung sexueller Bedürfnisse

Tabu

isep

- Negative Einstellung zur Sexualität bei älteren Menschen
  - Falscher Zusammenhang zwischen Sexualität und Fortpflanzung
  - Vorurteil, dass alt gleich krank ist
- Sowohl für den Facharzt als auch für den Assistenzarzt ist es unangenehm, über Sexualität zu sprechen.
- Gesellschaftlicher Druck gegen Sexualität aufgrund der Überzeugung, dass Sex im Alter nicht existiert
- Die heutige Generation der Bewohner hat gelernt, dass Sex schmutzig und sündhaft ist und nur zu Fortpflanzungszwecken erlaubt ist.
- Nicht-genitale sexuelle Äußerungen wie Streicheln werden akzeptiert

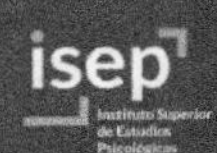
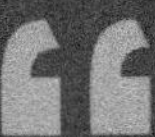

„In der heutigen Gesellschaft wird das Thema Sexualität im Alter tendenziell abgelehnt, ignoriert oder lächerlich gemacht, auch wenn die Menschen das Alter bei besserer Gesundheit erreichen und länger leben."
Ignacio González Labrador (2002)

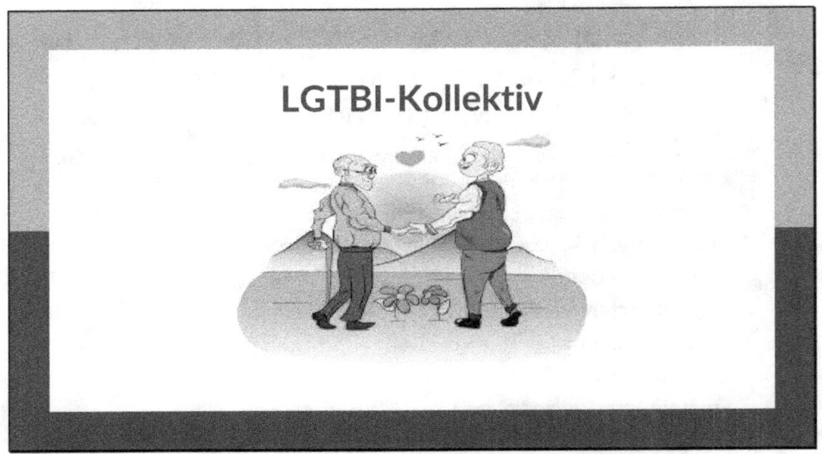

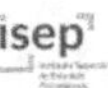

LGBTBI-Menschen in Pflegeheimen

- Sie werden doppelt diskriminiert
  - Aufgrund ihres Alters sind sie von der Sexualität ausgeschlossen
  - Sie fühlen sich gezwungen, ihre sexuelle Orientierung zu verbergen
- Pflegeheime sind homophobe Umgebungen
- Ältere Menschen lehnen Homosexualität aufgrund ihrer Bildung ab
  - Von der Kirche nicht akzeptiert, sündig
  - Für die Wissenschaft war es eine psychische Störung
  - Vom Staat nicht akzeptiert, vom Gesetz verfolgt

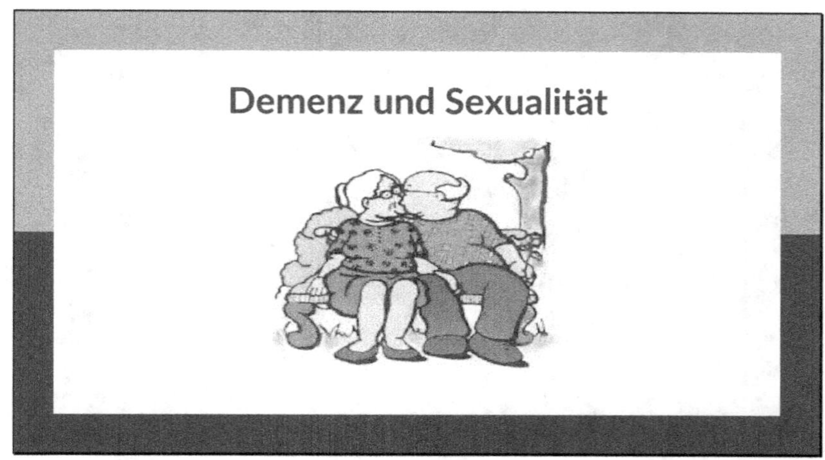

Faktoren, die die sexuelle Aktivität älterer Menschen beeinflussen

- Das Fehlen eines Partners
- Die Monotonie der Beziehungen
- Kommunikationsprobleme
- Körperliche Gesundheitsprobleme
- Geschichte des Sexuallebens
- Wohnverhältnisse
- Fehlende Privatsphäre

- Die Haltung von Profis
- Polypharmazie
- Geringe Selbstachtung
- Erektile Dysfunktion bei Männern
- Dyspareunie für Frauen

Unangemessenes sexuelles Verhalten

- Es handelt sich um verbale oder körperliche Handlungen sexueller Natur
- Folge der sexuellen Aktivierung des Demenzkranken
- Sie sind unangemessen, wenn sie in unangemessenen sozialen Kontexten auftreten
- Sie können die Form einer Aufforderung, eines Verhaltens oder des Versuchs, Körperkontakt aufrechtzuerhalten, annehmen.

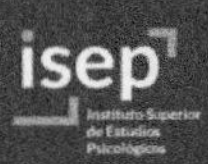
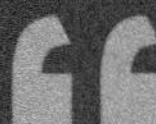

Ursachen für unangemessenes Sexualverhalten

- Ursachen
  - Veränderung der neuronalen Schaltkreise, die das sexuelle Verlangen regulieren
  - Konsum psychoaktiver Substanzen
  - Psychosoziale Faktoren wie Gefühle der Einsamkeit, Angst, Unruhe…
  - Falsche Interpretation von Situationen aufgrund kognitiver Beeinträchtigung
  - Mangel an Sexualpartner
  - Mangelnde oder übermäßige Stimulation durch die Umwelt (siehe erotisch aufgeladenes Material)

Ursachen für unangemessenes Sexualverhalten

- Ursachen
  - Veränderung der neuronalen Schaltkreise, die das sexuelle Verlangen regulieren
  - Konsum psychoaktiver Substanzen
  - Psychosoziale Faktoren wie Gefühle der Einsamkeit, Angst, Unruhe…
  - Falsche Interpretation von Situationen aufgrund kognitiver Beeinträchtigung
  - Mangel an Sexualpartner
  - Mangelnde oder übermäßige Stimulation durch die Umwelt (siehe erotisch aufgeladenes Material)

Maßnahmen bei unangemessenem Sexualverhalten

- Beziehen Sie die sexuelle Vorgeschichte in die Biografie des Patienten ein
- Pharmakologische Intervention nur zu Beginn und bei Risiken für die Gesundheit des Betroffenen
- Erklären Sie der Person, warum ihr Verhalten unangemessen ist
- Reagieren Sie auf die Ursache unangemessenen Sexualverhaltens, indem Sie beispielsweise die Intensität der Stimulation erhöhen, wenn der Verdacht besteht, dass Langeweile dahintersteckt, oder indem Sie die für die Körperpflege zuständige Pflegekraft austauschen, wenn der Verdacht besteht, dass der Patient ihn mit seinem verwechselt Partner.
- Reagieren Sie auf die Folgen unangemessenen sexuellen Verhaltens. Wenn der Verdacht besteht, dass sie durch die dadurch erzeugte Aufmerksamkeit aufrechterhalten werden, ignorieren Sie sie
- Das Ziel besteht nicht darin, das Sexualverhalten des Patienten zu beseitigen, sondern dies am richtigen Ort und zur richtigen Zeit zu tun.

Sexassistent

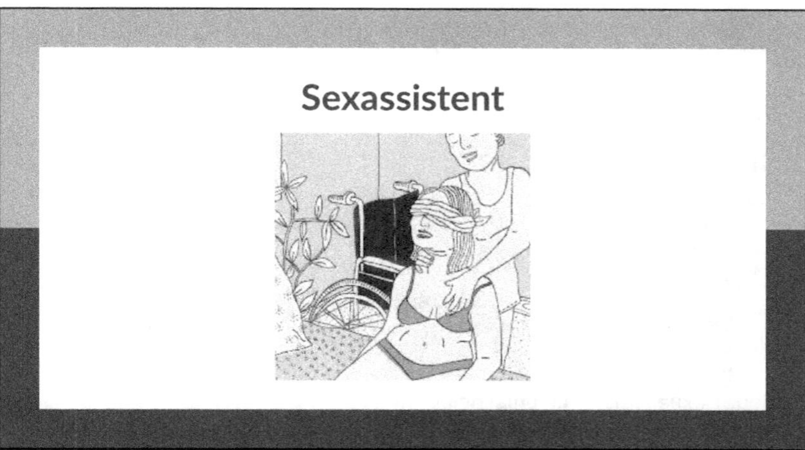

Wer sind die Sexualassistenten?

- Menschen, die sich um die sexuellen Bedürfnisse von Menschen kümmern, die sich selbst nicht darum kümmern können
- Die Ursachen sind:
    - körperliche Verschlechterung
    - Psychische Verschlechterung
    - Verlust Ihres festen Partners
- Motivation von Sexualassistenten
    - Altruistisch 75 %
    - Monetär 25 %
- Der häufigste Beruf ist der der Massage und Pflege
- Das Alter der Sexarbeiterinnen liegt zwischen 30 und 60 Jahren.

Aktiver Sexualassistent

- Bezahlte sexuelle Dienstleistung für Menschen mit Behinderungen
- Aktivitäten
  - sexuelle Beratung
  - erotische Massagen
  - Zusammen nackt sein
  - sich gegenseitig berühren
  - Leite die Person, damit sie sich selbst befriedigen kann
  - Oralsex
  - Verkehr
- Jede Sexualassistentin entscheidet frei, welche Leistungen sie anbietet.

Arten von Sexualassistenten

Vermögenswert

- Bezahlte sexuelle Dienstleistung für Menschen mit Behinderungen
- Aktivitäten
  - sexuelle Beratung
  - erotische Massagen
  - Zusammen nackt sein
  - sich gegenseitig berühren
  - Leite die Person, damit sie sich selbst befriedigen kann
  - Oralsex
  - Verkehr
- Jede Sexualassistentin entscheidet frei, welche Leistungen sie anbietet.

Passiv

- Bietet Menschen mit Behinderungen die Möglichkeit, ihre sexuellen Bedürfnisse zu befriedigen
- Aktivitäten
  - sexuelle Beratung
  - Sexualpädagogik
  - Sexualtraining
  - Organisation von
    - Sex-Tools
    - sexuelle Dienstleistungen

Suchende sexuelle Hilfe

- Menschen, die aufgrund einer körperlichen oder geistigen Behinderung nicht mehr in der Lage sind, sich sexuell zu befriedigen.
- Ältere Menschen, die mit der Selbstzufriedenheit nicht ganz zufrieden sind und sich den innigen Kontakt mit anderen Menschen wünschen
- Menschen, die aufgrund einer Erkrankung oder einer Amputation der Genitalien keinen Geschlechtsverkehr mehr haben können und Sexualität anders erleben müssen, benötigen die Sicherheit und das Vertrauen, die eine Sexualassistentin bietet, da sie ausschließlich mit diesen Patienten arbeiten.
- Menschen mit Demenz und ungezügelter Wut, die ihre Behandlung in Einrichtungen erschweren

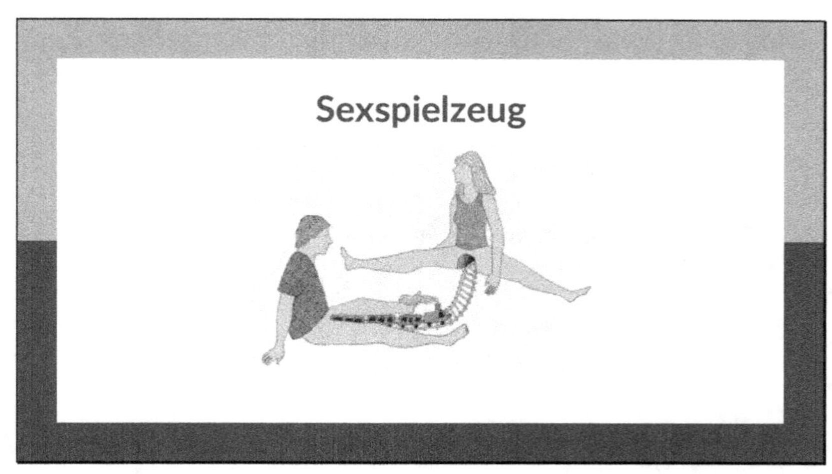

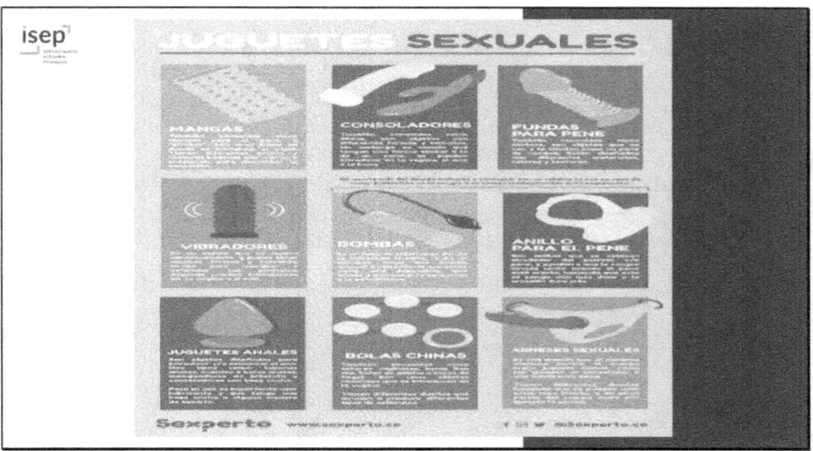

Ärmel

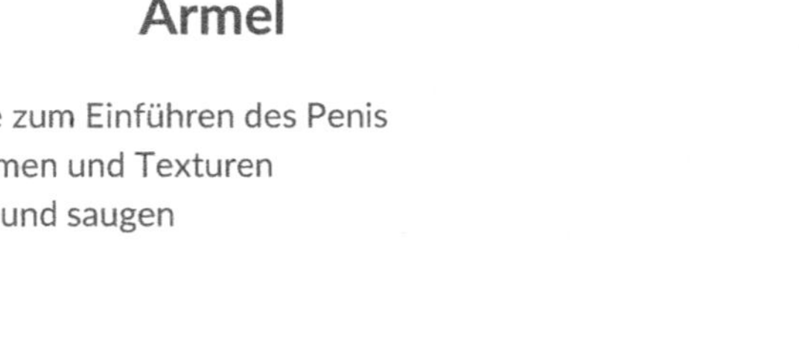

- Weiche Schläuche zum Einführen des Penis
- Verschiedene Formen und Texturen
- Manche vibrieren und saugen

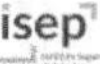

Dildos

- Sie werden in die Vagina, den Anus oder den Mund eingeführt
- Viele Formen und Größen, meist jedoch Penisform
- Sie können gebogen werden, um den G-Punkt oder die Prostata zu stimulieren

Penishüllen

- Sie sehen aus und fühlen sich an wie ein echter Penis
- Bei manchen ist es möglich, im Stehen mit ihnen zu urinieren.
- Sie werden von Transgender-Personen verwendet, um ihnen zu helfen, ihre Geschlechtsidentität auszudrücken.

Vibratoren

- Objekte unterschiedlicher Form, die vibrieren, um die Genitalien zu stimulieren
- Sie dienen der Anregung
  - Vulva
  - Vagina
  - Penis
  - Hodensack
  - Hoden
  - Brustwarzen
  - Jahr
- Sie können sowohl zum Einstecken als auch zur Verwendung im Außenbereich verwendet werden.

isep

Bombe der Leere

- Gegenstand ähnlich einem Staubsauger, der über eine manuell oder batteriebetriebene Pumpe verfügt
- Sie werden zum Saugen verwendet
  - Penis
  - Klitoris
  - Vulva
  - Brustwarzen
- Penispumpen können helfen, eine Erektion zu erreichen
- Sie helfen bei der Behandlung der erektilen Dysfunktion

isep

Penisringe

- Sie werden um den Penis oder Hodensack gelegt
- Sie helfen, die Erektion zu verlängern, indem sie das Blut im Inneren zurückhalten
- Einige haben eingebaute Vibratoren
- Tragen Sie sie nicht länger als 10 bis 30 Minuten und entfernen Sie sie sofort, wenn Sie Beschwerden verspüren.
- Nicht empfohlen, wenn Sie gerinnungshemmende Medikamente einnehmen

isep

Analspielzeug

- Zum Einführen in den Anus
- Jungs
  - Analplugs
  - Analkugeln oder Analkugeln
  - Prostata-Massagegeräte
- Mit Gleitmitteln verwenden

Chinesische Bälle

- Dabei handelt es sich um runde Gegenstände, die in die Vagina eingeführt werden.
- Durchführung von Kegel-Übungen zur Straffung und Stärkung der Beckenmuskulatur
- Manche sind schwer und hohl, manche rollen und hüpfen in der Vagina.

Sexuelle Geschirre

- Dabei handelt es sich um ein Kleidungsstück ähnlich einem Slip oder Höschen, das über eine Hülle verfügt, um einen Penis-Dildo im Allgemeinen oder ein anderes Sexspielzeug zu halten.
- Es ist im Allgemeinen für die Anwendung am Schambein gedacht, es gibt jedoch auch einige für andere Körperteile, wie zum Beispiel die Oberschenkel.

Kegel-Übungen

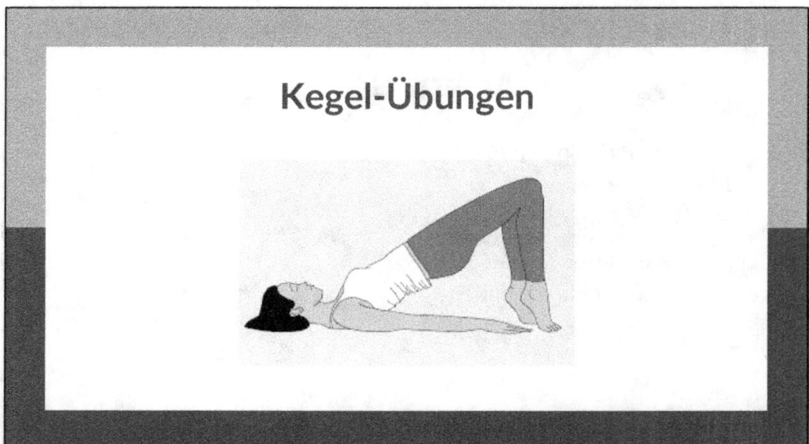

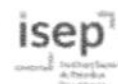

Definition

- Dies sind einfache Übungen, die zur Behandlung von Blasenkontrollproblemen und zur Verbesserung der Darmkontrolle durchgeführt werden können.
- Sie müssen regelmäßig durchgeführt werden und die Ergebnisse sind innerhalb weniger Wochen sichtbar.
- Sie sollten mit leerer Blase durchgeführt werden, da sonst die Muskulatur geschwächt würde.

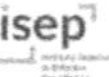

Kegelübungen für Männer

- Spannen Sie Ihre Beckenbodenmuskulatur an, halten Sie die Kontraktion drei Sekunden lang und entspannen Sie sich dann drei Sekunden lang
- Halten Sie beim Wasserlassen für einige Sekunden an und setzen Sie das Urinieren fort. Wiederholen Sie es etwa dreimal
- Drücken Sie beim Wasserlassen so lange, bis der letzte Tropfen herauskommt.

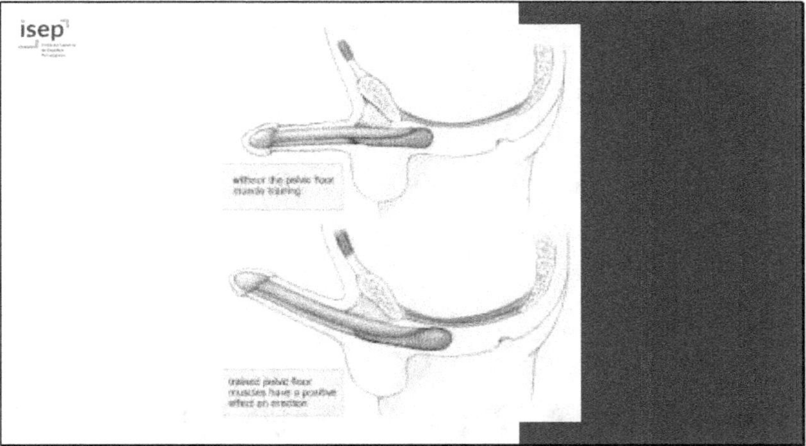

Kegelübungen für Frauen

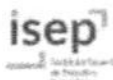

- Stellen Sie sicher, dass die Blase leer ist
- Setzen oder legen Sie sich hin
- Spannen Sie Ihre Beckenbodenmuskulatur 3 bis 5 Sekunden lang an
- Entspannen Sie Ihre Muskeln 3 bis 5 Sekunden lang
- 3-mal täglich 10-mal wiederholen

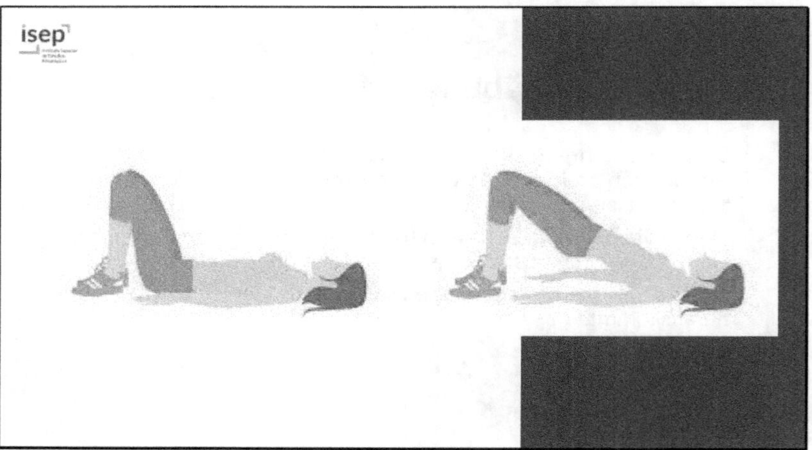

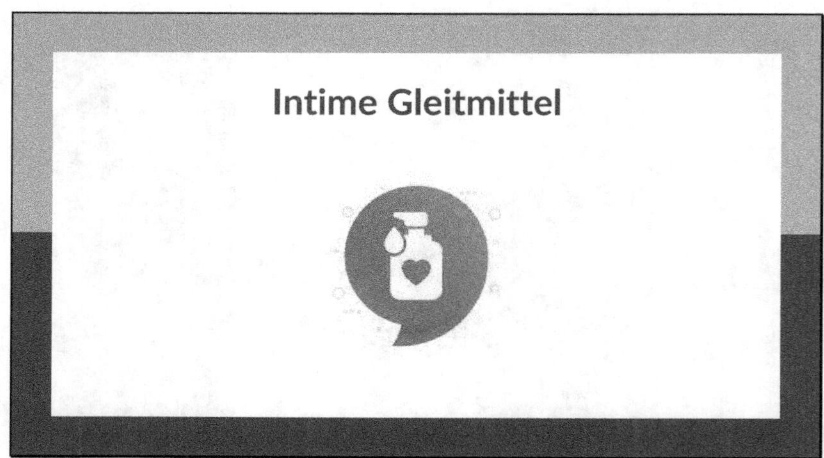

isep

Wozu dienen Intimgleitmittel?

- Sie reduzieren die Reibung an den Genitalien oder dem Anus beim Geschlechtsverkehr
- Sie sind Verbündete zum Vergnügen beider Mitglieder des Paares.
- Übermäßige Trockenheit erhöht das Risiko von Infektionen, Reizungen und schmerzhaften Beziehungen

isep

Arten von Intimschmiermitteln

- Gleitmittel auf Wasserbasis
  - Reduzieren Sie vaginale Trockenheit
  - Sie beschädigen das Kondom nicht
  - Sie hinterlassen keine Flecken auf der Kleidung
  - Kürzere Dauer
- Schmiermittel auf Ölbasis
  - Längere Dauer
  - Sie beschädigen das Kondom
  - Sie beflecken Kleidung

- Gleitmittel auf Silikonbasis
  - Für Anal- oder Wassersex
  - Nicht mit Sexspielzeugen verwenden, da diese dadurch beschädigt werden.
- Andere Arten von Gelen
  - Thermal
  - Stimulanzien
  - mit Pheromonen
  - Ökologisch

isep

Arten von Intimschmiermitteln

- Gleitmittel auf Wasserbasis
  - Reduzieren Sie vaginale Trockenheit
  - Sie beschädigen das Kondom nicht
  - Sie hinterlassen keine Flecken auf der Kleidung
  - Kürzere Dauer
- Schmiermittel auf Ölbasis
  - Längere Dauer
  - Sie beschädigen das Kondom
  - Sie beflecken Kleidung

- Gleitmittel auf Silikonbasis
  - Für Anal- oder Wassersex
  - Nicht mit Sexspielzeugen verwenden, da diese dadurch beschädigt werden.
- Andere Arten von Gelen
  - Thermal
  - Stimulanzien
  - mit Pheromonen
  - Ökologisch

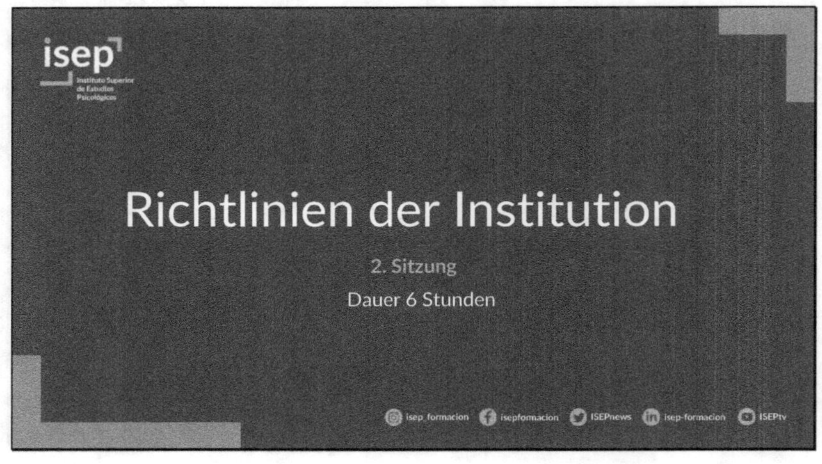

isep
Instituto Superior
de Estudios
Psicológicos

Richtlinien der Institution

2. Sitzung
Dauer 6 Stunden

isep_formacion   isepformacion   ISEPnews   isep-formacion   ISEPtv

Inhalt

Anerkennung in den Richtlinien der Institution

Bewertung und Planung der Sexualität

Privatsphäre

Vertraulichkeit

Nichtdiskriminierung

das Personal

Sexspielzeug

Sexarbeiterinnen

Sexuelle Vermittlung zwischen Familienangehörigen und Bewohnern mit Demenz

Unterstützung für Arbeitnehmer und Familien

Anerkennung in den Richtlinien der Institution

- Ausdrückliche schriftliche Anerkennung in den Statuten der Organisation, dass jeder Bewohner seine sexuellen und emotionalen Bedürfnisse frei äußern kann, solange dadurch nicht die Rechte anderer Menschen verletzt werden.

- In den Informations- und Werbematerialien des Zentrums wird ausdrücklich darauf hingewiesen, dass die sexuellen Rechte der Bewohner respektiert werden.

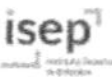

- Von den Bewohnern, die dies wünschen, wird eine Sexualbiografie erstellt und die eingetretenen Veränderungen in ihrem Sexualleben festgehalten.

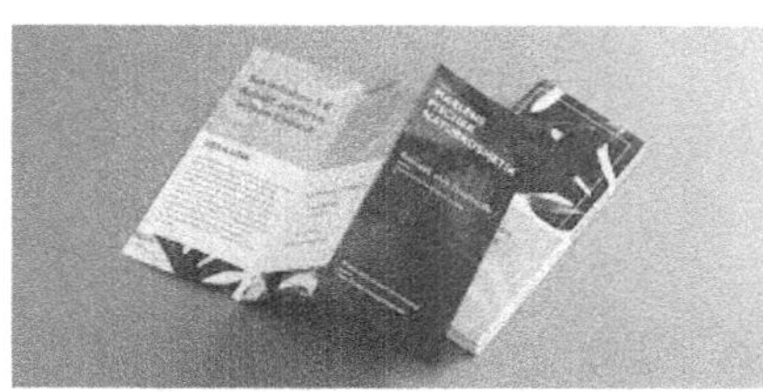

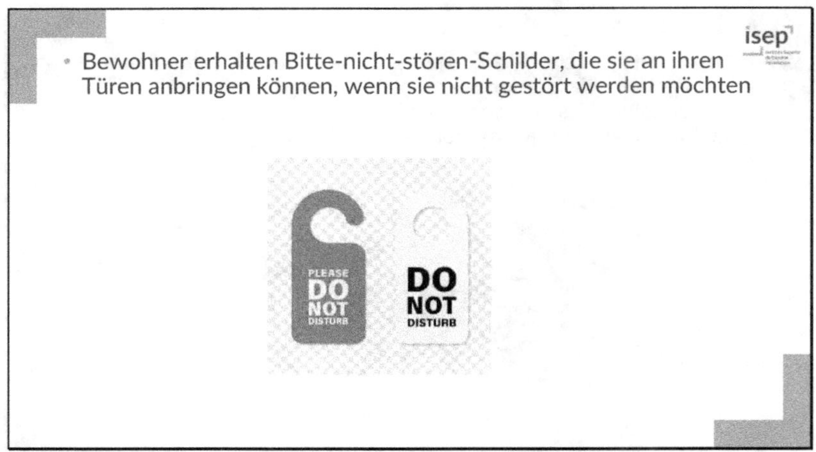

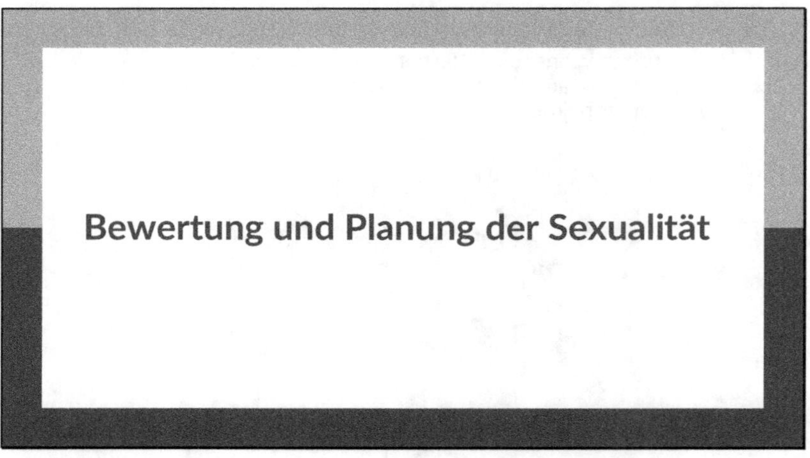

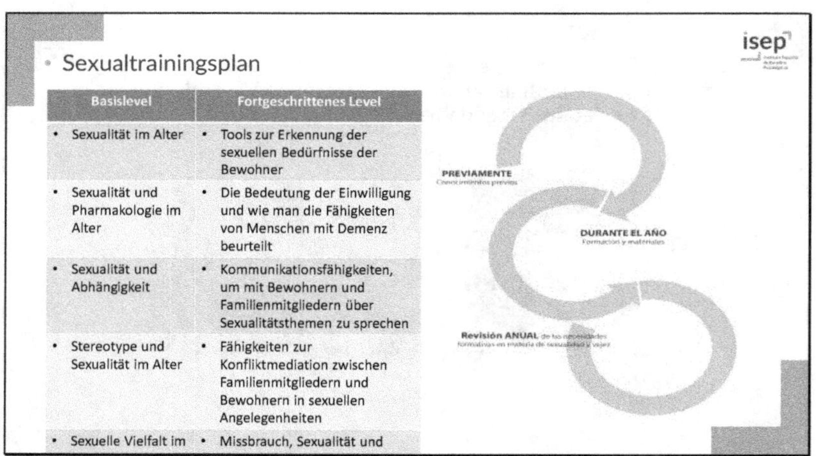

Basislevel	Fortgeschrittenes Level
Sexualität im Alter	Tools zur Erkennung der sexuellen Bedürfnisse der Bewohner
Sexualität und Pharmakologie im Alter	Die Bedeutung der Einwilligung und wie man die Fähigkeiten von Menschen mit Demenz beurteilt
Sexualität und Abhängigkeit	Kommunikationsfähigkeiten, um mit Bewohnern und Familienmitgliedern über Sexualitätsthemen zu sprechen
Stereotype und Sexualität im Alter	Fähigkeiten zur Konfliktmediation zwischen Familienmitgliedern und Bewohnern in sexuellen Angelegenheiten
Sexuelle Vielfalt im	Missbrauch, Sexualität und

- Bewerten Sie das Wissen und die Einstellungen neuer Bewerber zum Thema Sexualität
- Die Mitarbeiter des Zentrums werden regelmäßig zum Thema Sexualität geschult.
- Das Zentrum hält Materialien zum Thema Sexualität, wie Broschüren, Handbücher usw., an öffentlichen Orten bereit, sodass die Mitarbeiter sie einsehen können.
- Abhaltung regelmäßiger Treffen, um die Fälle zu besprechen, die in Fragen der Sexualität aufgetreten sind, was getan wurde und welche Antwortalternativen es gibt
- Jährliche Evaluation der Sexualschulungsaktivitäten

- Fragen Sie bei der Planung und Bewertung der Pflege nach Folgendem:

  - Wünsche bezüglich Ihres persönlichen Aussehens und Ihrer Kleidung

  - Sie möchten über Ihre Sexualität sprechen und erfahren, wer Ihr Ansprechpartner ist.

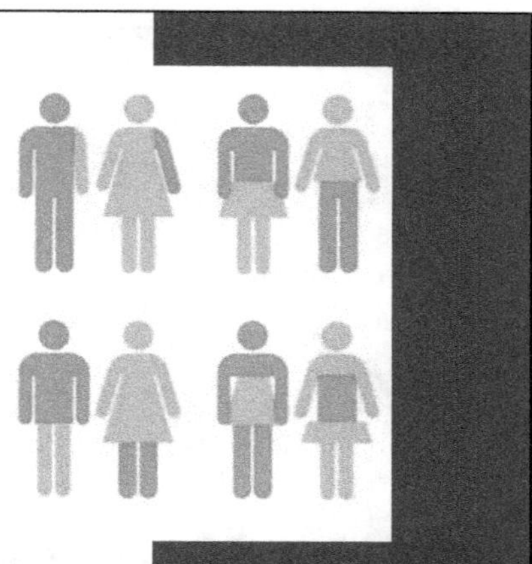

Privatsphäre

Slide 1:

- Ausdrückliche Anerkennung der Privatsphäre der Bewohner in der Satzung
- Halten Sie „Bitte nicht stören"-Schilder bereit, die die Bewohner an die Tür hängen können, wenn sie nicht gestört werden möchten
- Das Zentrum verfügt über einen Raum für Bewohner, die Momente der Intimität als Paar verbringen möchten.
- Das Zentrum erwägt die Möglichkeit, Paare neuer Bewohner in einem Zimmer zusammenzubringen oder, falls sich das neue Paar innerhalb des Zentrums gebildet hat, gemeinsam in einem Zimmer zusammenzuziehen.
- In Zimmern, die von zwei Personen geteilt werden, die kein Paar sind, verfügt das Zentrum über Mechanismen, um deren Privatsphäre zu gewährleisten, wie zum Beispiel: Trennwände, Trennvorhänge, Schlösser in den Badezimmern, getrennte Betten.

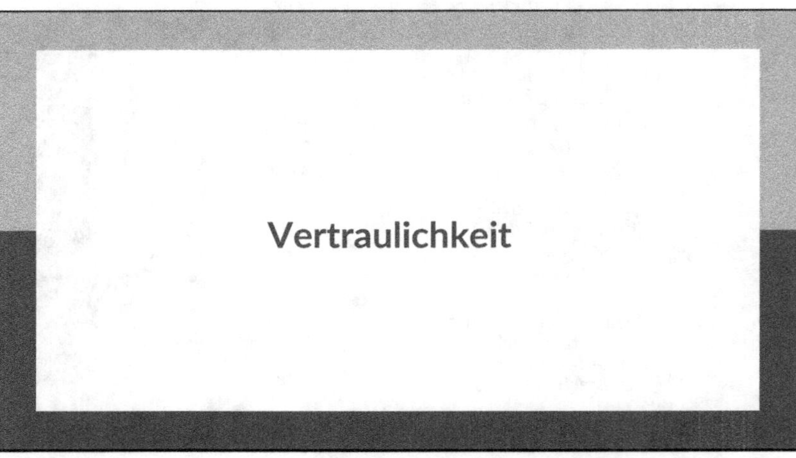

Slide 3:

- Ausdrückliche Anerkennung des Rechts auf Vertraulichkeit der Bewohnerdaten in der Satzung
- Die Daten der Bewohner werden auf eine Art und Weise gesammelt, die ihre Vertraulichkeit schützt
- Für Ihre Pflege relevante sexuelle Informationen werden aufgezeichnet und sind für das Personal zugänglich, das sie benötigt.
- Fragen und Gespräche zu sexuellen Themen finden im privaten Rahmen statt
- Sexuelle Informationen über den Bewohner dürfen nur aus therapeutischen Gründen und mit dessen Einwilligung weitergegeben werden, sofern keine objektive Gefahr besteht.
- Bei Bewohnern mit voller geistiger Leistungsfähigkeit werden Entscheidungen über den Ausdruck ihrer Sexualität vertraulich behandelt und ihre Familien werden nicht ohne deren Zustimmung informiert.

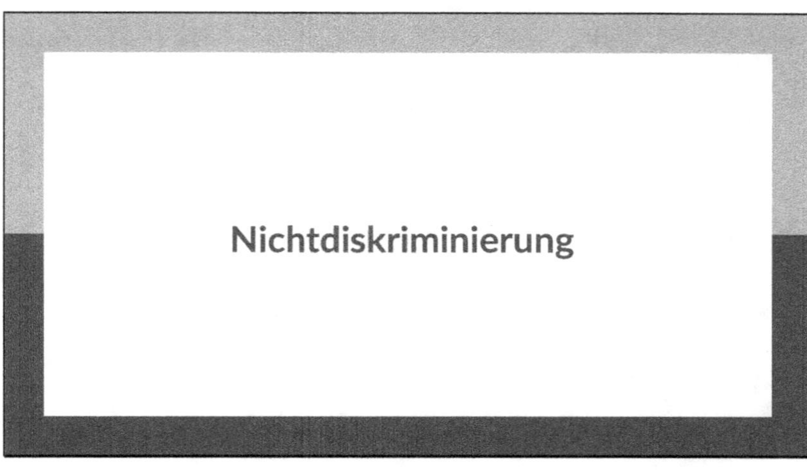

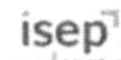

- In den Statuten des Zentrums wird ausdrücklich anerkannt, dass keine Art von Diskriminierung aufgrund der sexuellen Orientierung oder anderer Formen der Sexualität akzeptiert wird.
- Die Einrichtung verfügt über Beschwerdeformulare für den Fall, dass Bewohner oder Mitarbeiter aufgrund der sexuellen Orientierung diskriminiert werden. Diese Ansprüche werden von einem multidisziplinären Team besprochen und die als angemessen erachteten Maßnahmen werden ergriffen.
- Am Eingang des Zentrums erhält der neue Bewohner Informationen über die Akzeptanz von Homosexualität durch das Zentrum und seine Mitarbeiter und wird über das Vorhandensein von Beschwerdeformularen informiert.
- Die Verwendung homophober oder sexistischer Sprache ist im Zentrum nicht gestattet
- Das Zentrum verfügt über eine Ansprechperson bei Missbrauch oder Diskriminierung
- Die Aktivitäten, die im Zentrum durchgeführt werden, dienen der Prävention von Diskriminierung und werden keine Geschlechterrollen aufrechterhalten

Der Fachmann verfügt über ein Formular zur Erfassung problematischer Situationen

- Verhaltensbewertung
    - Beschreibung
    - Wann?
    - Frequenz?
    - Warum ist es problematisch?
- Hintergrundbewertung
    - Medikamentenänderungen
    - Familienwechsel
    - Veränderungen im Gesundheitszustand
    - Weitere Änderungen
- Abschätzung der Folgen/Risiken
    - Für die Person selbst
    - Für alle anderen
- Interventionsvorschlag
- Auswertung der Ergebnisse

- Das Personal klopft an die Tür, bevor es das Zimmer eines Bewohners betritt, außer in gefährlichen Situationen
- Das Personal wird darüber informiert, dass es aufgrund des Schildes „Bitte nicht stören" den Raum nicht betreten wird, es sei denn, es handelt sich um einen Notfall
- Das Personal verwendet keine diskriminierende Sprache oder Verhaltensweisen
- Das Personal kümmert sich bei sexuellen Aktivitäten genauso um die persönliche Hygiene wie bei anderen Aktivitäten des täglichen Lebens

---

Sexspielzeug

- Fachkräfte werden über den Nutzen von Sexspielzeugen und Gels für Bewohner informiert
- Profis erhalten eine Tuppersex-Sitzung, um mehr über verschiedene Sexspielzeuge und -gels zu erfahren
- Das Management akzeptiert und fördert die Verwendung von Sexspielzeugen und Gels durch seine Bewohner
- Die Verwaltung stellt ihren Bewohnern einen Katalog mit Spielzeugen und Gels zur Verfügung.
- Die Verwaltung informiert ihre Bewohner über die Möglichkeit des Kaufs von Sexspielzeugen
- Bewohner, die sexuelle Hilfsmittel nutzen möchten, werden dabei in ihren Zimmern unterstützt.

Sexual Asistentin

- Bewohner, die die Dienste einer Sexarbeiterin in Anspruch nehmen möchten, erhalten dabei Unterstützung
- Die Organisation hat Kontakte zu Sexarbeiterinnen

Sexuelle Vermittlung zwischen Familienangehörigen und Bewohnern mit Demenz

---

- Die Organisation verfügt über einen Vermittlungs- und Aufklärungsdienst für Familienangehörige von Menschen mit kognitiven Beeinträchtigungen in Situationen, in denen die Finger dieser Bewohner in sexuellen Angelegenheiten mit denen von Familienmitgliedern in Konflikt geraten.

Unterstützung für Arbeitnehmer und Familien

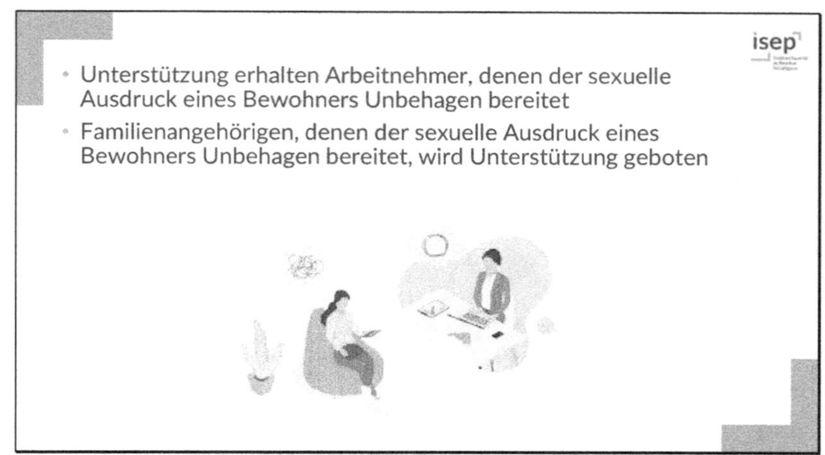

isep

- Unterstützung erhalten Arbeitnehmer, denen der sexuelle Ausdruck eines Bewohners Unbehagen bereitet
- Familienangehörigen, denen der sexuelle Ausdruck eines Bewohners Unbehagen bereitet, wird Unterstützung geboten

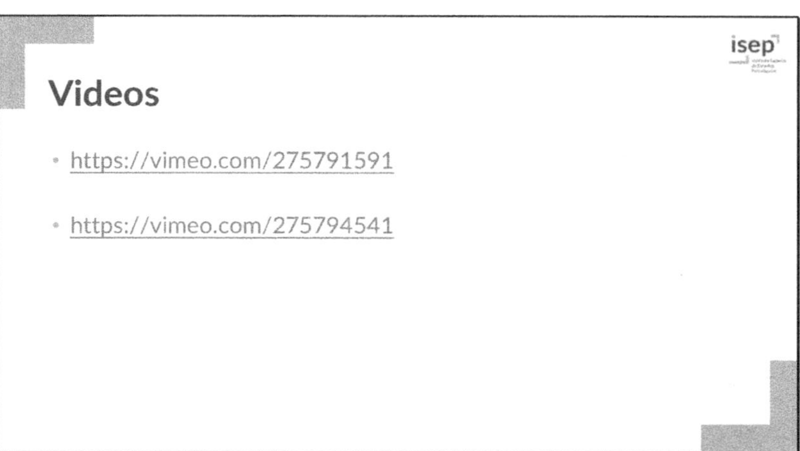

isep

Videos

- https://vimeo.com/275791591

- https://vimeo.com/275794541

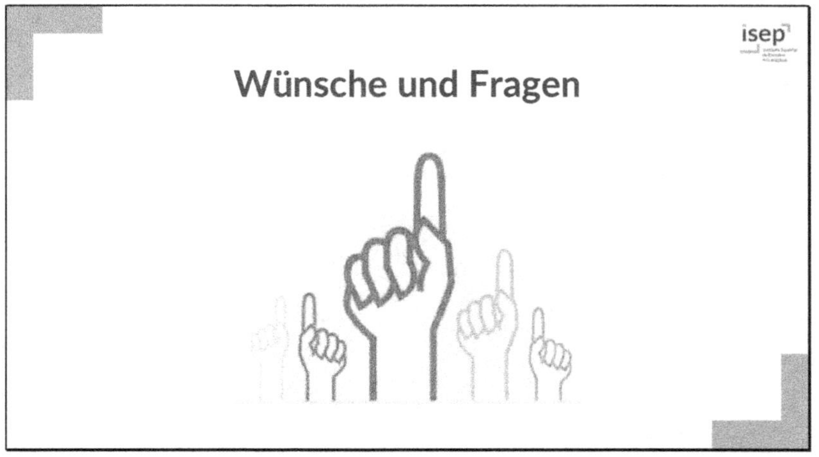

isep

Wünsche und Fragen

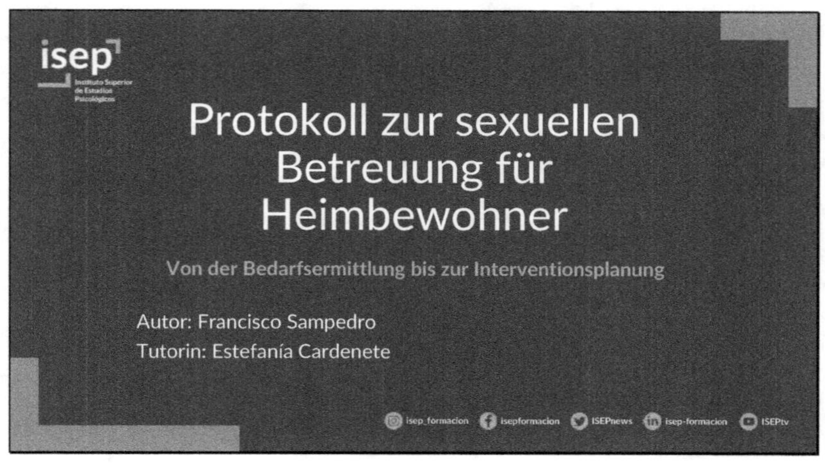
isep
Instituto Superior
de Estudios
Psicológicos
Protokoll zur sexuellen Betreuung für Heimbewohner
Von der Bedarfsermittlung bis zur Interventionsplanung
Autor: Francisco Sampedro
Tutorin: Estefanía Cardenete
isep_formacion   isepformacion   ISEPnews   isep-formacion   ISEPtv

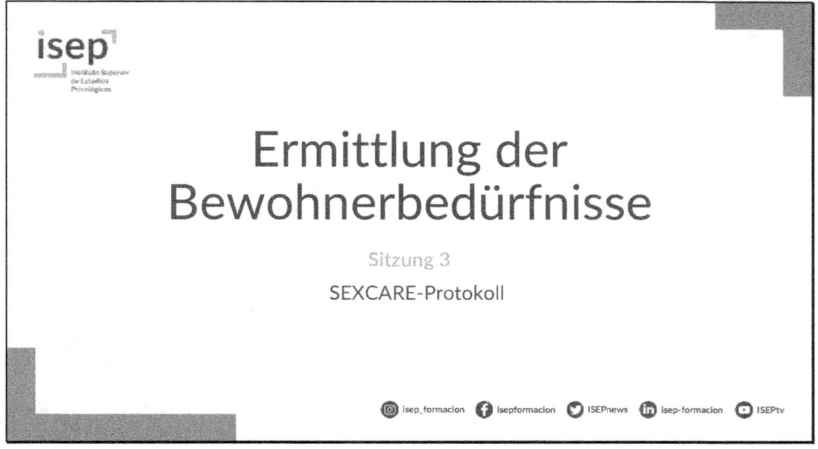
isep
Instituto Superior
de Estudios
Psicológicos
Ermittlung der Bewohnerbedürfnisse
Sitzung 3
SEXCARE-Protokoll
isep_formacion   isepformacion   ISEPnews   isep-formacion   ISEPtv

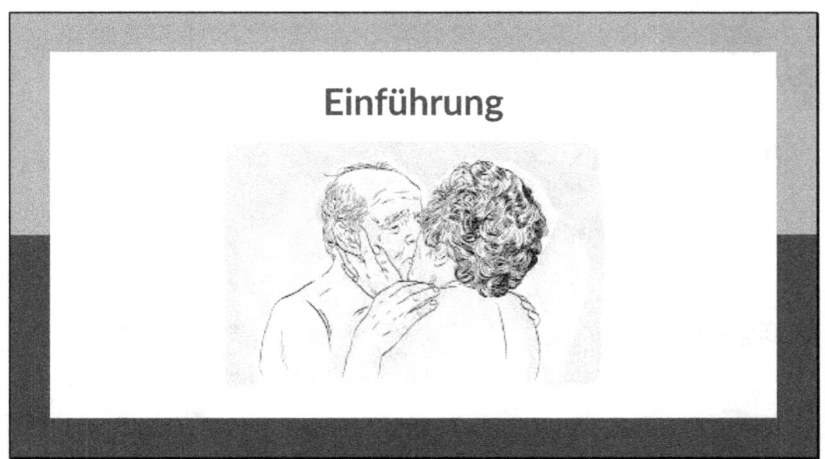
Einführung

Was ist Sexualität?

Sex	Sexualität
• Verkehr	• Petting
• Fellatio	• Liebe
• Connilingus	• Privatsphäre
• Masturbation	• Erotik
	• Leben als Paar
	• Verführung
	• Kontakt
	• Emotionaler Ausdruck

Warum geht die Sexualität mit zunehmendem Alter verloren?

- Verlust des Partners
- Verlust der Privatsphäre beim Betreten
- Chronische Krankheit
- Medikamente
- Sex-Tabu für ältere Menschen

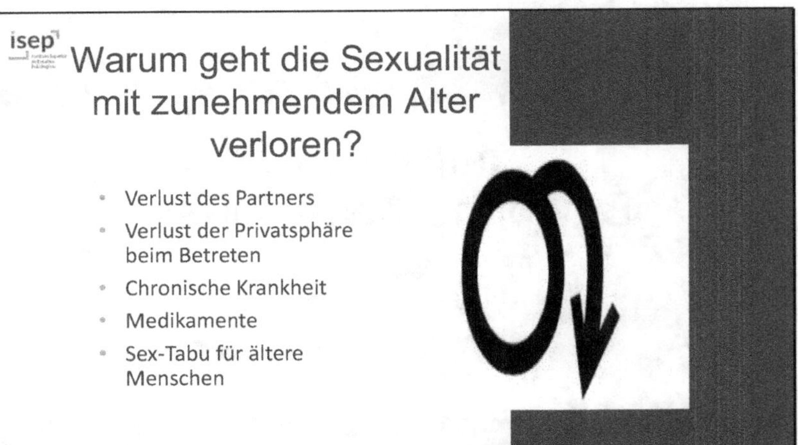

Geschlechtertheorie

Sex	• Biologische Unterschiede • Mann oder Frau
Geschlecht	• Soziokulturelle Konstruktionen basierend auf biologischen Unterschieden
Geschlechtsidentität	• Erfahrungen, die jeder Mensch seines Geschlechts hat • Passt möglicherweise nicht zu Ihrem biologischen Geschlecht
Sexuelle Orientierung	• Zu welchem Geschlecht fühlst du dich hingezogen? • Zum anderen Geschlecht, zum gleichen Geschlecht, zu beiden Geschlechtern oder zu keinem Geschlecht

isep
Voraussetzungen, um im Alter ein Sexualleben zu genießen

- Seien Sie bei einigermaßen guter Gesundheit
- Interessieren Sie sich für Sexualität
- Haben Sie einen Partner, den Sie interessant finden

isep
Tabu

- Negative Einstellung zur Sexualität bei älteren Menschen
  - Falscher Zusammenhang zwischen Sexualität und Fortpflanzung
  - Vorurteil, dass alt gleich krank ist
- Sowohl für den Facharzt als auch für den Assistenzarzt ist es unangenehm, über Sexualität zu sprechen.
- Gesellschaftlicher Druck gegen Sexualität aufgrund der Überzeugung, dass Sex im Alter nicht existiert
- Die heutige Generation der Bewohner hat gelernt, dass Sex schmutzig und sündhaft ist und nur zu Fortpflanzungszwecken erlaubt ist.
- Nicht-genitale sexuelle Äußerungen wie Streicheln werden akzeptiert

isep
Instituto Superior
de Estudios
Psicológicos

„Obwohl die Menschen in der heutigen Gesellschaft das Alter bei besserer Gesundheit erreichen und länger leben , wird das Thema Sexualität im Alter tendenziell abgelehnt, ignoriert oder lächerlich gemacht."
Ignacio González Labrador (2002)

LGBTBI-Menschen in Pflegeheimen

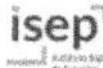

- Sie werden doppelt diskriminiert
  - Aufgrund ihres Alters sind sie von der Sexualität ausgeschlossen
  - Sie fühlen sich gezwungen, ihre sexuelle Orientierung zu verbergen
- Pflegeheime sind homophobe Umgebungen
- Ältere Menschen lehnen Homosexualität aufgrund ihrer Bildung ab
  - Von der Kirche nicht akzeptiert, sündig
  - Für die Wissenschaft war es eine psychische Störung
  - Vom Staat nicht akzeptiert, vom Gesetz verfolgt

Bewertung und Überwachung der Sexualität

Monika Krohwinkel: 13 AEDL- Aktivitäten und existenzielle Lebenserfahrungen

- 1. Kommunikation
- 2. Bewegung
- 3. Lebenswichtige Funktionen
- 4. Selbstfürsorge
- 5. Essen
- 6. Stuhlgang
- 7. Anziehen
- 8. Ruhe und Schlaf
- 9. Beschäftigt
- 10. Sich wie ein Mann oder eine Frau fühlen
- 11. Sorgen Sie für eine sichere Umgebung
- 12. Sorgen Sie für die sozialen Aspekte des Lebens
- 13. Bewältigen Sie existenzielle Lebenserfahrungen

Das Thema Sexualität passt in AEDL 10

Chronische Krankheit und geringes sexuelles Verlangen

- Diabetes
- Herzpathologie
- Depression
- Arteriosklerose
  - Verstopfte Arterien
    - Koronar ⟶ infarkt
    - Karotis ⟶ Schlaganfall
    - Penis ⟶ Impotenz
  - Erektile Dysfunktion ⟶ Diabetes ist eine der Ursachen

- Herzinfarkt
  - Furcht
    - Ärzte verschreiben wenig erregende Aktivität
    - Angst vor dem plötzlichen Tod
    - Angst, nicht das zu erreichen, was vorher war
  - Nur 06 % der plötzlichen Todesfälle ereigneten sich beim Geschlechtsverkehr

Medikamente, die das sexuelle Verlangen beeinflussen

- Statine und Fibrate ⟶ Cholesterin
- Antihypertensiva ⟶ Hypertonie
- Antidepressiva ⟶ Depression
- Antipsychotika ⟶ Psychiatrische Pathologien
- Angst ⟶ Benzodiazepinen
- H2-Blocker Magen ⟶ Darm-Erkrankungen
- Antikonvulsiva ⟶ Epilepsie

Faktoren, die die sexuelle Aktivität älterer Menschen beeinflussen

- Das Fehlen eines Partners
- Die Monotonie der Beziehungen
- Kommunikationsprobleme
- Körperliche Gesundheitsprobleme
- Geschichte des Sexuallebens
- Wohnverhältnisse
- Fehlende Privatsphäre

- Die Haltung von Profis
- Polypharmazie
- Geringe Selbstachtung
- Erektile Dysfunktion bei Männern
- Dyspareunie für Frauen

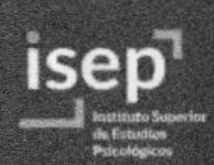
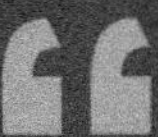

Erotik im Alter

- Erotik ⟶ Erfahrungen, die als sexuell identifiziert werden und mit dem angenehmen Verhalten persönlicher, lebendiger körperlicher Erfahrungen und der Interaktion mit anderen identifiziert werden
- Die wichtigste erogene Zone ⟶ sind die Genitalien
- sexuelle Aktivität ⟶ 57,3 % Frauen / 70 % Männer
- Häufigkeit ⟶ Zweiwöchentliche

Art und Weise, Sexualität für ältere Menschen auszudrücken und zu spüren

- Größere Vielfalt als zwischen Jugendlichen und Erwachsenen
- Das erste Bedürfnis besteht darin, sich sicher und geschätzt zu fühlen

Wenn Sie niemanden haben ⟶ emotionale Einsamkeit

- Sie benötigen ein Netzwerk sozialer Beziehungen
- Sexuelle Bedürfnisse: Streicheln, Küssen, Umarmen, Erregung, Sex

Mit zunehmendem Alter ändert sich das Bedürfnis, geliebt zu werden, nicht

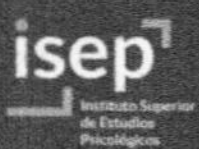

isep
Instituto Superior de Estudios Psicológicos

"

„Die Kultur, in der wir leben, ist sexphob und Sexualität wird als gefährlich, abscheulich und schmutzig angesehen. „Ältere Menschen wurden darin sozialisiert und unsere Mission ist es, ihnen zu helfen, sich von diesen Mythen und falschen Überzeugungen zu befreien."

F. López-Sanchez (2005)

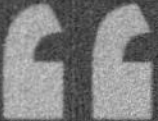

isep
Instituto Superior de Estudios Psicológicos

Nach Angaben des Gesundheitspersonals die häufigsten sexuellen Verhaltensweisen in Pflegeheimen

• Küsse
• Umarmungen
• Masturbation
• Unangemessenes sexuelles Verhalten (Exhibitionismus) 39 %
• Berühren von Profis 27 %

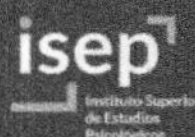

isep
Instituto Superior de Estudios Psicológicos

"

„Obwohl die formelle Anerkennung sexueller Rechte und Vielfalt die Norm zu sein scheint, sind explizite Richtlinien noch nicht weit verbreitet"
Feliciano Villar et al. (2019)

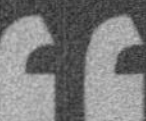

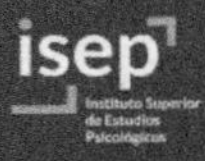

Wie ältere Menschen ihre eigene Sexualität leben und betrachten

- Große Relevanz von Sex und Sexualität im Alter
- Hoher individueller Charakter der Sexualität
- Hohe Vielfalt im Ausdruck Ihrer Sexualität
  - Vorstellung
  - Outfit
  - Privatsphäre
  - Du streichelst
  - Küsse
  - sexuelle Beziehungen
- Negative Einstellungen gegenüber
  - Explizit sexuelles Verhalten
  - Homosexualität

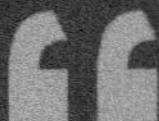

Wie Bewohner ihre sexuellen Bedürfnisse befriedigen

1. Interaktionen mit Berufstätigen (39 %)
   a. Berührende Profis (19,5 %)
   b. Schauen Sie sich die sexuellen Eigenschaften von Arbeitnehmern an (9,7 %)
   c. Bitten Sie Arbeitnehmer um sexuelle Stimulation (7 %).
   d. Vorstellungen sexueller Natur bei Fachleuten (2,7 %)
2. Autoerotik (15 %)
   a. Porno- und Erotikfilme (7 %)
   b. Masturbation (5,5 %)
   c. Sexuelle Stimulationswerkzeuge (2,7 %)
3. Sexualität mit einem Partner (46 %)
   a. Honig (15%)
   b. Treffen Sie einen Partner (12,5 %)
   c. Sexuelle Beziehungen (8,3 %)
   d. Prostituierte (4 %)
   e. Promiskuität (2,7 %)
   f. Exhibitionismus (2,7 %)

Reaktionen auf sexuelle Äußerungen von Menschen mit Demenz

- Sexuelle Äußerungen verheirateter Demenzpatienten sind schwer zu bewältigen und für Familienangehörige schmerzhaft
- Menschen mit Demenz zeigen häufig enthemmtes Verhalten, was den Fachkräften Unbehagen bereitet.
- Der Grund für die Suche nach Sexualität liegt darin, dass es sich um ein lebenswichtiges Bedürfnis handelt
- Demenzkranke Patienten können die Intimpflege durch das Personal falsch verstehen

Intervention bei sexuellen Äußerungen von Menschen mit Demenz

- Schulung von Fachkräften und Familienangehörigen
- Sexualbiografie des Patienten
- Kontext und Situation, in der die Situation auftritt, und den Standpunkt der beteiligten Personen einholen
- Demonstration der Einwilligung
    - Verstehen Sie die Beziehung, die Sie zu einer dritten Person haben?
    - Haben Sie sich bewusst für eine solche Beziehung entschieden?
    - Haben Sie diese Beziehung Dritten mitgeteilt?
- Suche nach fehlender Einwilligung
    - Hat sich der körperliche, kognitive oder emotionale Zustand der älteren Person seit Bekanntwerden des Zusammenhangs verschlechtert?
    - Wurde im Gegenteil ein positiver Zusammenhang beobachtet?
- Entscheidungsfindung

Unangemessenes sexuelles Verhalten

- Es handelt sich um verbale oder körperliche Handlungen sexueller Natur
- Folge der sexuellen Aktivierung des Demenzkranken
- Sie sind unangemessen, wenn sie in unangemessenen sozialen Kontexten auftreten
- Sie können die Form einer Aufforderung, eines Verhaltens oder des Versuchs, Körperkontakt aufrechtzuerhalten, annehmen.

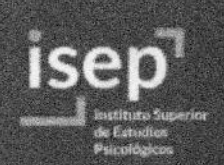
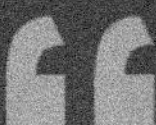

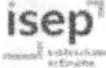

Ursachen für unangemessenes Sexualverhalten

- Ursachen
  - Veränderung der neuronalen Schaltkreise, die das sexuelle Verlangen regulieren
  - Konsum psychoaktiver Substanzen
  - Psychosoziale Faktoren wie Gefühle der Einsamkeit, Angst, Unruhe…
  - Falsche Interpretation von Situationen aufgrund kognitiver Beeinträchtigung
  - Mangel an Sexualpartner
  - Mangelnde oder übermäßige Stimulation durch die Umwelt (siehe erotisch aufgeladenes Material)

Folgen unangemessenen Sexualverhaltens

- Person mit Demenz
  - Infektion mit sexuell übertragbaren Krankheiten
  - Genitales Trauma
  - Die Verschlechterung der Qualität der erhaltenen Behandlung,
  - Neckisch
  - Ablehnung
  - Unverständnis
- Verwandte
  - Scham
- Profis
  - Aufgrund mangelnder Sexualschulung können sie sich überfordert fühlen
- Andere Bewohner
  - Sie verfügen möglicherweise nicht über die körperliche oder geistige Fähigkeit, Entscheidungen zu treffen oder sich unangemessenem sexuellen Kontakt zu widersetzen.

Maßnahmen bei unangemessenem Sexualverhalten

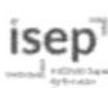

- Beziehen Sie die sexuelle Vorgeschichte in die Biografie des Patienten ein
- Pharmakologische Intervention nur zu Beginn und bei Risiken für die Gesundheit des Betroffenen
- Erklären Sie der Person, warum ihr Verhalten unangemessen ist
- Reagieren Sie auf die Ursache unangemessenen Sexualverhaltens, indem Sie beispielsweise die Intensität der Stimulation erhöhen, wenn der Verdacht besteht, dass Langeweile dahintersteckt, oder indem Sie die für die Körperpflege zuständige Pflegekraft austauschen, wenn der Verdacht besteht, dass der Patient ihn mit seinem verwechselt Partner.
- Reagieren Sie auf die Folgen unangemessenen sexuellen Verhaltens. Wenn der Verdacht besteht, dass sie durch die dadurch erzeugte Aufmerksamkeit aufrechterhalten werden, ignorieren Sie sie
- Das Ziel besteht nicht darin, das Sexualverhalten des Patienten zu beseitigen, sondern dies am richtigen Ort und zur richtigen Zeit zu tun.

Möglichkeiten zur Sozialisierung

- Um in festlicher Atmosphäre interagieren zu können
- Du triffst neue Freunde und Lieben
- Sich schminken und auf besondere Weise kleiden können
- , singen und verführen können

Fragebogen zu sexuellen Vorlieben

- Sammlung biografischer Daten
- Sammlung von sexueller Orientierung, Geschlechtsidentität und biologischem Geschlecht
- Sammlung von Wünschen zu sexuellen Praktiken
- Sammlung sexueller Biografien
- Sammlung von Philien und Paraphilien
- Erhebung der gewünschten Häufigkeit sexueller Praktiken

isep

1. Vor- und Nachname
2. Adresse
3. Geburtsdatum und Alter
4. Religion
   ❑ Keiner
   ❑ katholisch
   ❑ Evangelisch
   ❑ Buddhist
   ❑ islamisch
   ❑ Andere

5. Familienstand
❑ Einzel
❑ Verheiratet
❑ Geschieden
❑ Witwer
6. Sex
❑ Männlich
❑ Weiblich
❑ Andere

---

isep

7. Sexuelle Orientierung
   ❑ Heterosexuell
   ❑ Homosexuell
   ❑ Bisexuell
   ❑ Asexuell
   ❑ Andere
8. Geschlechtsidentität
   ❑ Männlich
   ❑ Weiblich
   ❑ Transsexuelle
   ❑ Andere

9. Grad der Behinderung
❑ Keiner
❑ 1. Klasse
❑ Note 2
❑ 3. Klasse
❑ Klasse 4
❑ Klasse 5
10. Mögen oder möchten Sie intime Beziehungen zu einer anderen Person pflegen?
❑ Ja
❑ NEIN

---

isep

11. Haben Sie einen stabilen Partner?
   ❑ Ja
   ❑ NEIN
12. Haben Sie sporadischen Geschlechtsverkehr?
   ❑ Ja
   ❑ NEIN
13. Wie oft hatten Sie pro Woche Geschlechtsverkehr, bevor Sie das Zentrum betraten oder als Sie gesund waren?
   ❑ Keiner
   ❑ Von 1 bis 3
   ❑ Von 3 bis 5
   ❑ Mehr als 5

14. Wie oft hast du mittlerweile Sex pro Woche?
   ❑ Keiner
   ❑ Von 1 bis 3
   ❑ Von 3 bis 5
   ❑ Mehr als 5
15. Wie oft im Monat möchten Sie sexuelle Beziehungen haben?
   ❑ Keiner
   ❑ Von 1 bis 3
   ❑ Von 3 bis 5
   ❑ Mehr als 5

16. Sind Ihre sexuellen Beziehungen zufriedenstellend oder waren sie zufriedenstellend? Wenn dies nicht erklärt, warum
- ❏ Ja
- ❏ Sie sind nicht zufriedenstellend, weil.........................

17. Haben Sie sexuellen Missbrauch erlitten oder werden Sie Opfer von sexuellem Missbrauch? Durch wen und welcher Art?
- ❏ Ja. Durch wen............................. welche Art von Missbrauch.............................
- ❏ NEIN

18. Haben Sie jemals für Sex bezahlt?
- ❏ Ja
- ❏ NEIN

19. Wie oft haben Sie im Monat für sexuelle Beziehungen bezahlt?
- ❏ Von 1 bis 3
- ❏ Von 3 bis 5
- ❏ Mehr als 5

---

20. Zahlen Sie jetzt für Sex?
- ❏ Ja
- ❏ NEIN

21. Würden Sie für Sex bezahlen?
- ❏ Ja
- ❏ NEIN

22. Welche sexuellen Praktiken hatten Sie regelmäßig?
- ❏ Erotikmagazine
- ❏ Pornografische Zeitschriften
- ❏ erotische Videos
- ❏ Pornografische Videos
- ❏ Petting
- ❏ Küsse
- ❏ Massagen
- ❏ Masturbation
- ❏ Oralsex
- ❏ vaginaler Sex
- ❏ Oralsex
- ❏ Andere

---

23. Hast du irgendwelche Fetische (z. B. Schuhe machen dich an)? Welchen?
- ❏ Ja, mein Fetisch ist.............................
- ❏ NEIN

24. Haben Sie Paraphilien (z. B. erregen Sie Ihre Füße)? Welche?
- ❏ Ja, meine Paraphilie ist.............................
- ❏ NEIN

25. Welche sexuellen Praktiken würden Sie gerne weiterhin aufrechterhalten bzw. sehen Sie sich in der Lage, diese beizubehalten?
- ❏ Erotikmagazine
- ❏ Pornografische Zeitschriften
- ❏ erotische Videos
- ❏ Pornografische Videos
- ❏ Petting
- ❏ Küsse
- ❏ Massagen
- ❏ Masturbation
- ❏ Oralsex
- ❏ vaginaler Sex
- ❏ Oralsex
- ❏ Andere

Slide 1

26. Benutzen oder haben Sie Sexspielzeug benutzt?
- ❏ Dildos
- ❏ Masturbatoren
- ❏ Vibratoren
- ❏ Chinesische, thailändische Bälle
- ❏ Aufblasbare Puppen
- ❏ Andere

27. Benutzen oder haben Sie bei Ihrem festen Partner Schutzmethoden wie Kondome angewendet? Welche?
- ❏ Ja, die verwendete Methode ist
....
- ❏ NEIN

28. Wenn Sie sporadischen oder bezahlten Geschlechtsverkehr hatten, haben Sie Schutzmaßnahmen angewendet? Wie oft?
- ja immer
- Ja, meistens
- Manchmal
- NEIN

Slide 2

29. Hatten Sie eine sexuell übertragbare Krankheit? Welche?
- Ja, ich habe gelitten...................................
......
- NEIN

30. Leiden Sie derzeit an einer sexuell übertragbaren Krankheit? Welche?
- Ja, ich leide..................................
....
- NEIN

Slide 3

Aufzeichnung problematischer Verhaltensweisen

- Verhaltensbewertung
  - Kurze Beschreibung der Situation
  - Als es geschah
  - Häufigkeit des Verhaltens
  - Warum war es problematisch?
    - Für den Ort
    - Durch die Einbindung Dritter
    - Andere
- Hintergrundbewertung
  - Medikamentenänderungen
  - Familienwechsel
  - Veränderungen im Gesundheitszustand
  - Andere wahrgenommene Veränderungen
- Abschätzung der Folgen/Risiken
  - Für die ältere Person selbst
  - Für Innenstadtprofis
- Interventionsvorschlag
- Änderungsbewertung

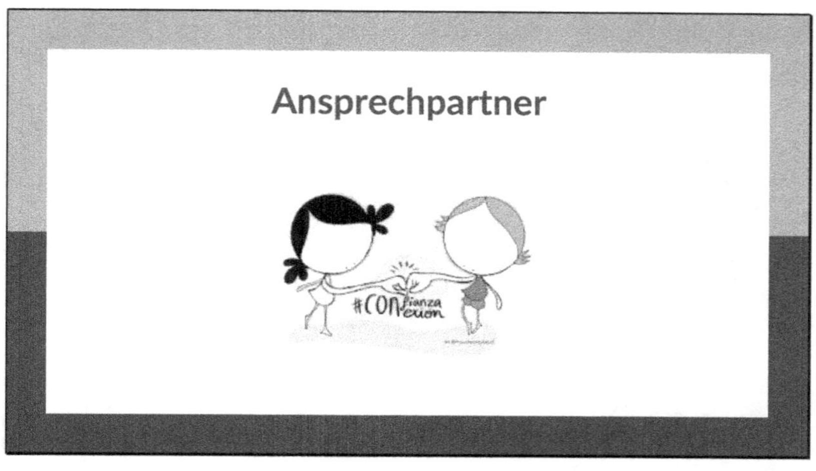

---

isep

Funktionen des Ansprechpartners

- Verantwortliche Person für die Sammlung von Patientenwünschen bezüglich Sexualität
- Sie informieren die Bewohner über die verschiedenen Alternativen zur Befriedigung ihrer Sexualität, die ihnen das Zentrum bietet.
- Informieren Sie Bewohner über die Auswirkungen von Medikamenten auf ihre Sexualität

---

isep

Merkmale des Ansprechpartners

- Aufgeschlossen
- Einfühlsam gegenüber den sexuellen Bedürfnissen der Bewohner
- Respektiert die Privatsphäre der Patienten und bespricht das, was mit den Bewohnern besprochen wurde, nicht mit anderen Personen, es sei denn, dies ist unbedingt erforderlich.
- Technisches Wissen zum Thema

Respekt vor Vielfalt

- Das Zentrum respektiert ausdrücklich alle Bewohner seines Zentrums, unabhängig von ihrem Grad der Abhängigkeit und ihrer sexuellen Orientierung oder ihres Geschlechts.
- Flyer und Plakate veröffentlicht , die auf den Respekt vor Vielfalt hinweisen.

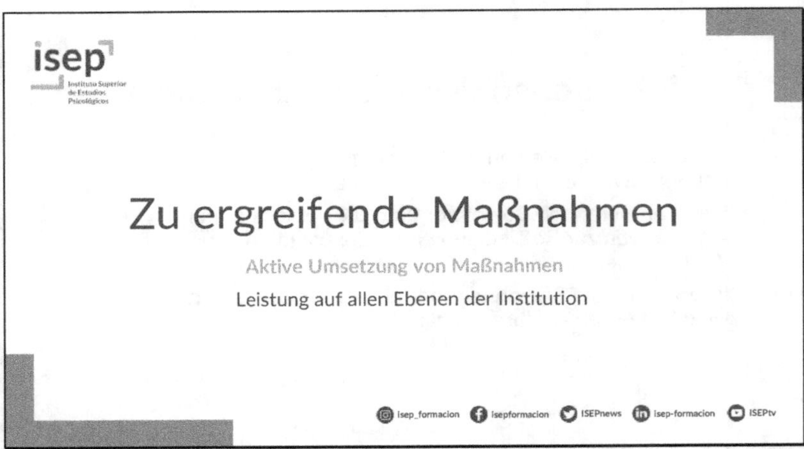

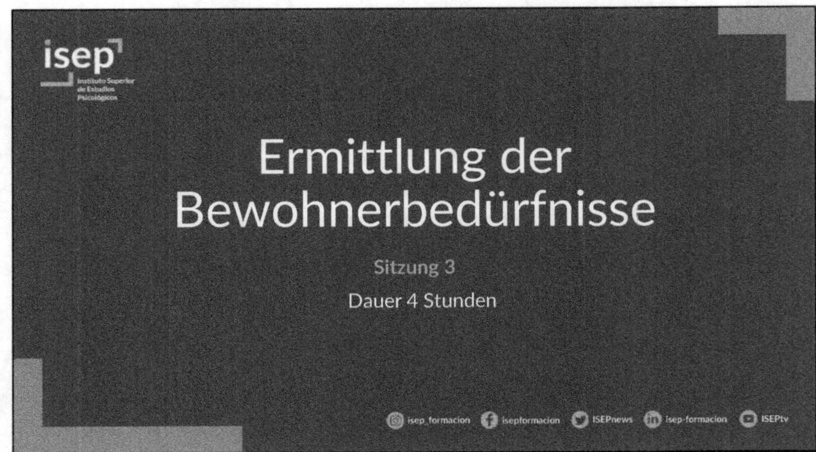

Bewertung und Überwachung der Sexualität

- Geschultes Personal wird ein Bewertungstool verwenden, um die sexuellen Bedürfnisse der Bewohner zu ermitteln
- Veränderungen im Ausdruck der Sexualität werden dokumentiert und die Ursachen untersucht
- Die Bewohner werden nach ihrer Zufriedenheit mit ihrem persönlichen Stil befragt und erhalten die Möglichkeit, ihren persönlichen Stil zu ändern
- Die Bewohner werden nach ihrer Zufriedenheit mit den geselligen Möglichkeiten, die die Einrichtung bietet, befragt

---

Ansprechpartner

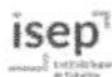

- Den Bewohnern steht eine Kontaktperson zur Verfügung, die ihre Zufriedenheit mit dem Zentrum bei der Unterstützung des Ausdrucks ihrer Sexualität besprechen kann
- Die Ansprechperson informiert die Bewohner über die Möglichkeiten, die das Zentrum zur Befriedigung ihrer Sexualität bietet.
- Die Kontaktperson informiert die Bewohner über die Auswirkungen von Medikamenten auf ihre Sexualität

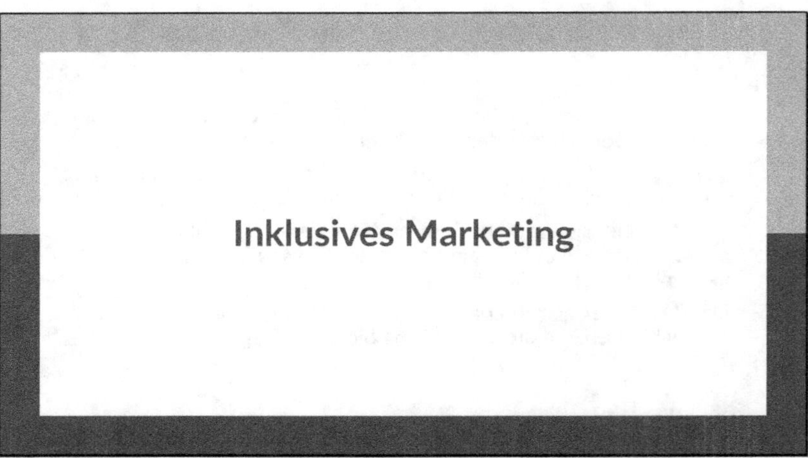

- Aus den Werbematerialien des Zentrums geht hervor, dass die Rechte auf sexuelle Ausdrucksweise, einschließlich der Rechte von Homosexuellen und Transgender-Personen, respektiert werden.

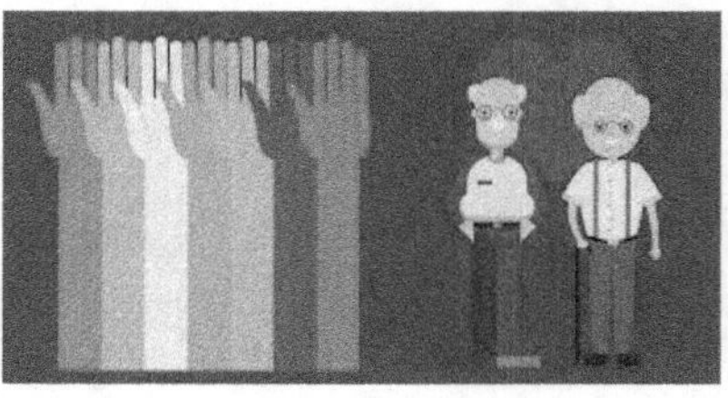

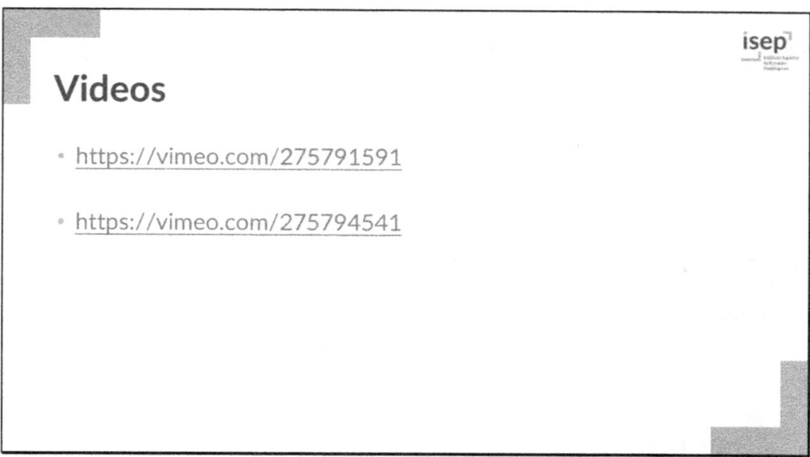

isep
Videos
https://vimeo.com/275791591
https://vimeo.com/275794541

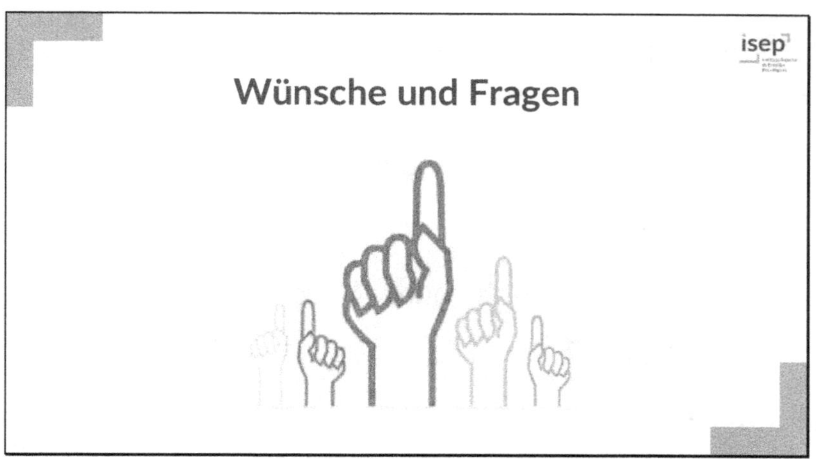

isep
Wünsche und Fragen

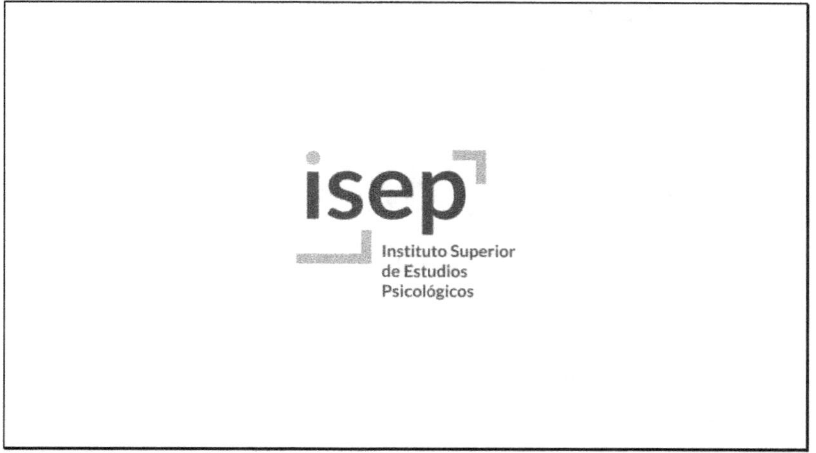

isep
Instituto Superior
de Estudios
Psicológicos

Aufzeichnung problematischer Verhaltensweisen

Verhaltensbewertung

- Kurze Beschreibung der Situation

- Als es geschah

- Häufigkeit des Verhaltens

- Warum war es problematisch?
    - ☐ Für den Ort
    - ☐ Durch die Einbindung Dritter
    - ☐ Andere

Hintergrundbewertung

- ☐ Medikamentenänderungen
- ☐ Familienwechsel
- ☐ Veränderungen im Gesundheitszustand
- ☐ Andere wahrgenommene Veränderungen

Abschätzung der Folgen/Risiken

- Für die ältere Person selbst

- Für Innenstadtprofis

Interventionsvorschlag

Änderungsbewertung

1. Name und Nachname

2. Adresse

3. Geburtsdatum und Alter

4. Religion
    - ☐ Keiner
    - ☐ katholisch
    - ☐ Evangelisch
    - ☐ Buddhist
    - ☐ islamisch
    - ☐ Andere

5. Zivilstand
    - ☐ Einzel
    - ☐ Verheiratet
    - ☐ Geschieden
    - ☐ Witwer

6. Sex
    - ☐ Männlich
    - ☐ Weiblich
    - ☐ Andere

7. sexuelle Orientierung
    - ☐ Heterosexuell
    - ☐ Homosexuell
    - ☐ Bisexuell
    - ☐ Asexuell
    - ☐ Andere

8. Geschlechtsidentität
    - ☐ Männlich
    - ☐ Weiblich
    - ☐ Transsexuelle
    - ☐ Andere

9. Grad der BEHINDERUNG

  ☐ Keiner
  ☐ 1. Klasse
  ☐ Note 2
  ☐ 3. Klasse
  ☐ Klasse 4
  ☐ Klasse 5

10. Mögen oder möchten Sie intime Beziehungen zu einer anderen Person pflegen?

  ☐ Ja
  ☐ NEIN

11. Haben Sie einen stabilen Partner?

  ☐ Ja
  ☐ NEIN

12. Haben Sie sporadischen Geschlechtsverkehr?

  ☐ Ja
  ☐ NEIN

13. Wie oft hatten Sie pro Woche Geschlechtsverkehr, bevor Sie das Zentrum betraten oder als Sie gesund waren?

  ☐ Keiner
  ☐ Von 1 bis 3
  ☐ Von 3 bis 5
  ☐ Mehr als 5

14. Wie oft hast du mittlerweile Sex pro Woche?

  ☐ Keiner
  ☐ Von 1 bis 3
  ☐ Von 3 bis 5
  ☐ Mehr als 5

15. Wie oft im Monat möchten Sie sexuelle Beziehungen haben?

  ☐ Keiner
  ☐ Von 1 bis 3
  ☐ Von 3 bis 5
  ☐ Mehr als 5

16. Sind Ihre sexuellen Beziehungen zufriedenstellend oder waren sie zufriedenstellend? Wenn dies nicht erklärt, warum

  ☐ Ja
  ☐ Sie sind nicht zufriedenstellend, weil…………………………

17. Haben Sie sexuellen Missbrauch erlitten oder werden Sie Opfer von sexuellem Missbrauch? Durch wen und welcher Art?

  ☐ Ja. Durch wen………………………… welche Art von Missbrauch…………………………

    ☐   NEIN

18. Haben Sie jemals für Sex bezahlt?
    ☐   Ja
    ☐   NEIN

19. Wie oft haben Sie im Monat für sexuelle Beziehungen bezahlt?
    ☐   Von 1 bis 3
    ☐   Von 3 bis 5
    ☐   Mehr als 5

20. Zahlen Sie jetzt für Sex?
    ☐   Ja
    ☐   NEIN

21. Würden Sie für Sex bezahlen?
    ☐   Ja
    ☐   NEIN

22. Welche sexuellen Praktiken haben Sie regelmäßig praktiziert?
    ☐   Erotikmagazine
    ☐   Pornografische Zeitschriften
    ☐   erotische Videos
    ☐   Pornografische Videos
    ☐   Petting
    ☐   Küsse
    ☐   Massagen
    ☐   Masturbation
    ☐   Oralsex
    ☐   vaginaler Sex
    ☐   Oralsex
    ☐   Andere

23. Hast du einen Fetisch (z. B. Schuhe machen dich an)? Welchen?
    ☐   Ja, mein Fetisch ist……………………… ……. .
    ☐   NEIN

24. Haben Sie Paraphilien (z. B. erregen Ihre Füße)? Welche?
    ☐   Ja, meine Paraphilie ist…………………………….
    ☐   NEIN

25. Welche sexuellen Praktiken würden Sie gerne weiterhin aufrechterhalten bzw. sehen
Sie sich in der Lage, diese beizubehalten?

- ☐ Erotikmagazine
- ☐ Pornografische Zeitschriften
- ☐ erotische Videos
- ☐ Pornografische Videos
- ☐ Petting
- ☐ Küsse
- ☐ Massagen
- ☐ Masturbation
- ☐ Oralsex
- ☐ vaginaler Sex
- ☐ Oralsex
- ☐ Andere

26. Benutzen oder haben Sie Sexspielzeug benutzt?

- ☐ Dildos
- ☐ Masturbatoren
- ☐ Vibratoren
- ☐ Chinesische, thailändische Bälle
- ☐ Aufblasbare Puppen
- ☐ Andere

27. Benutzen Sie oder haben Sie bei Ihrem festen Partner Schutzmethoden wie Kondome
angewendet? Welche?

- ☐ Ja, die verwendete Methode ist ………………………….
- ☐ NEIN

28. Wenn Sie sporadischen oder bezahlten Geschlechtsverkehr hatten, haben Sie
Schutzmaßnahmen angewendet? Wie oft?

- ☐ ja immer
- ☐ Ja, meistens
- ☐ Manchmal
- ☐ NEIN

29. Hatten Sie eine sexuell übertragbare Krankheit? Welche?

- ☐ Ja, ich habe gelitten……………………………………….
- ☐ NEIN

30. Leiden Sie derzeit an einer sexuell übertragbaren Krankheit? Welche?

- ☐ Ja, ich leide………………………………………..
- ☐ NEIN

9.4 Anhang Sitzung 4. Schulung des Personals

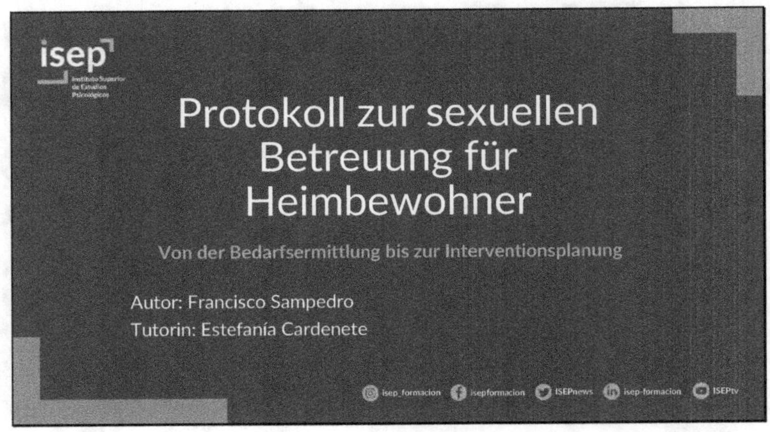

isep
Instituto Superior
de Estudios
Psicológicos
Protokoll zur sexuellen
Betreuung für
Heimbewohner
Von der Bedarfsermittlung bis zur Interventionsplanung
Autor: Francisco Sampedro
Tutorin: Estefanía Cardenete
isep_formacion   isepformacion   ISEPnews   isep-formacion   ISEPtv

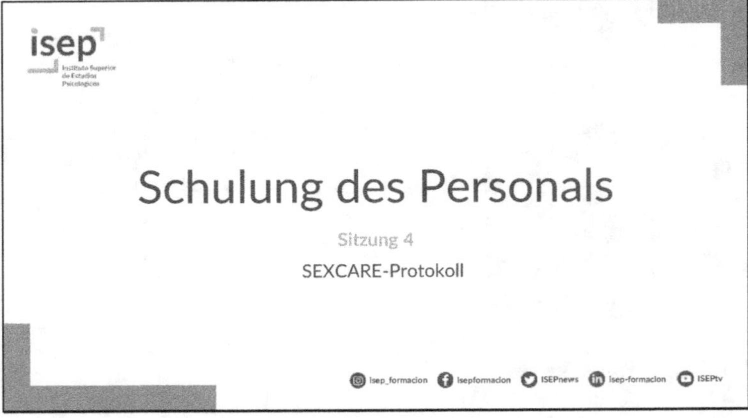

isep
Instituto Superior
de Estudios
Psicológicos
Schulung des Personals
Sitzung 4
SEXCARE-Protokoll
isep_formacion   isepformacion   ISEPnews   isep-formacion   ISEPtv

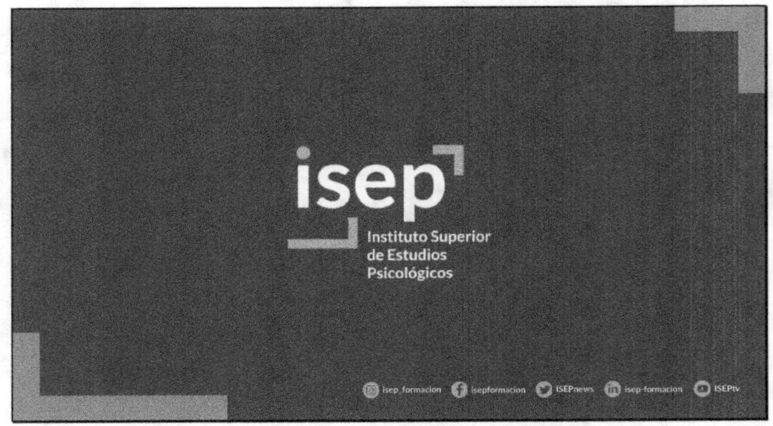

isep
Instituto Superior
de Estudios
Psicológicos
isep_formacion   isepformacion   ISEPnews   isep-formacion   ISEPtv

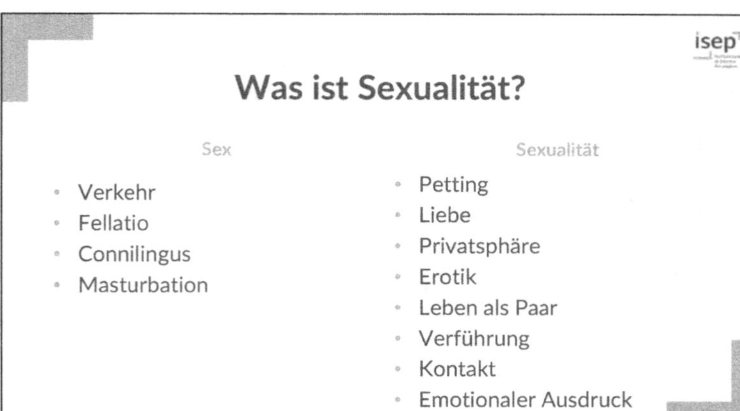
isep
Was ist Sexualität?
Sex
Sexualität
Verkehr
Fellatio
Connilingus
Masturbation
Petting
Liebe
Privatsphäre
Erotik
Leben als Paar
Verführung
Kontakt
Emotionaler Ausdruck

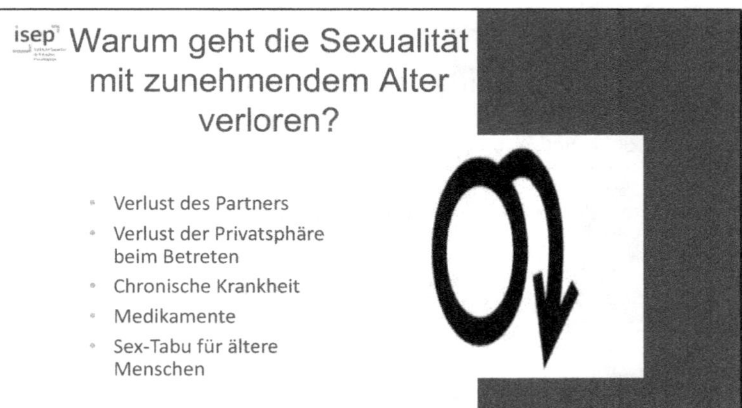
isep
Warum geht die Sexualität mit zunehmendem Alter verloren?
Verlust des Partners
Verlust der Privatsphäre beim Betreten
Chronische Krankheit
Medikamente
Sex-Tabu für ältere Menschen

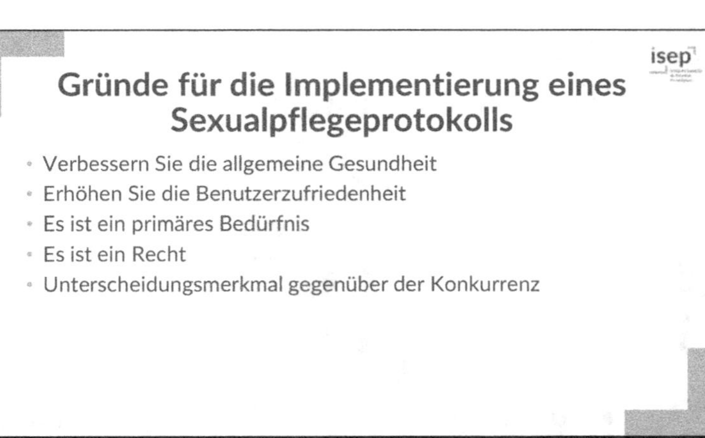
isep
Gründe für die Implementierung eines Sexualpflegeprotokolls
Verbessern Sie die allgemeine Gesundheit
Erhöhen Sie die Benutzerzufriedenheit
Es ist ein primäres Bedürfnis
Es ist ein Recht
Unterscheidungsmerkmal gegenüber der Konkurrenz

SEXCARE-Protokoll

- Bestehen Sie die Skala „Sexuality Assessment Tool".
- Bestimmen Sie die Lücken in
  - Die Institution
  - Die Benutzer
  - das Personal
  - Informationen für Benutzer und ihre Familien
  - Die physische Umgebung
  - Sicherheits- und Risikomanagement
- Planen Sie den Eingriff
- Intervention
- Überwachung und kontinuierliche Schulung

Sexualität und Gesundheit

- Edison de Sousa Júnior et al. (2021)
  - Statistischer Zusammenhang zwischen Sexualität und Lebensqualität bei älteren Menschen
  - Die Stimulierung der Sexualität als Strategie zur Förderung von Gesundheit und aktivem Altern

---

Sexualität als menschliches Bedürfnis

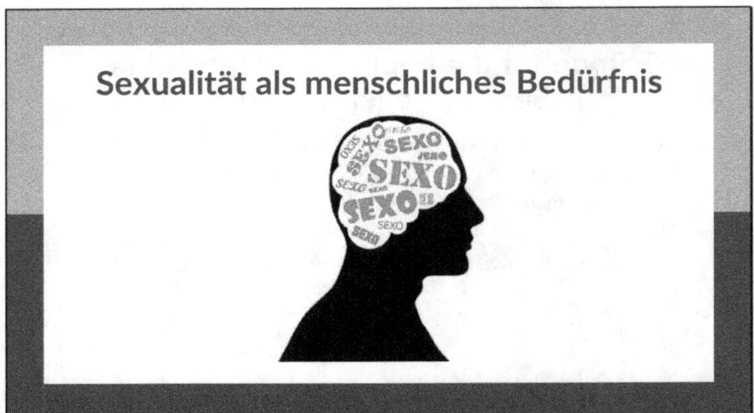

Erklärung der sexuellen Rechte von Valencia (1997)

- Sexualität ist ein grundlegendes und universelles Menschenrecht, das von der gesamten Gesellschaft mit allen Mitteln anerkannt, gefördert, respektiert und verteidigt werden muss
- Sexualität ist ein integraler Bestandteil der Persönlichkeit jedes Menschen.
- Dazu gehört, wie man seine Sexualität lebt und wie man sie ausdrückt.

---

isep Abraham Maslow: „Eine Theorie der menschlichen Motivation" (1943)

- Abraham Maslow stellt sexuelle Bedürfnisse an die Basis seiner Pyramide menschlicher Bedürfnisse und definiert sie als grundlegende oder physiologische Bedürfnisse.

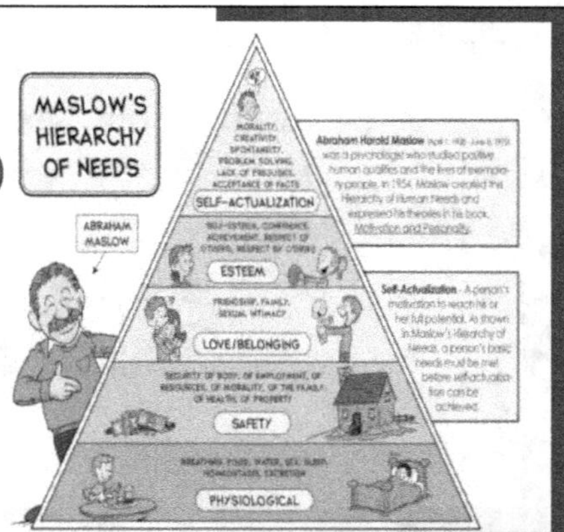

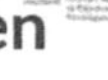

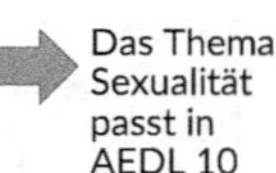

Monika Krohwinkel: 13 AEDL- Aktivitäten und existenzielle Lebenserfahrungen

- 1. Kommunikation
- 2. Bewegung
- 3. Lebenswichtige Funktionen
- 4. Selbstfürsorge
- 5. Essen
- 6. Stuhlgang
- 7. Anziehen
- 8. Ruhe und Schlaf

- 9. Beschäftigt
- 10. Sich wie ein Mann oder eine Frau fühlen → Das Thema Sexualität passt in AEDL 10
- 11. Sorgen Sie für eine sichere Umgebung
- 12. Sorgen Sie für die sozialen Aspekte des Lebens
- 13. Bewältigen Sie existenzielle Lebenserfahrungen

Sexuelle Aktivität und sexuelles Verlangen bei älteren Menschen

- Sexuelle Aktivität von Menschen über 60
  - Mit einem Partner ➡ 64 %
  - Ohne Partner ➡ 7 %
  - Männer ➡ 49,3 %
  - Frauen ➡ 20 %

- Wunsch nach Zuneigung ➡ 98,2 %
- Sexuelles Verlangen von Menschen + 60
  - Männer mit Partner ➡ 85 %
  - Männer ohne Partner ➡ 64 %
  - Frauen mit Partner ➡ 82 %
  - Frauen ohne Partner ➡ 60 %

Sexualität, ein Menschenrecht

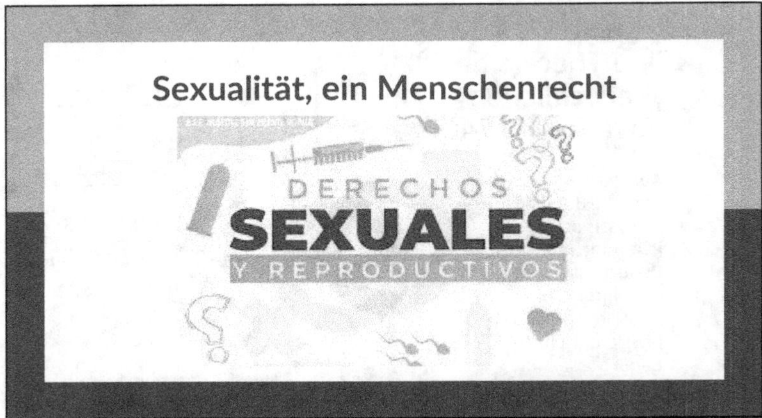

Allgemeine Erklärung der sexuellen Rechte XIII. Weltkongress für Sexologie (1997) Valencia

- Auf einen bestmöglichen Standard sexueller Gesundheit
- Einschließlich des Zugangs zu sexueller und reproduktiver Gesundheitsversorgung; Informationen zu Sexualität zu suchen, zu erhalten und zu verbreiten
- Auf sexuelle Aufklärung
- Auf Respekt gegenüber der körperlichen Unversehrtheit
- Auf freie Partnerwahl
- Zu entscheiden, ob er sexuell aktiv sein will oder nicht
- Auf einvernehmliche sexuelle Beziehungen
- Auf einvernehmliche Eheschließung
- Zu entscheiden, ob und wann er Kinder haben will
- Ein befriedigendes, sicheres und lustvolles Sexualleben anzustreben

Weltgesundheitsorganisation

- Sexuelle Gesundheit ist ein grundlegender Aspekt für Gesundheit und Wohlbefinden
- Anforderungen
  - Positiver und respektvoller Umgang
  - Angenehme und sichere sexuelle Erlebnisse
  - Frei von Zwang, Diskriminierung und Gewalt
- Sexuelle Gesundheit hängt davon ab
  - Zugang zu Informationen über Sexualität
  - Kenntnis der Risiken ungeschützter sexueller Aktivität
  - Zugang zur Gesundheitsversorgung
  - Eine Umgebung, die die sexuelle Gesundheit bestätigt und fördert

---

Ethik und Sexualität

Prinzip der Autonomie	• Selbstbestimmung Ihrer sexuellen Vorlieben und Rechte • Recht auf Privatsphäre
Wohltätigkeitsprinzip	• Menschen können die Intimität, das Vergnügen und die positiven Emotionen genießen, die mit der sexuellen Erfahrung verbunden sind
Grundsatz der Nichtschädigung	• Verhindern Sie, dass die Person Risiken im Zusammenhang mit Sexualität, Krankheiten und Missbrauch ausgesetzt wird
Prinzip der Gerechtigkeit	• Untersuchen Sie sorgfältig jeden Eingriff, der eine Einschränkung der sexuellen Aktivität beinhaltet

---

Geschlechtertheorie

Sex	• Biologische Unterschiede • Mann oder Frau
Geschlecht	• Soziokulturelle Konstruktionen basierend auf biologischen Unterschieden
Geschlechtsidentität	• Erfahrungen, die jeder Mensch seines Geschlechts hat • Passt möglicherweise nicht zu Ihrem biologischen Geschlecht
Sexuelle Orientierung	• Zu welchem Geschlecht fühlst du dich hingezogen? • Zum anderen Geschlecht, zum gleichen Geschlecht, zu beiden Geschlechtern oder zu keinem Geschlecht

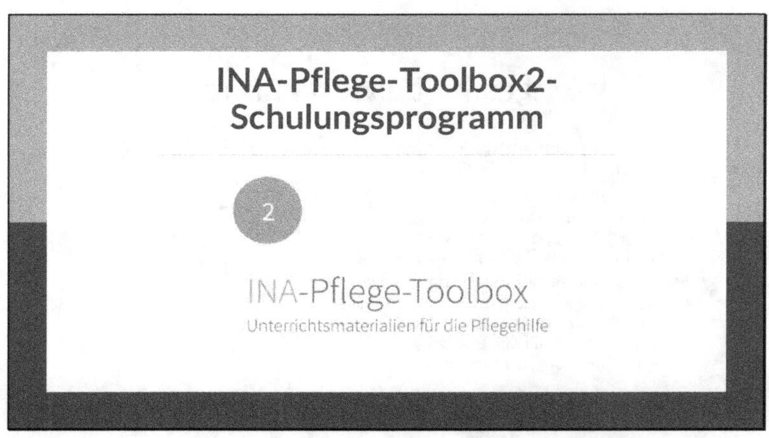

INA-Pflege-Toolbox2-
Schulungsprogramm

2

INA-Pflege-Toolbox
Unterrichtsmaterialien für die Pflegehilfe

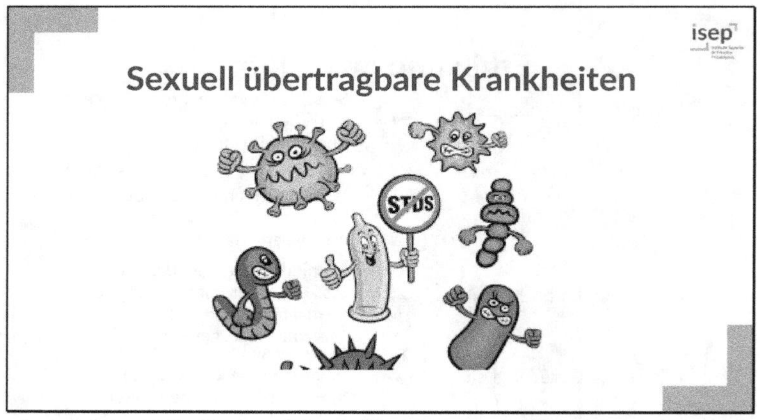

isep
Sexuell übertragbare Krankheiten
STDS

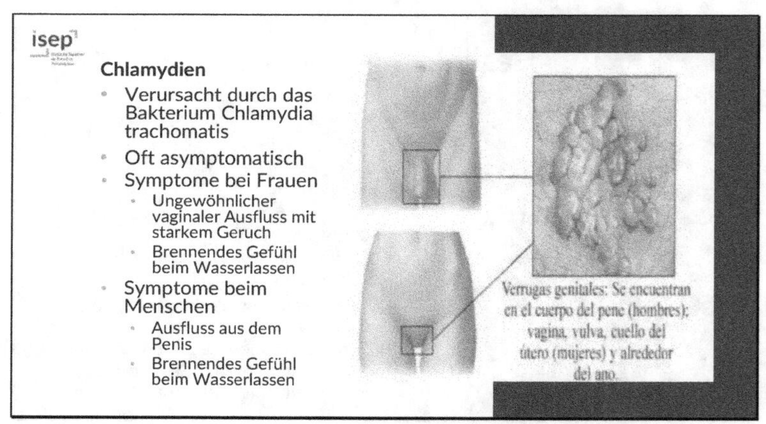

isep

Chlamydien
• Verursacht durch das
  Bakterium Chlamydia
  trachomatis

• Oft asymptomatisch
• Symptome bei Frauen
  • Ungewöhnlicher
    vaginaler Ausfluss mit
    starkem Geruch
  • Brennendes Gefühl
    beim Wasserlassen
• Symptome beim
  Menschen
  • Ausfluss aus dem
    Penis
  • Brennendes Gefühl
    beim Wasserlassen

Verrugas genitales: Se encuentran
en el cuerpo del pene (hombres);
vagina, vulva, cuello del
útero (mujeres) y alrededor
del ano.

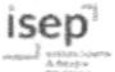

Genitalherpes

- Verursacht durch das Herpes-simplex-Virus
- Die Verbreitung erfolgt durch analen, vaginalen und oralen Geschlechtsverkehr .
- Verursacht Wunden im Genital- oder Rektalbereich

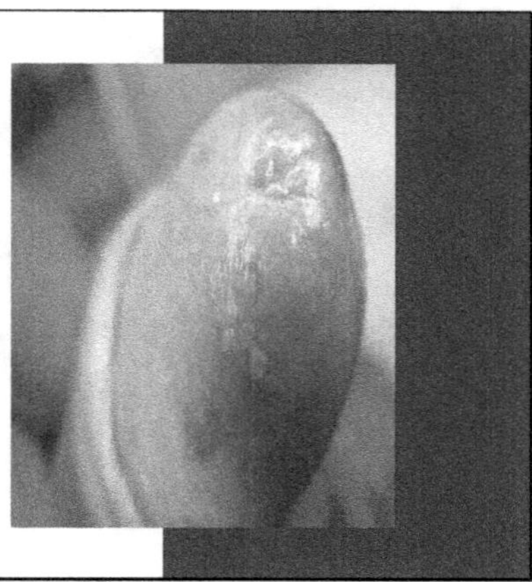

Tripper

- Verursacht durch das Bakterium Neisseria gonorrhoeae
- Es kann durch Kontakt mit abgeschlossen werden
  - Mund
  - Kehle
  - Augen
  - Harnröhre
  - Vagina
  - Penis
  - Jahr
- Ursache
  - Schmerzen beim Wasserlassen
  - Sekrete aus den Genitalien

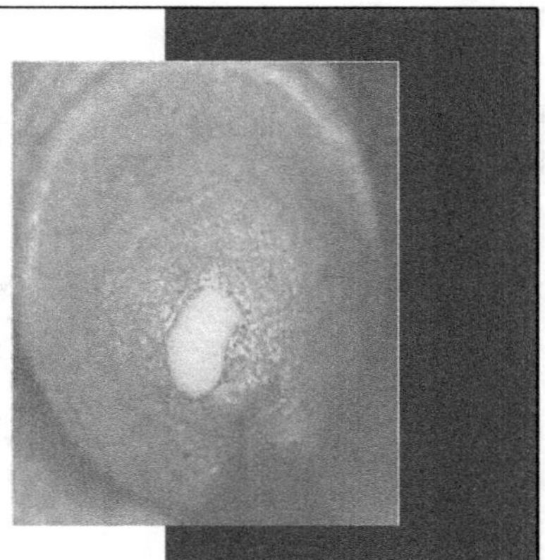

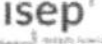

HIV

- Menschlicher Immunschwächevirus
- Verursacht die gleichnamige Infektion
- Symptome: Fieber , Schüttelfrost , Hautausschlag , Nachtschweiß, Muskelschmerzen, Müdigkeit

AIDS

- Erworbenes Immunschwächesyndrom
- Am weitesten fortgeschrittene Phase der HIV-Infektion

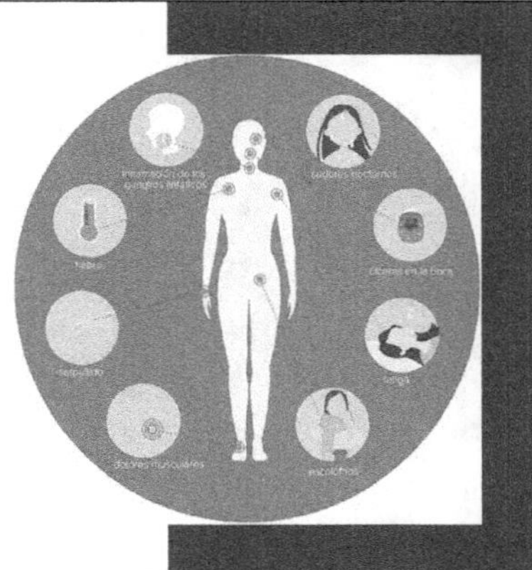

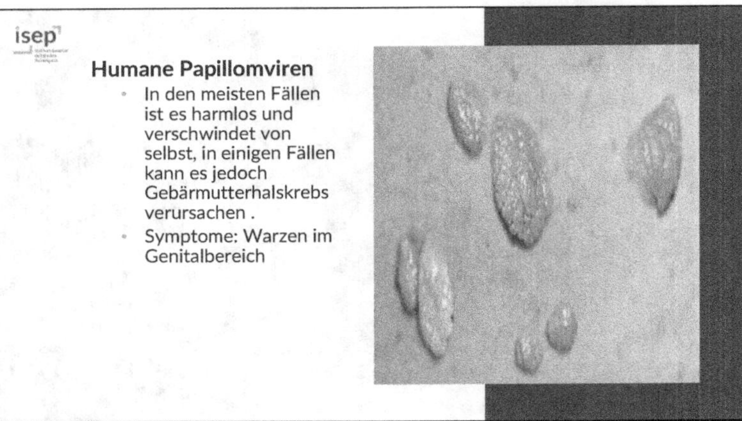

isep
Humane Papillomviren
In den meisten Fällen ist es harmlos und verschwindet von selbst, in einigen Fällen kann es jedoch Gebärmutterhalskrebs verursachen .
Symptome: Warzen im Genitalbereich

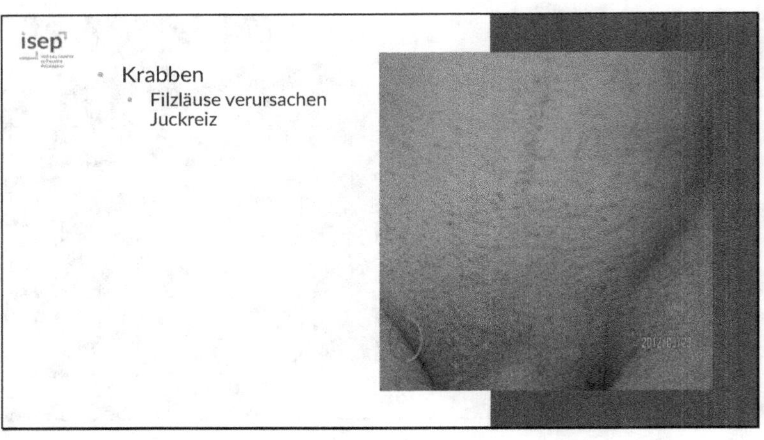

isep
Krabben
Filzläuse verursachen Juckreiz

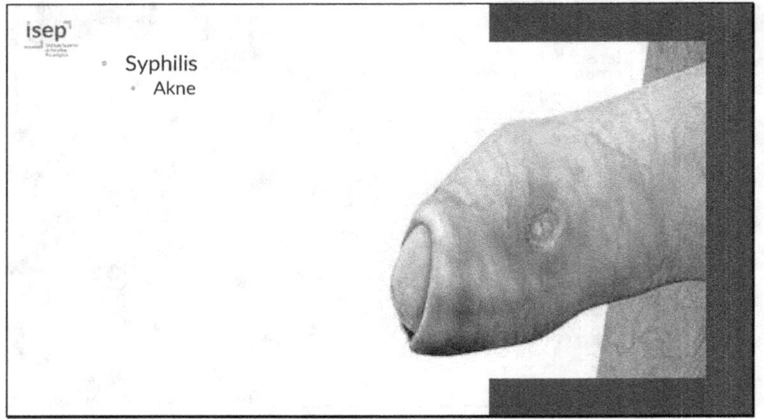

isep
Syphilis
Akne

Sexuelle Übergriffe und geschlechtsspezifische Gewalt

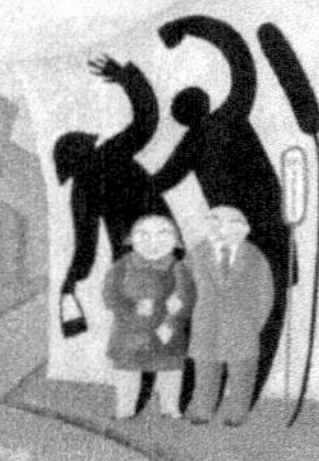

---

isep

Körperverletzung, Belästigung und sexueller Missbrauch

- sexueller Übergriff
  - Jede Handlung, die gegen die sexuelle Freiheit der anderen Person verstößt, unter Anwendung von Gewalt oder Einschüchterung
- sexueller Missbrauch
  - Handeln Sie gegen die sexuelle Freiheit einer Person und verwenden Sie dabei nicht Gewalt oder Einschüchterung, sondern Täuschung, Nötigung oder Überraschung
- sexuelle Belästigung
  - Forderung nach sexuellen Gefälligkeiten, bei der der Belästiger eine Überlegenheitssituation ausnutzt, die am Arbeitsplatz, in der Lehre oder Ähnlichem vorliegen kann. Nichtakzeptanz bedeutet Bestrafung und Drohungen

---

isep

Folgen sexuellen Missbrauchs

- Änderung in
  - Anhang
  - Biologie
  - emotionale Regulierung
  - Dissoziation
  - Regulierung des Verhaltens
  - Erkenntnis
  - Selbstverständnis

- Gastrointestinale Störungen
- Chronischer Schmerz
- Angststörungen
- Depressive Störungen
- Essstörungen
- Schlaflosigkeitsprobleme
- Selbstmord
- sexuelle Funktionsstörungen

Geschlechtsspezifische Gewalt

- Jede auf der Zugehörigkeit zum weiblichen Geschlecht beruhende Gewalttat, die zu körperlichem, sexuellem oder psychischem Schaden oder Leid für Frauen führt oder führen kann, sowie die Androhung solcher Handlungen, Nötigung oder willkürlicher Freiheitsentzug
- Kann implizieren
  - Körperliche Gewalt
  - Sexuelle Gewalt
  - Wirtschaftliche Gewalt
  - Belästigung/Kontrolle

Prozess: Theorie des Kreislaufs der Gewalt

1. Spannungsaufbau
   - Die verbale Gewalt nimmt zu
   - Erste Anzeichen körperlicher Gewalt
   - Es kommt in einzelnen Episoden vor
2. Explosion oder Angriff
   - Körperliche, geistige oder sexuelle Angriffe
   - Normalerweise meldet sich die Frau oder bittet um Hilfe
3. Ruhe oder Versöhnung oder „Flitterwochen"
   - Der Angreifer gibt an, dass er es bereue und bittet um Vergebung
   - Nutzen Sie emotionale Manipulationsstrategien (Geschenke), um ein Scheitern der Beziehung zu verhindern
   - Am Ende denkt die Frau, dass sich alles ändern wird

Folgen geschlechtsspezifischer Gewalt

- Psychische Probleme
- Geringe Selbstachtung
- Angst, Stress, Unruhe und psychischer Schock
- Isolierung
- Schlafstörung
- Essstörungen

Unangemessenes sexuelles Verhalten

- Es handelt sich um verbale oder körperliche Handlungen sexueller Natur
- Folge der sexuellen Aktivierung des Demenzkranken
- Sie sind unangemessen, wenn sie in unangemessenen sozialen Kontexten auftreten
- Sie können die Form einer Aufforderung, eines Verhaltens oder des Versuchs, Körperkontakt aufrechtzuerhalten, annehmen.

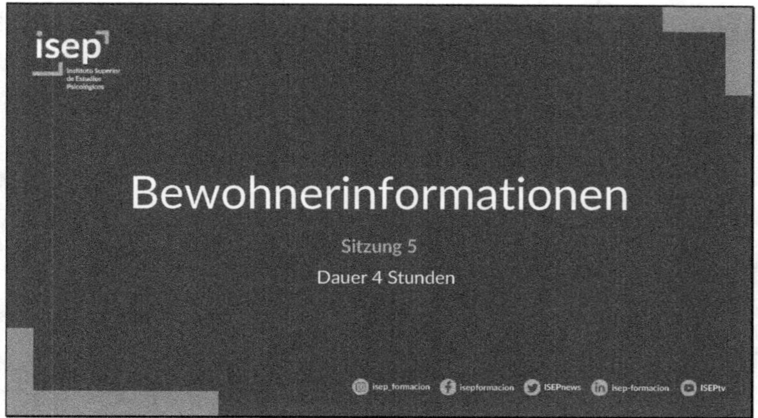

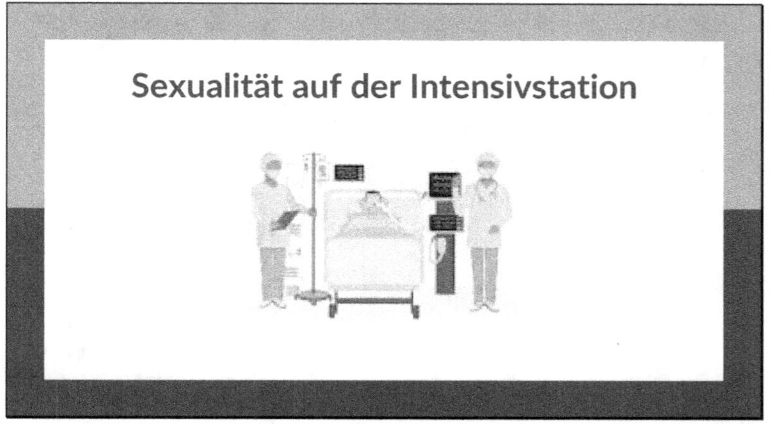

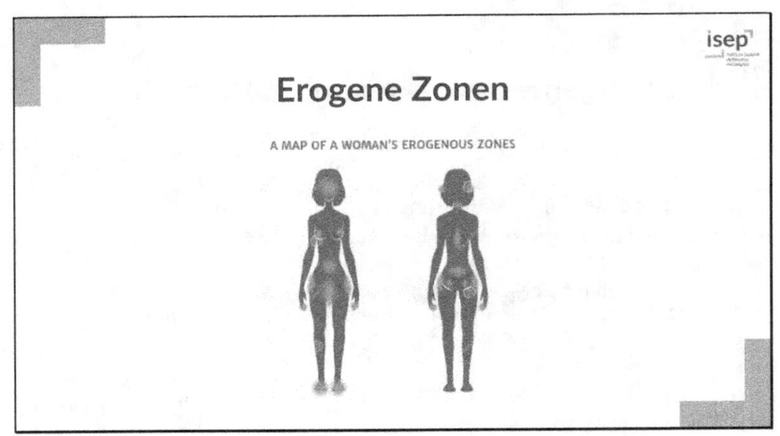

Erogene Zonen
A MAP OF A WOMAN'S EROGENOUS ZONES

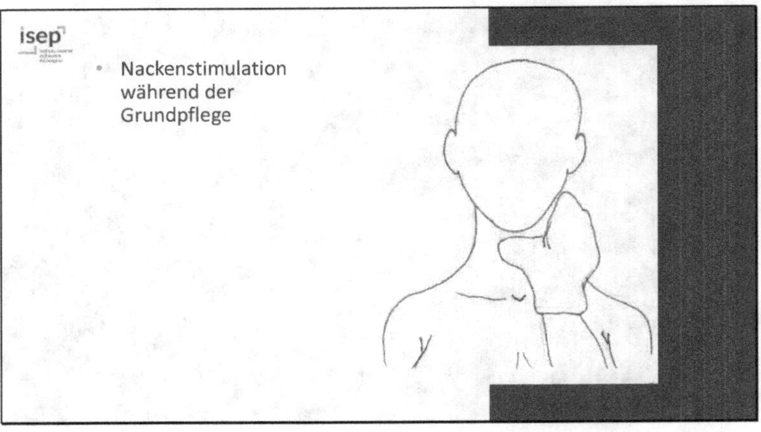

Nackenstimulation
während der
Grundpflege

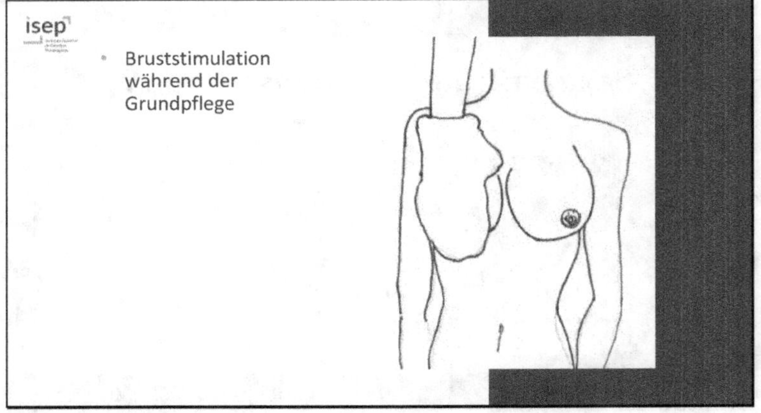

Bruststimulation
während der
Grundpflege

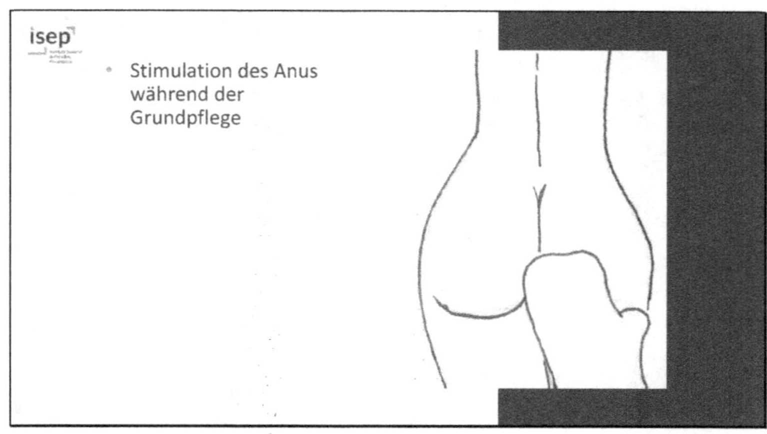

isep
Stimulation des Anus während der Grundpflege

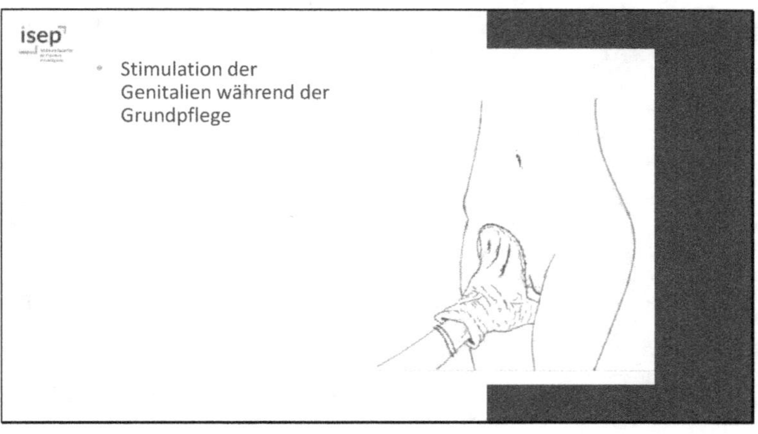

isep
Stimulation der Genitalien während der Grundpflege

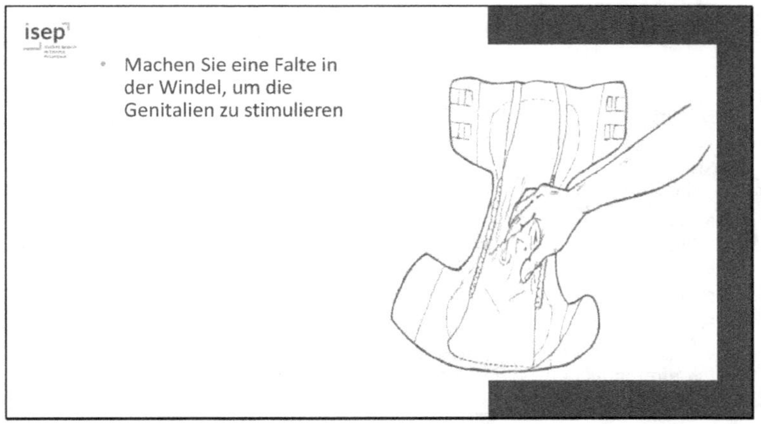

isep
Machen Sie eine Falte in der Windel, um die Genitalien zu stimulieren

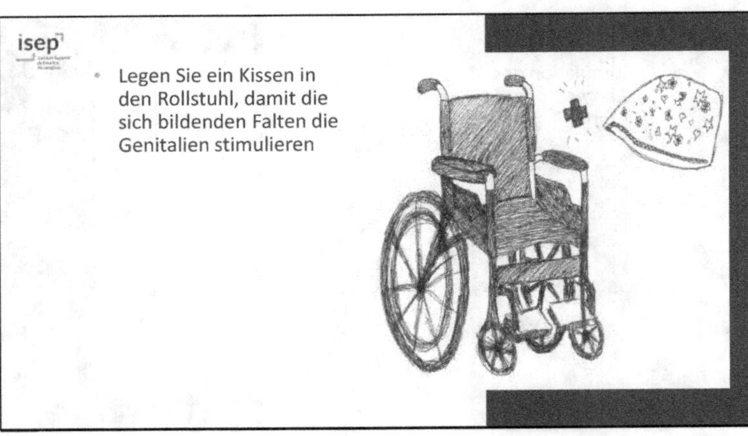

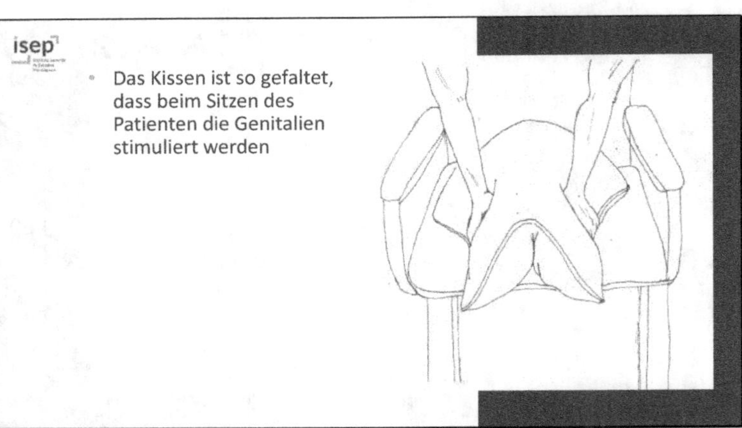

Ethik in der Sexualpflege

isep

JA	NEIN
Bieten Sie dem Patienten das Spielzeug in der Hand an	Führen Sie das Spielzeug in die Vagina ein oder befriedigen Sie die sexuellen Bedürfnisse des Patienten direkt. Wenn der Patient es nicht alleine schaffen kann, wird diese Arbeit von einem Sexualassistenten übernommen
Stimulieren Sie erogene Zonen beim Waschen	Bieten Sie sexuelle Dienstleistungen von Prostituierten oder uns selbst an
Machen Sie eine Falte in der Windel, um die Genitalien zu stimulieren	Salben Sie die Geschlechtsorgane mit Gelen und masturbieren den Patienten
Bieten Sie einen Sexualassistenten an	
Geschlechtsorgane oder Windeln mit empfindlichen Gelen verteilen	

Aktiver Sexualassistent

- Bezahlte sexuelle Dienstleistung für Menschen mit Behinderungen
- Aktivitäten
  - sexuelle Beratung
  - erotische Massagen
  - Zusammen nackt sein
  - sich gegenseitig berühren
  - Leite die Person, damit sie sich selbst befriedigen kann
  - Oralsex
  - Verkehr
- Jede Sexualassistentin entscheidet frei, welche Leistungen sie anbietet.

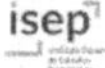

Arten von Sexualassistenten

Vermögenswert | Passiv

- Bezahlte sexuelle Dienstleistung für Menschen mit Behinderungen
- Aktivitäten
  - sexuelle Beratung
  - erotische Massagen
  - Zusammen nackt sein
  - sich gegenseitig berühren
  - Leite die Person, damit sie sich selbst befriedigen kann
  - Oralsex
  - Verkehr
- Jede Sexualassistentin entscheidet frei, welche Leistungen sie anbietet.

- Bietet Menschen mit Behinderungen die Möglichkeit, ihre sexuellen Bedürfnisse zu befriedigen
- Aktivitäten
  - sexuelle Beratung
  - Sexualpädagogik
  - Sexualtraining
  - Organisation von
    - Sex-Tools
    - sexuelle Dienstleistungen

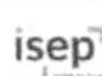

Suchende sexuelle Hilfe

- Menschen, die aufgrund einer körperlichen oder geistigen Behinderung nicht mehr in der Lage sind, sich sexuell zu befriedigen.
- Ältere Menschen, die mit der Selbstzufriedenheit nicht ganz zufrieden sind und sich den innigen Kontakt mit anderen Menschen wünschen
- Menschen, die aufgrund einer Erkrankung oder einer Amputation der Genitalien keinen Geschlechtsverkehr mehr haben können und Sexualität anders erleben müssen, benötigen die Sicherheit und das Vertrauen, die eine Sexualassistentin bietet, da sie ausschließlich mit diesen Patienten arbeiten.
- Menschen mit Demenz und ungezügelter Wut, die ihre Behandlung in Einrichtungen erschweren

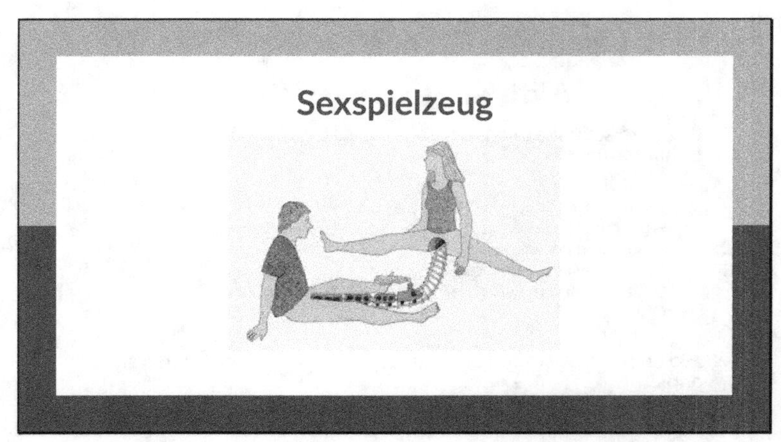

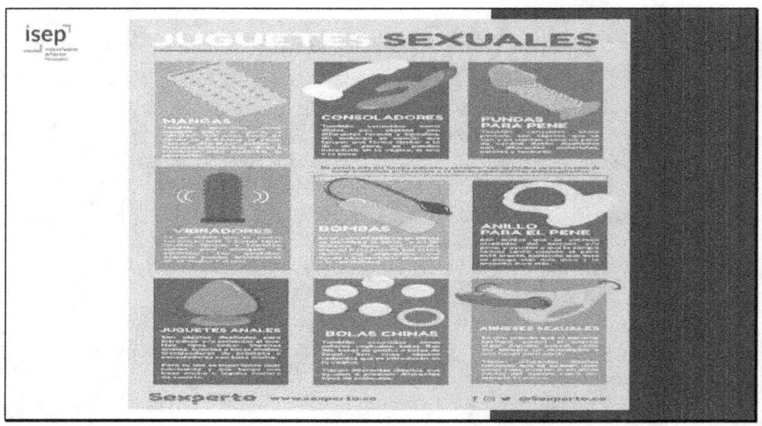

Ärmel

- Weiche Schläuche zum Einführen des Penis
- Verschiedene Formen und Texturen
- Manche vibrieren und saugen

Dildos

- Sie werden in die Vagina, den Anus oder den Mund eingeführt
- Viele Formen und Größen, meist jedoch Penisform
- Sie können gebogen werden, um den G-Punkt oder die Prostata zu stimulieren

Penishüllen

- Sie sehen aus und fühlen sich an wie ein echter Penis
- Bei manchen ist es möglich, im Stehen mit ihnen zu urinieren.
- Sie werden von Transgender-Personen verwendet, um ihnen zu helfen, ihre Geschlechtsidentität auszudrücken.

Vibratoren

- Objekte unterschiedlicher Form, die vibrieren, um die Genitalien zu stimulieren
- Sie dienen der Anregung
  - Vulva
  - Vagina
  - Penis
  - Hodensack
  - Hoden
  - Brustwarzen
  - Jahr
- Sie können zum Einstecken oder zur Außenanwendung verwendet werden

Bombe der Leere

- Gegenstand ähnlich einem Staubsauger, der über eine manuell oder batteriebetriebene Pumpe verfügt
- Sie werden zum Saugen verwendet
  - Penis
  - Klitoris
  - Vulva
  - Brustwarzen
- Penispumpen können helfen, eine Erektion zu erreichen
- Sie helfen bei der Behandlung der erektilen Dysfunktion

Penisringe

- Sie werden um den Penis oder Hodensack gelegt
- Sie helfen, die Erektion zu verlängern, indem sie das Blut im Inneren zurückhalten
- Einige haben eingebaute Vibratoren
- Tragen Sie sie nicht länger als 10 bis 30 Minuten und entfernen Sie sie sofort, wenn Sie Beschwerden verspüren.
- gerinnungshemmende Medikamente

Analspielzeug

- Zum Einführen in den Anus
- Jungs
  - Analplugs
  - Analkugeln oder Analkugeln
  - Prostata-Massagegeräte
- Mit Gleitmitteln verwenden

Chinesische Bälle

- Dabei handelt es sich um runde Gegenstände, die in die Vagina eingeführt werden.
- Durchführung von Kegel-Übungen zur Straffung und Stärkung der Beckenmuskulatur
- Manche sind schwer und hohl, manche rollen und hüpfen in der Vagina.

Sexuelle Geschirre

- Dabei handelt es sich um ein Kleidungsstück ähnlich einem Slip oder Höschen, das über eine Hülle verfügt, um einen Penis-Dildo im Allgemeinen oder ein anderes Sexspielzeug zu halten.
- Es ist im Allgemeinen für die Anwendung am Schambein gedacht, es gibt jedoch auch einige für andere Körperteile, wie zum Beispiel die Oberschenkel.

Kegel-Übungen

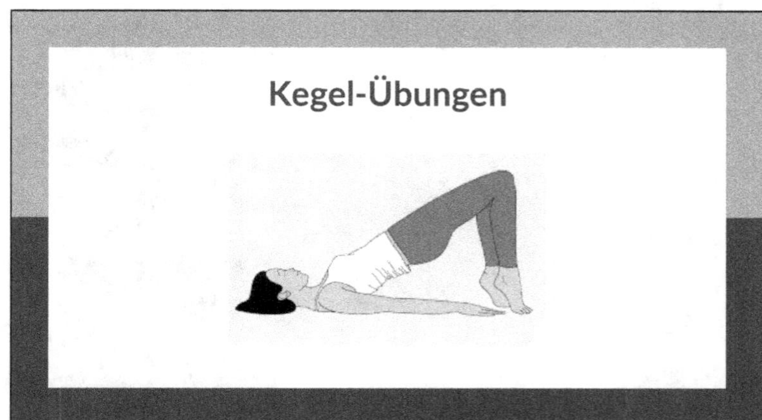

Definition

- Dies sind einfache Übungen, die zur Behandlung von Blasenkontrollproblemen und zur Verbesserung der Darmkontrolle durchgeführt werden können.
- Sie müssen regelmäßig durchgeführt werden und die Ergebnisse sind innerhalb weniger Wochen sichtbar.
- Sie sollten mit leerer Blase durchgeführt werden, da sonst die Muskulatur geschwächt würde.

Kegelübungen für Männer

- Spannen Sie Ihre Beckenbodenmuskulatur an, halten Sie die Kontraktion drei Sekunden lang und entspannen Sie sich dann drei Sekunden lang
- Halten Sie beim Wasserlassen für einige Sekunden an und setzen Sie das Urinieren fort. Wiederholen Sie es etwa dreimal
- Drücken Sie beim Wasserlassen so lange, bis der letzte Tropfen herauskommt.

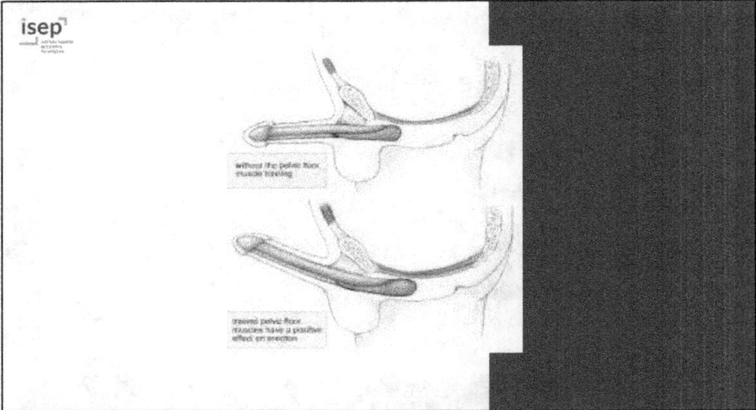

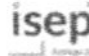

Kegelübungen für Frauen

- Stellen Sie sicher, dass die Blase leer ist
- Setzen oder legen Sie sich hin
- Spannen Sie Ihre Beckenbodenmuskulatur 3 bis 5 Sekunden lang an
- Entspannen Sie Ihre Muskeln 3 bis 5 Sekunden lang
- 3-mal täglich 10-mal wiederholen

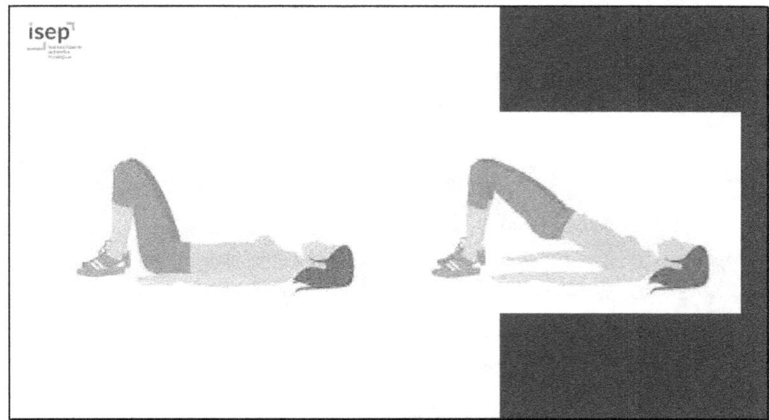

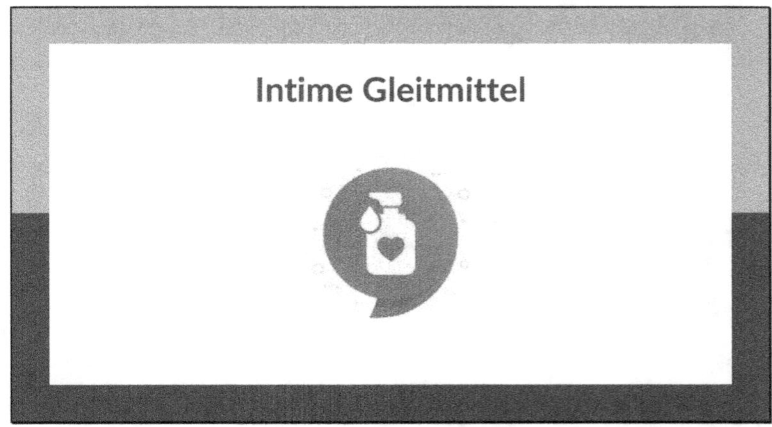

Wozu dienen Intimgleitmittel?

- Sie reduzieren die Reibung an den Genitalien oder dem Anus beim Geschlechtsverkehr
- Sie sind Verbündete zum Vergnügen beider Mitglieder des Paares.
- Übermäßige Trockenheit erhöht das Risiko von Infektionen, Reizungen und schmerzhaften Beziehungen

Arten von Intimschmiermitteln

- Gleitmittel auf Wasserbasis
  - Reduzieren Sie vaginale Trockenheit
  - Sie beschädigen das Kondom nicht
  - Sie hinterlassen keine Flecken auf der Kleidung
  - Kürzere Dauer
- Schmiermittel auf Ölbasis
  - Längere Dauer
  - Sie beschädigen das Kondom
  - Sie beflecken Kleidung
- Gleitmittel auf Silikonbasis
  - Für Anal- oder Wassersex
  - Nicht mit Sexspielzeugen verwenden, da diese dadurch beschädigt werden.
- Andere Arten von Gelen
  - Thermal
  - Stimulanzien
  - Mit Pheromonen
  - Ökologisch

sexuelle Gesundheit

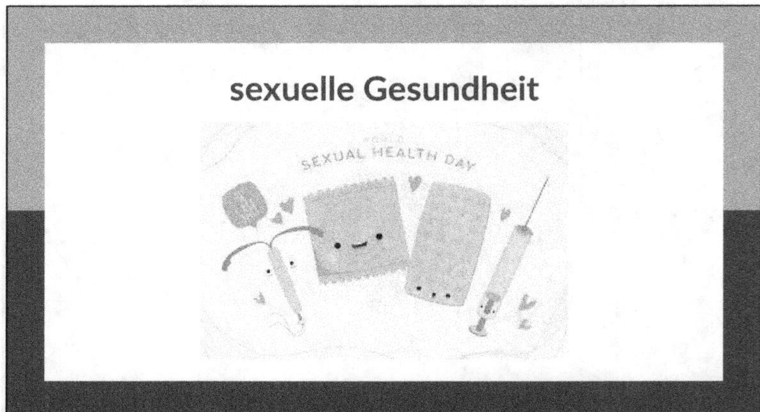

isep

Sexualität und Gesundheit

- Edison de Sousa Júnior et al. (2021)
  - Statistischer Zusammenhang zwischen Sexualität und Lebensqualität bei älteren Menschen
  - Die Stimulierung der Sexualität als Strategie zur Förderung von Gesundheit und aktivem Altern

isep

Sexuell übertragbare Krankheiten

- Chlamydien
  - Symptome bei Frauen
    - Ungewöhnlicher vaginaler Ausfluss mit starkem Geruch
    - Brennendes Gefühl beim Wasserlassen
  - Symptome beim Menschen
    - Ausfluss aus dem Penis
    - Brennendes Gefühl beim Wasserlassen
- Genitalherpes
  - Wunden im Genital- oder Rektalbereich
- Tripper
  - Schmerzen beim Wasserlassen
  - Sekrete aus den Genitalien

- HIV und AIDS
  - Fieber, Schüttelfrost, Hautausschlag, Nachtschweiß, Muskelschmerzen, Müdigkeit
- Humane Papillomviren
  - Warzen rund um die Genitalien
  - Kann Gebärmutterhalskrebs verursachen
- Krabben
  - Filzläuse verursachen Juckreiz
- Syphilis
  - Akne

isep

Chronische Krankheit und geringes sexuelles Verlangen

- Diabetes
- Herzpathologie
- Depression
- Arteriosklerose
  - Verstopfte Arterien
    - Koronar ⟶ infarkt
    - Karotis ⟶ Schlaganfall
    - Penis ⟶ Impotenz
  - Erektile Dysfunktion ⟶ Diabetes ist eine der Ursachen

- Herzinfarkt
  - Furcht
    - Ärzte verschreiben wenig erregende Aktivität
    - Angst vor dem plötzlichen Tod
    - Angst, nicht das zu erreichen, was vorher war
  - Nur 06 % der plötzlichen Todesfälle ereigneten sich beim Geschlechtsverkehr

Medikamente, die das sexuelle Verlangen beeinflussen

- Statine und Fibrate → Cholesterin
- Antihypertensiva → Hypertonie
- Antidepressiva → Depression
- Antipsychotika → Psychiatrische Pathologien
- Benzodiazepinen → Angst
- H2-Blocker → Magen-Darm-Erkrankungen
- Antikonvulsiva → Epilepsie

Vorteile von Sex im Alter

- Laut Master und Johnson
  - Frau → Reduziert die Alterung der weiblichen Sexualanatomie
  - Mann → Regelmäßige Ejakulation schützt vor Prostatakrebs
- Herz-Kreislauf-Vorteile
  - Vorteile für Wohlbefinden und Selbstwertgefühl

Faktoren, die die sexuelle Aktivität älterer Menschen beeinflussen

- Das Fehlen eines Partners
- Die Monotonie der Beziehungen
- Kommunikationsprobleme
- Körperliche Gesundheitsprobleme
- Geschichte des Sexuallebens
- Wohnverhältnisse
- Fehlende Privatsphäre
- Die Haltung von Profis
- Polypharmazie
- Geringe Selbstachtung
- Erektile Dysfunktion bei Männern
- Dyspareunie für Frauen

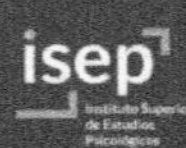

isep
Instituto Superior
de Estudios
Psicológicos

„Das Erwachsenenalter ist das Zeitalter der Erotik, weil Reproduktionsprobleme verschwinden. „Sexualität hat in dieser Phase ausschließlich den Zweck, Vergnügen zu geben und zu empfangen."

Ignacio González Labrador (2002)

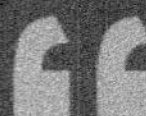

isep

Voraussetzungen, um im Alter ein Sexualleben zu genießen

- Seien Sie bei einigermaßen guter Gesundheit
- Interessieren Sie sich für Sexualität
- Haben Sie einen Partner, den Sie interessant finden

isep

Erotik im Alter

- Erotik → Erfahrungen, die als sexuell identifiziert werden und mit dem angenehmen Verhalten persönlicher, lebendiger körperlicher Erfahrungen und der Interaktion mit anderen identifiziert werden
- Die wichtigste erogene Zone → sind die Genitalien
- sexuelle Aktivität → 57,3 % Frauen / 70 % Männer
- Häufigkeit → Zweiwöchentliche

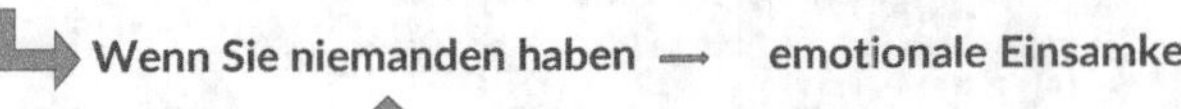

Art und Weise, Sexualität für ältere Menschen auszudrücken und zu spüren

- Größere Vielfalt als zwischen Jugendlichen und Erwachsenen
- Das erste Bedürfnis besteht darin, sich sicher und geschätzt zu fühlen

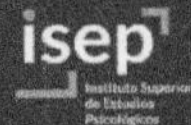 **Wenn Sie niemanden haben** ⟶ **emotionale Einsamkeit**

- Sie benötigen ein Netzwerk sozialer Beziehungen
- Sexuelle Bedürfnisse: Streicheln, Küssen, Umarmen, Erregung, Sex

Mit zunehmendem Alter ändert sich das Bedürfnis, geliebt zu werden, nicht

---

„Die Kultur, in der wir leben, ist sexphob und Sexualität wird als gefährlich, abscheulich und schmutzig angesehen. „Ältere Menschen wurden darin sozialisiert und unsere Mission ist es, ihnen zu helfen, sich von diesen Mythen und falschen Überzeugungen zu befreien."
F. López-Sanchez (2005)

Nach Angaben des Gesundheitspersonals die häufigsten sexuellen Verhaltensweisen in Pflegeheimen

- Küsse
- Umarmungen
- Masturbation
- Unangemessenes sexuelles Verhalten (Exhibitionismus) 39 %
- Berühren von Profis 27 %

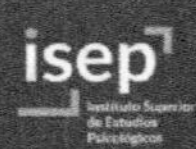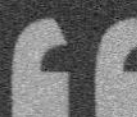

„Obwohl die formelle Anerkennung sexueller Rechte und Vielfalt die Norm zu sein scheint, sind explizite Richtlinien noch nicht weit verbreitet"
Feliciano Villar et al. (2019)

Wie ältere Menschen ihre eigene Sexualität leben und betrachten

- Große Relevanz von Sex und Sexualität im Alter
- Hoher individueller Charakter der Sexualität
- Hohe Vielfalt im Ausdruck Ihrer Sexualität
  - Vorstellung
  - Outfit
  - Privatsphäre
  - Du streichelst
  - Küsse
  - sexuelle Beziehungen
- Negative Einstellungen gegenüber
  - Explizit sexuelles Verhalten
  - Homosexualität

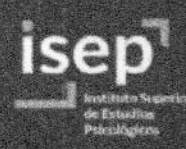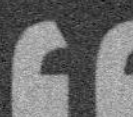

„Die Wahrnehmung der Angemessenheit sexueller Beziehungen durch ihre Mitbewohner erklärt ihre Reaktionen auf Sexualität besser als das Erleben der sexuellen Verhaltensweisen selbst "

Lieslot Mahieu und Chris Gastmans (2005)

Wie Bewohner ihre sexuellen Bedürfnisse befriedigen

1. Interaktionen mit Berufstätigen (39 %)
   a. Berührende Profis (19,5 %)
   b. Schauen Sie sich die sexuellen Eigenschaften von Arbeitnehmern an (9,7 %)
   c. Bitten Sie Arbeitnehmer um sexuelle Stimulation (7 %).
   d. Vorstellungen sexueller Natur bei Fachleuten (2,7 %)
2. Autoerotik (15 %)
   a. Porno- und Erotikfilme (7 %)
   b. Masturbation (5,5 %)
   c. Sexuelle Stimulationswerkzeuge (2,7 %)
3. Sexualität mit einem Partner (46 %)
   a. Honig (15%)
   b. Treffen Sie einen Partner (12,5 %)
   c. Sexuelle Beziehungen (8,3 %)
   d. Prostituierte (4 %)
   e. Promiskuität (2,7 %)
   f. Exhibitionismus (2,7 %)

Demenz und Sexualität

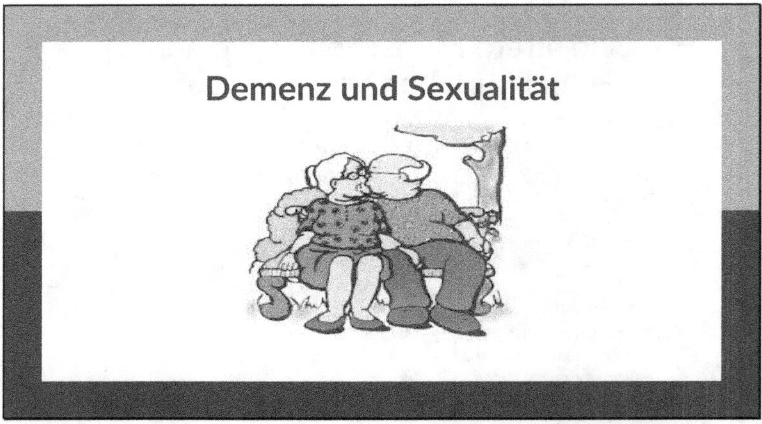

Reaktionen auf sexuelle Äußerungen von Menschen mit Demenz

- Sexuelle Äußerungen verheirateter Demenzpatienten sind schwer zu bewältigen und für Familienangehörige schmerzhaft
- Menschen mit Demenz zeigen häufig enthemmtes Verhalten, was den Fachkräften Unbehagen bereitet.
- Der Grund für die Suche nach Sexualität liegt darin, dass es sich um ein lebenswichtiges Bedürfnis handelt
- Demenzkranke Patienten können die Intimpflege durch das Personal falsch verstehen

Intervention bei sexuellen Äußerungen von Menschen mit Demenz

- Schulung von Fachkräften und Familienangehörigen
- Sexualbiografie des Patienten
- Kontext und Situation, in der die Situation auftritt, und den Standpunkt der beteiligten Personen einholen
- Demonstration der Einwilligung
    - Verstehen Sie die Beziehung, die Sie zu einer dritten Person haben?
    - Haben Sie sich bewusst für eine solche Beziehung entschieden?
    - Haben Sie diese Beziehung Dritten mitgeteilt?
- Suche nach fehlender Einwilligung
    - Hat sich der körperliche, kognitive oder emotionale Zustand der älteren Person seit Bekanntwerden des Zusammenhangs verschlechtert?
    - Wurde im Gegenteil ein positiver Zusammenhang beobachtet?
- Entscheidungsfindung

Unangemessenes sexuelles Verhalten

- Es handelt sich um verbale oder körperliche Handlungen sexueller Natur
- Folge der sexuellen Aktivierung des Demenzkranken
- Sie sind unangemessen, wenn sie in unangemessenen sozialen Kontexten auftreten
- Sie können die Form einer Aufforderung, eines Verhaltens oder des Versuchs, Körperkontakt aufrechtzuerhalten, annehmen.

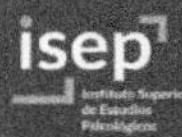
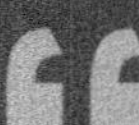

isep

Ursachen für unangemessenes Sexualverhalten

- Ursachen
  - Veränderung der neuronalen Schaltkreise, die das sexuelle Verlangen regulieren
  - Konsum psychoaktiver Substanzen
  - Psychosoziale Faktoren wie Gefühle der Einsamkeit, Angst, Unruhe...
  - Falsche Interpretation von Situationen aufgrund kognitiver Beeinträchtigung
  - Mangel an Sexualpartner
  - Mangelnde oder übermäßige Stimulation durch die Umwelt (siehe erotisch aufgeladenes Material)

isep

Folgen unangemessenen Sexualverhaltens

- Person mit Demenz
  - Infektion mit sexuell übertragbaren Krankheiten
  - Genitales Trauma
  - Die Verschlechterung der Qualität der erhaltenen Behandlung,
  - Neckisch
  - Ablehnung
  - Unverständnis
- Verwandte
  - Scham
- Profis
  - Aufgrund mangelnder Sexualschulung können sie sich überfordert fühlen
- Andere Bewohner
  - Sie verfügen möglicherweise nicht über die körperliche oder geistige Fähigkeit, Entscheidungen zu treffen oder sich unangemessenem sexuellen Kontakt zu widersetzen.

Maßnahmen bei unangemessenem Sexualverhalten

isep

- Beziehen Sie die sexuelle Vorgeschichte in die Biografie des Patienten ein
- Pharmakologische Intervention nur zu Beginn und bei Risiken für die Gesundheit des Betroffenen
- Erklären Sie der Person, warum ihr Verhalten unangemessen ist
- Reagieren Sie auf die Ursache unangemessenen Sexualverhaltens, indem Sie beispielsweise die Intensität der Stimulation erhöhen, wenn der Verdacht besteht, dass Langeweile dahintersteckt, oder indem Sie die für die Körperpflege zuständige Pflegekraft austauschen, wenn der Verdacht besteht, dass der Patient ihn mit seinem verwechselt Partner.
- Reagieren Sie auf die Folgen unangemessenen sexuellen Verhaltens. Wenn der Verdacht besteht, dass sie durch die dadurch erzeugte Aufmerksamkeit aufrechterhalten werden, ignorieren Sie sie
- Das Ziel besteht nicht darin, das Sexualverhalten des Patienten zu beseitigen, sondern dies am richtigen Ort und zur richtigen Zeit zu tun.

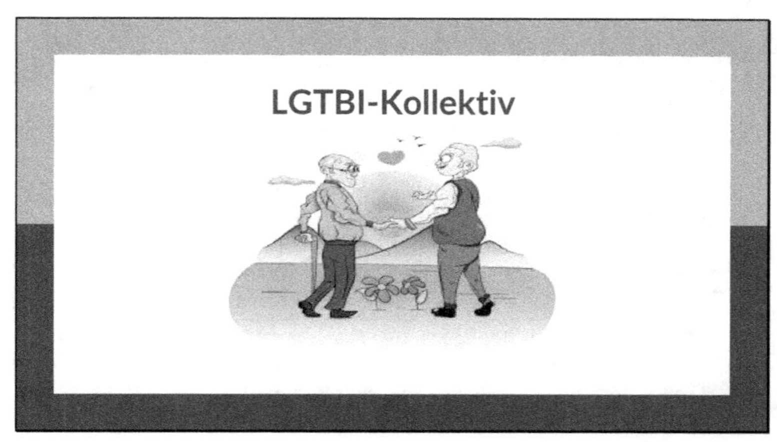

LGBTBI-Menschen in Pflegeheimen

- Sie werden doppelt diskriminiert
  - Aufgrund ihres Alters sind sie von der Sexualität ausgeschlossen
  - Sie fühlen sich gezwungen, ihre sexuelle Orientierung zu verbergen
- Pflegeheime sind homophobe Umgebungen
- Ältere Menschen lehnen Homosexualität aufgrund ihrer Bildung ab
  - Von der Kirche nicht akzeptiert, sündig
  - Für die Wissenschaft war es eine psychische Störung
  - Vom Staat nicht akzeptiert, vom Gesetz verfolgt

Fachkräfte, die sich um Heimbewohner kümmern

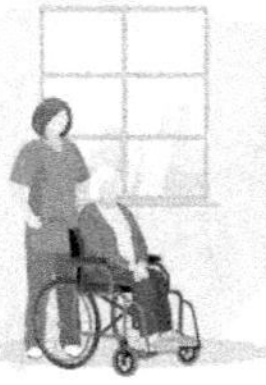

Meinungen und Einstellungen von Fachleuten zur Sexualität älterer Menschen

- Die Hälfte akzeptiert die Regulierung der Sexualität in Wohnheimen, die andere Hälfte hält sie für unnötig oder schädlich
- Assoziation von Regulierung und Verbot
- Assoziation von Sexualität mit Geschlechtsverkehr
- Negative Reaktionen auf Sexualität überwiegen
- Sehr begrenzter Wissensstand zu diesem Thema
- Mangel an standardisierter Reaktion
- Die Hälfte der Berufstätigen fühlt sich sexuell belästigt
- Zeitmangel zur Befriedigung sexueller Bedürfnisse

Tabu

- Negative Einstellung zur Sexualität bei älteren Menschen
  - Falscher Zusammenhang zwischen Sexualität und Fortpflanzung
  - Vorurteil, dass alt gleich krank ist
- Sowohl für den Facharzt als auch für den Assistenzarzt ist es unangenehm, über Sexualität zu sprechen.
- Gesellschaftlicher Druck gegen Sexualität aufgrund der Überzeugung, dass Sex im Alter nicht existiert
- Die heutige Generation der Bewohner hat gelernt, dass Sex schmutzig und sündhaft ist und nur zu Fortpflanzungszwecken erlaubt ist.
- Nicht-genitale sexuelle Äußerungen wie Streicheln werden akzeptiert

Bewertung des Personals zum Thema Sexualität

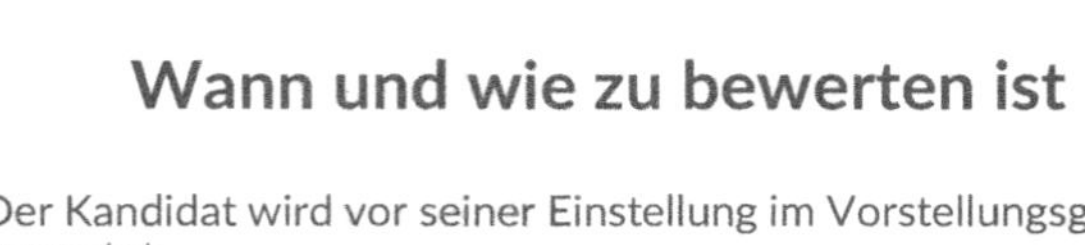

Wann und wie zu bewerten ist

- Der Kandidat wird vor seiner Einstellung im Vorstellungsgespräch bewertet
  - Wissen über Sexualität
  - Überzeugungen und Einstellungen
- Schulung und kontinuierliche Bewertung
  - Durch ganzjährige Schulungen zum Thema Sexualität
  - Wir bieten Kurse für Anfänger, Fortgeschrittene und Fortgeschrittene an

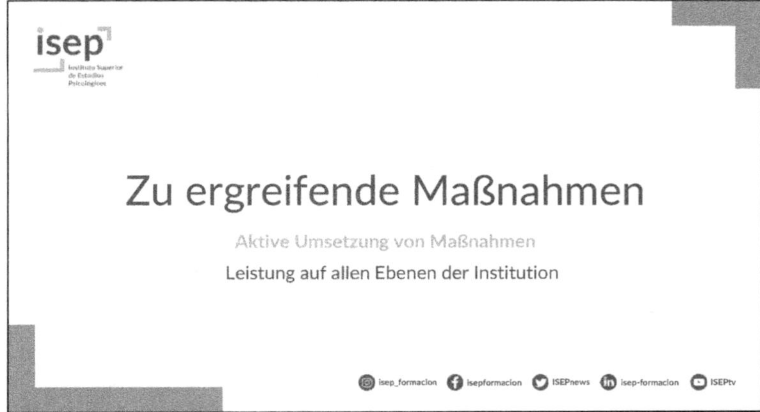

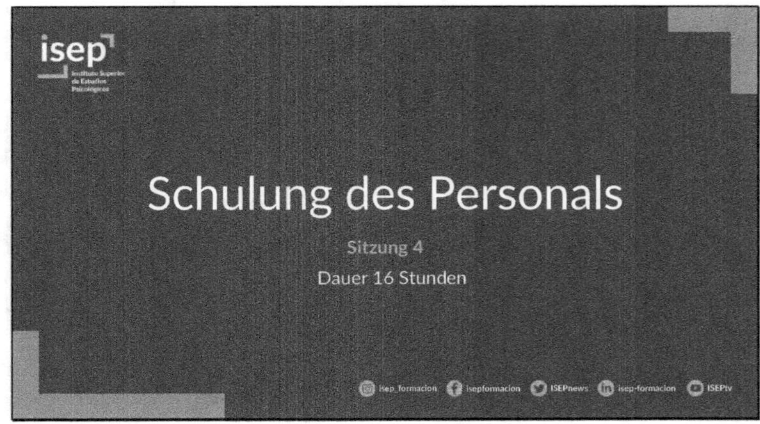

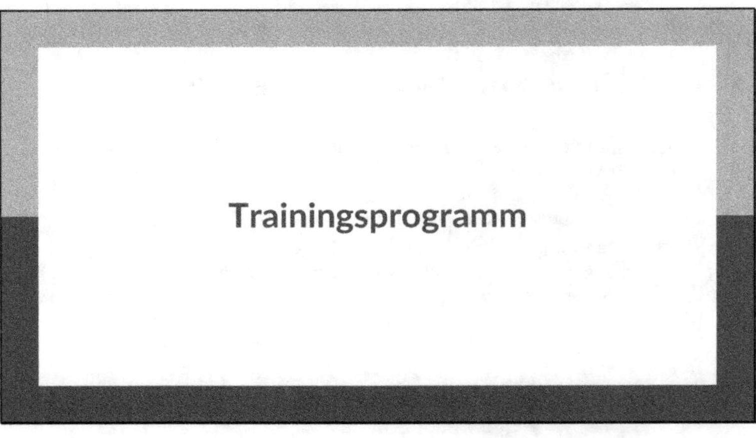

- Das Zentrum verfügt über ein Schulungsprogramm für das Personal
- Das Personal kann zwischen Ausdrucksformen von Sexualität und Verhaltensweisen unterscheiden, die Ausdruck anderer unerfüllter Bedürfnisse sein können.
- Es werden Richtlinien zum angemessenen und unangemessenen Grad der Unterstützung des Bewohners beim Ausdruck seiner Sexualität bereitgestellt.
- Den Mitarbeitern stehen schriftliche Materialien zur Verfügung, die ihnen helfen, mit dem sexuellen Ausdruck der Bewohner umzugehen.
- Den Mitarbeitern werden Kommunikationstrainings angeboten, um auf Bewohner und Angehörige zum Thema Sexualität eingehen zu können.
- Die Mitarbeiter erhalten Zusammenfassungen der Gesetzgebung in Bezug auf Privatsphäre, Vormundschaft und Aufenthaltsrechte

- Das Zentrum verfügt über Instrumente zur Bewertung des Wissens über die sexuellen Rechte von Patienten
- Die Einstellung des Personals zum sexuellen Ausdruck der Bewohner wird vor und nach der Schulung gemessen
- Das Zentrum verfügt über Standards für die Pflege und Sammlung von Informationen über Sexualität
- Das Zentrum verfügt über Standards zur Bewertung der Leistung in Bezug auf das Recht der Bewohner auf sexuellen Ausdruck.

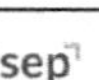

Ursachen für unangemessenes Sexualverhalten

- Ursachen
  - Veränderung der neuronalen Schaltkreise, die das sexuelle Verlangen regulieren
  - Konsum psychoaktiver Substanzen
  - Psychosoziale Faktoren wie Gefühle der Einsamkeit, Angst, Unruhe...
  - Falsche Interpretation von Situationen aufgrund kognitiver Beeinträchtigung
  - Mangel an Sexualpartner
  - Mangelnde oder übermäßige Stimulation durch die Umwelt (siehe erotisch aufgeladenes Material)

Videos

- https://vimeo.com/275791591

- https://vimeo.com/275794541

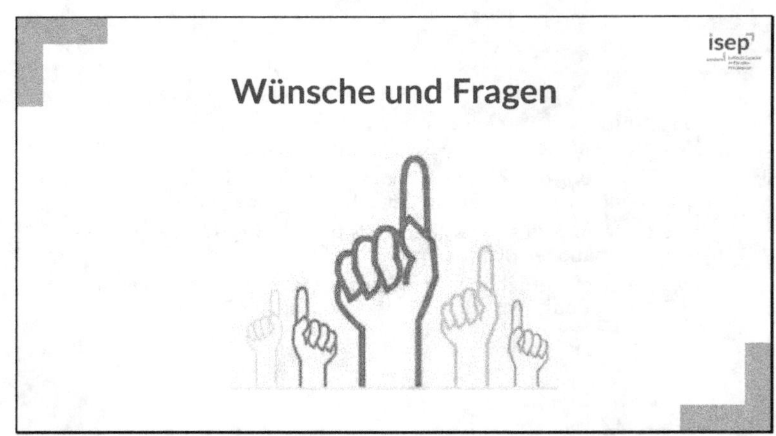

isep
Wünsche und Fragen

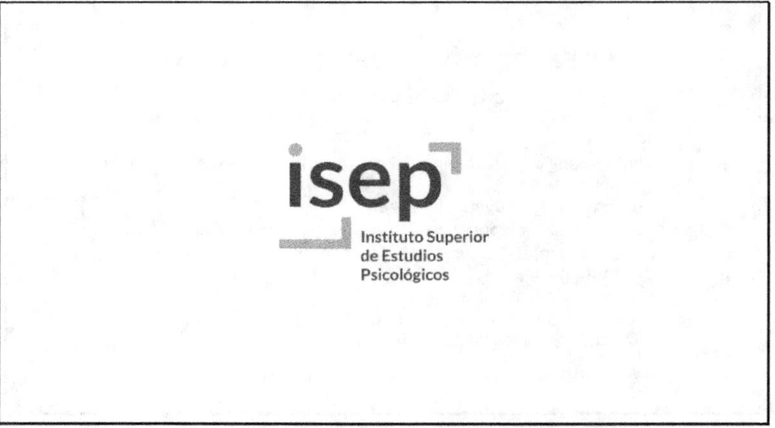

isep
Instituto Superior
de Estudios
Psicológicos

Modul

SEX-011

Modul:	**Sexualität im Alter**
Baustein:	**1. Sexualität - Was ist das eigentlich?**
Lerneinheiten:	• Sexualität - Warum dieses Thema?
	• Die Bedeutung von Sexualität
	• Das Bedürfnis nach Sexualität

Lernziele	Fachkompetenz: Die Lernenden • beschreiben verschiedene Bedeutungen und Funktionen von Sexualität. • unterscheiden körperliche, psychische und soziale Bedürfnisse.Selbstkompetenz: Die Lernenden • sind sich bewusst, dass unterschiedliche Einstellungen zum ThemaSexualität existieren. • reflektieren Veränderungen in der Bedeutung von Sexualität im Leben.Sozialkompetenz: Die Lernenden • erörtern und respektieren unterschiedliche Auffassungen zur Sexualität.
Inhaltliche Schwerpunkte	• Bedeutungen von Sexualität • Sexualität im Pflegealltag • körperliche, psychische und soziale Bedürfnisse
Didaktisch-methodische Hinweise	• Formulierungshilfen für Beschreibungen und Vermutungen bei einer Bild-beschreibung (LE 1) • Schreib- und Sprechanlässe zur Einschätzung von Sexualität in verschiede-nen Situationen (LE 1) • Brainstorming zum Begriff der Sexualität (LE 2) • Üben der Lesestrategie „zu den Abschnitten eine Überschrift formulieren" (LE 4) • Training von Redemitteln für eine Diskussion (LE 4) • Papier für das Brainstorming (LE 2) • ggf. Scheren und zwei verschiedenfarbige Blätter, z. B. grün und rot (LE 4) • ggf. Klebestifte (LE 4) **Zeithorizont: ca. 4 Zeitstunden**

Sexualität – Warum dieses Thema?

1. Aufgabe: **Als Pflegekraft begegnet Ihnen auch das Thema Sexualität.**

a) Suchen Sie sich ein Bild aus.
Beschreiben Sie <u>genau</u>, was Sie auf dem Bild sehen.

b) Stellen Sie Vermutungen auf: zum
Namen,
zum Alter,
zum Familienstand,
zur Herkunft,
zum Charakter der Menschen und
zur Beziehung der Menschen zueinander.

c) Hat die Situation auf Ihrem Bild etwas mit Sexualität zu tun?
Begründen Sie Ihre Antwort.

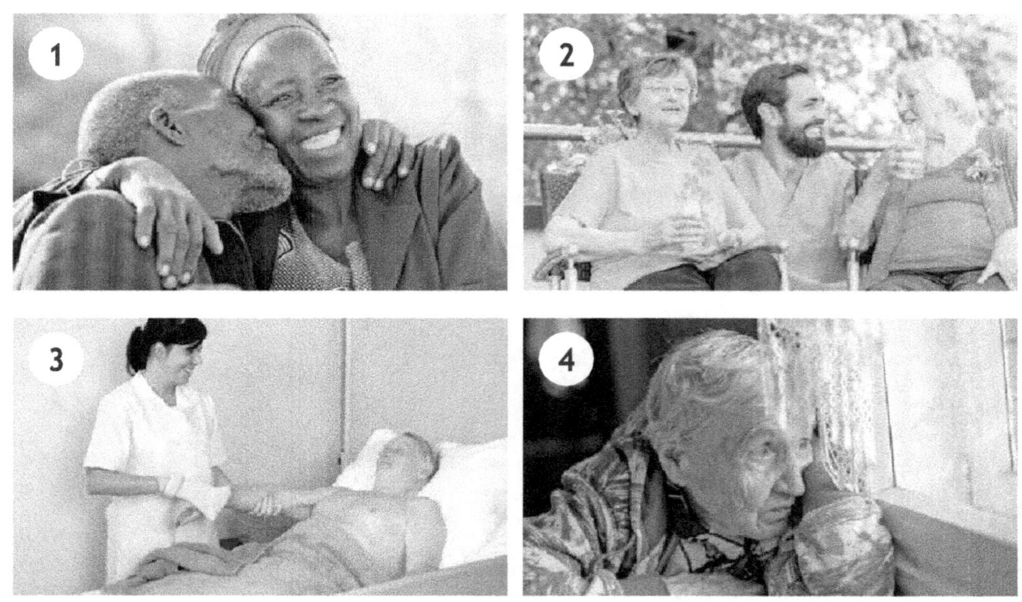

Redemittel, die Sie für Beschreibungen nutzen können:	Redemittel, die Sie für Vermutungen nutzen können:
Auf dem Bild sehe ich … Ich erkenne auf dem Bild … Im Vordergrund ist … dargestellt.	Das könnte … sein. Vielleicht ist sie/er … Ich denke, es ist wahrscheinlich …

2. Aufgabe: In der Pflege kommt es häufig zu Situationen, die nicht ganz eindeutig sind.

a) Lesen Sie die 3 Situationen.

b) Entscheiden Sie, ob die jeweilige Situation etwas mit Sexualität zu tun hat oder nicht.

c) Schreiben Sie zu jeder Situation eine Begründung.

---

①

Pflegehelferin Sabina hilft Frau Schulz dabei, sich im Bett aufzurichten. Frau Schulz bittet Sabina: „Halten Sie mich doch noch ein bisschen so fest."

Hat die Situation etwas mit Sexualität zu tun?

Ja, weil ...

②

Pflegehelfer Maik duscht Frau Zimmermann.

Mit dem Lappen reinigt er die ältere Dame auch im Brustbereich und zwischen den Beinen.

Die 70-Jährige lächelt ihn an und sagt:

„Das musst Du aber noch gründlicher machen."

Hat die Situation etwas mit Sexualität zu tun?

Ja, weil ...

③

Der 80-jährige Herr Buchhorn erzählt Pflegerin Natascha aus seiner Zeitals junger Mann: „Früher konnte ich mich kaum retten vor Angeboten.

Die Frauen haben sich um mich gerissen, schön und erfolgreich, wie ich wahr.Glauben Sie nicht, oder?

Kann ich verstehen, so wie ich hier liege, alt und gebrechlich.Oder fällt Ihnen etwa was Nettes zu mir ein?“

Hat die Situation etwas mit Sexualität zu tun?

Ja, weil ... ____

____

3. Aufgabe: „Pflegekräfte arbeiten in der Unterhose. "Was ist mit diesem Zitat gemeint?

a) Schreiben Sie Ihre Ideen in Stichpunkten auf.

b) **Besprechen Sie Ihre Ideen.**

DOZENTEN-ARBEITSBLATT

Sexualität – Warum dieses Thema?

Einführung in das Thema:

Das Thema Sexualität im Alter zu unterrichten, ist kein leichtes Unterfangen. Es istanzunehmen, dass Sie dabei auf viele Widerstände stoßen werden – möglicher-weise auch bei sich selbst. Viele Menschen reden nicht gerne über Sexualität, daes gesellschaftlich tabuisiert ist und Scham und Befangenheit auslöst. Besondersin kulturell gemischten Lernendengruppen ist das Thema eine Herausforderung, der Sie sich jedoch stellen sollten.

Warum ist das Thema für angehende Pflegehelferinnen und -helfer so wichtig?

Sexualität wird in der Altenpflege oft erst dann thematisiert, wenn es zu Schwierig-keiten kommt, z. B. nach sexuellen Übergriffen seitens Personen mit Demenz auf das Pflegepersonal. Denn obwohl älteren Menschen durchaus sexuelle Bedürfnis- se zugestanden werden (allerdings nicht von jedem), wird Sexualität im Pflegeall-tag meist als störend und als ein Problem, das gelöst werden muss, wahrgenom-men. Der Hintergrund hierfür ist, dass Sexualität i. d. R. nicht als Grundbedürfnisgesehen wird, für das es einen Pflegeauftrag gibt. Sicher ist es wichtig, Technikenzu erlernen und Herangehensweisen zu kennen, um mit konkreten Problemen umgehen zu können. Entscheidend ist aber zunächst einmal eine professionelle Haltung zur Sexualität im Alter zu entwickeln. Dies kann nur gelingen, wenn mansich auch persönlich mit diesem Thema auseinandersetzt (Wendland 2013).

1. Aufgabe: **Als Pflegekraft begegnet Ihnen auch das Thema Sexualität.**

a) **Suchen Sie sich ein Bild aus.**
   Beschreiben Sie <u>genau</u>, was Sie auf dem Bild sehen.

b) **Stellen Sie Vermutungen auf:**
   zum Namen, zum Alter, zum Familienstand,

   zur Herkunft, zum Charakter der Menschen und
   zur Beziehung der Menschen zueinander.

c) **Hat die Situation auf Ihrem Bild etwas mit Sexualität zu tun?**
   Begründen Sie Ihre Antwort.

DOZENTEN-ARBEITSBLATT

Durchführungshinweis:

Beim Einstieg in das Thema bietet es sich an, im Plenum zu arbeiten. Im Aufga-benteil a) geht es darum, alle Einzelheiten der Bilder zu beschreiben, die auf denBildern <u>sichtbar</u> sind (Farbe der Kleidung/der Haare, Handlung der Personen,Umgebung etc.). So soll zunächst ein umfassendes Bild der jeweiligen Situation erstellt werden. Aufgabenteil b) fokussiert auf Vermutungen und lenkt auf den Be-reich der Pflege bzw. der Beziehungen. Mit Aufgabenteil c) wird auf das Thema des Moduls inhaltlich eröffnet.

Hinweis zur Binnendifferenzierung:

Die Lernenden können die angegebenen Redemittel zur Beschreibung der Bilder und für Vermutungen nutzen. An dieser Stelle können Sie auch vorab, vor der in-haltlichen Besprechung, weitere Redemittel mit den Lernenden besprechen, die sie bei der Lösung der Aufgaben unterstützen.

2. Aufgabe: **In der Pflege kommt es häufig zu Situationen, die nicht ganz eindeutig sind.**

a) **Lesen Sie die 3 Situationen.**

b) **Entscheiden Sie, ob die jeweilige Situation etwas mit Sexualität zu tun hat oder nicht.**

c) **Schreiben Sie zu jeder Situation eine Begründung.**

Durchführungshinweis:

Es wäre möglich, diese Aufgabe mithilfe der Think-Pair-Share-Methode bearbei-ten zu lassen, d. h. zunächst allein, dann mit einem Partner und am Ende mit der gesamten Gruppe.

Lösungsvorschlag:

<u>Situation 1:</u> Nein, weil eine Umarmung zwar etwas mit Zärtlichkeit oder Gebor-genheit, aber nicht grundsätzlich etwas mit Sexualität zu tun hat.

<u>Situation 2:</u> Ja, weil Frau Zimmermann die Körperpflege dazu nutzt, um sexuelle Bedürfnisse zu befriedigen. Pflegehelfer Maik hat sie sicher ausreichend gewa- schen.

<u>Situation 3:</u> Nein, weil Herr Buchhorn lediglich eine Bestätigung haben möchte, doch noch nicht so unattraktiv zu sein.

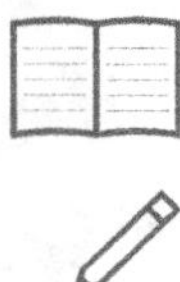

DOZENTEN-ARBEITSBLATT

Hinweis zur Binnendifferenzierung:

Sie können die Aufgabe ggf. so anpassen, dass Sie die möglichen Begründungen zur Verfügung stellen und die Lernenden diese zuordnen lassen.

3. Aufgabe: **„Pflegekräfte arbeiten in der Unterhose."** [1]

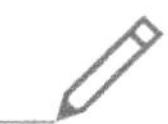

Was ist mit diesem Zitat gemeint?

a)   Schreiben Sie Ihre Ideen in Stichpunkten auf.

b)   Besprechen Sie Ihre Ideen.

Durchführungshinweis:

Dieses Zitat ist sehr bildlich und könnte ggf. Schamgefühl bei den Lernenden aus-lösen. Dies ist ein Umstand, der durchaus gewollt ist, da er unweigerlich zu Dis- kussionen und damit einer Auseinandersetzung mit den Grenzverletzungen im beruflichen Alltag von Pflegekräften führen wird.

Bitte weisen Sie darauf hin, dass dieses Zitat auch zweideutig verstanden werden könnte. Es geht hier selbstverständlich nicht um Menschen, die wenig bekleidet zur Arbeit kommen.

Durchführungshinweis (Alternative):

Sollten Sie das Zitat als zu provokativ für Ihre Lernenden empfinden, bietet sich als Alternative folgendes Zitat an: „Pflege ist oft intimer als intim."

Lösungsvorschlag:

- Pflege ist ein Berührungsberuf.
- Pflegekräfte waschen ihre Klienten und begleiten sie auf die Toilette.
- Pflegekräfte werden Zeugen von sexuellen Handlungen ihrer Klienten.

- Zum beruflichen Alltag von Pflegekräften gehört die ständige Überschreitung fremder und eigener Grenzen.
- Viele Pflegekräfte sind ihren Klienten nicht nur körperlich nah, sondern entwickeln mit der Zeit eine persönliche Nähe zu ihnen.
- Da Pflegekräfte häufig zu den wenigen verbliebenen sozialen Kontakten gehören, wird ihnen auch viel Privates und Intimes anvertraut.

---

[1]Angelehnt an ein Zitat von Christine Sowinski vom Kuratorium Deutsche Altershilfe (KDA); siehe: https://www.profamilia.de/fileadmin/publikationen/Fachpublikationen/fachtagung_2013_dokumentati- on.pdf, S. 30 [20.10.2017].

Die Bedeutung von Sexualität

1. Aufgabe: Was bedeutet für Sie „Sexualität"?

a)   Sammeln Sie Begriffe, die für Sie mit dem Thema Sexualität
zusammenhängen.

b)   Ergänzen Sie Ihre Wörter mit den Begriffen der anderen Kursteilnehmenden.

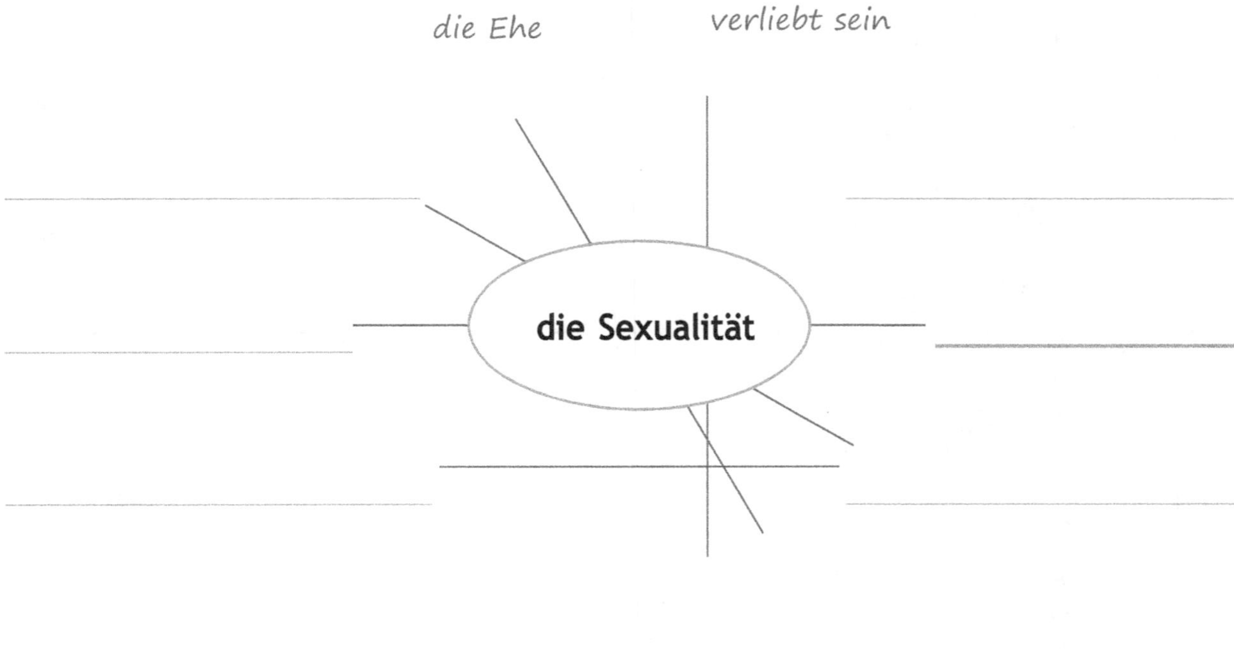

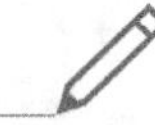

c) Formulieren Sie mit den Wörtern aus der Grafik5
sinnvolle Sätze zum Thema „Sexualität". Schreiben Sie
die Sätze auf.

Beispiel:

Sind zwei Menschen ineinander verliebt, möchten sie gern zusammen sein.

1)

2)

3)

4)

5)

2. Aufgabe: **Wenn 2 Menschen über Sexualität sprechen,
meinen sie damit nicht unbedingt dasselbe.**

a) **Lesen Sie den Text sehr sorgfältig.**

b) **Lesen Sie anschließend die Aussagen.Sind
die Aussagen richtig oder falsch?
Markieren Sie den entsprechenden Abschnitt im Text.**

<u>Sexualität ist das gesamte Leben lang ein zentraler Bestandteildes Menschseins.</u>

Zur Sexualität **gehören** das biologische Geschlecht, die Geschlechtsidentität,die Geschlechterrolle und die sexuelle Orientierung eines Menschen.

Sexualität umfasst Lust, Erotik, Intimität und Fortpflanzung.

Menschen **erfahren** und **zeigen** ihre Sexualität auf unterschiedliche Weise:durch ihre Gedanken, Fantasien, Wünsche, Überzeugungen, Einstellungen,Werte, Verhaltensmuster, Praktiken, Rollen und Beziehungen.

Verschiedene Faktoren **beeinflussen** die Sexualität.

Dies sind einerseits individuelle körperliche oder psychische Unterschiede.Andererseits wirken äußerliche Faktoren auf jeden Menschen ein: Gesellschaft, Wirtschaft, Politik, Ethik, Recht, Religion und Spiritualität.

Alle diese Faktoren wirken zusammen und sind bei jedem Menschenunterschiedlich.

richtig	falsch

Sexualität betrifft nur Erwachsene.		x
Sexualität dient nur der Fortpflanzung.		
Alle Menschen erleben Sexualität auf dieselbe Weise.		
Wie ein Mensch über Sexualität denkt, zeigt sich auch in seinen Werten.		
Wie ein Mensch über Sexualität denkt, hängt davon ab, wo er lebt.		

3. Aufgabe: Sexualität hat verschiedene Bedeutungen und Funktionen.
Diese können für Menschen unterschiedlich wichtig sein.

a) Lesen Sie die Sätze in den Sprechblasen.

b) Ordnen Sie die Aussagen den Bedeutungen und Funktionen von Sexualität zu. Schreiben Sie dazu die Ziffern 1, 2, 3 oder 4 in die Kästchen.

(1) Identität   (2) Beziehung   (3) Lust   (4) Fruchtbarkeit

Ich will eine Familie gründen. ☐

Ich will wissen, wer ich bin. ☐

Ich möchte mich als Mann/Frau fühlen. ☐

Ich liebe meinen Körper. ☐

Ich will eine Familie gründen. ☐

Ich wünsche mir ein Kind. ☐

Es fühlt sich gut an. ☐

Ich möchte geben und nehmen. ☐

Sex macht Spaß. ☐

Du bist mir wichtig. 2

4. Aufgabe: Auch das Alter eines Menschen hat Einfluss darauf, welche Bedeutung Sexualität für ihn hat.

a) Überlegen Sie: Welche Bedeutung hat Sexualität für mich? Beantworten Sie die Frage in vollständigen Sätzen, in Stichpunktenoder malen Sie ein Bild.

b) Diskutieren Sie:
Welche Bedeutung hat Sexualität vermutlich für ältere Menschen?
Warum glauben Sie ist das so?

Sexualität bedeutet für mich:

DOZENTEN-ARBEITSBLATT

Die Bedeutung von Sexualität

1. Aufgabe: Was bedeutet für Sie „Sexualität"?

a)   Sammeln Sie Begriffe, die für Sie mit dem Thema Sexualität zusammenhängen.

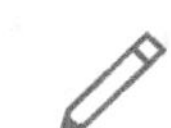

b)   Ergänzen Sie Ihre Wörter mit den Begriffen der anderen Kursteilnehmenden.

Durchführungshinweis:

Halten Sie für Aufgabenteil a) für jede/n Lernende/n mehrere Zettel in derselben Farbe bereit. Sammeln Sie diese nach dem Ausfüllen wieder ein und heften sie an eine Stellwand o. ä., an der Sie das Grundgerüst der Mindmap vorbereitet haben. Thematisch ähnliche Begriffe sollten dabei zusammengefasst und sortiert werden. Für Aufgabenteil b) übertragen die Lernenden die Wörter auf das Arbeitsblatt oder ein gesondertes Blatt, auf dem mehr Platz zum Schreiben ist.

Anschließend können im Plenum folgende Fragen diskutiert werden:

- Mit welchen Begriffen wird eine Bewertung von Sexualität vorgenommen?
- Welche Einstellungen zur Sexualität lassen sich anhand der ausgewählten Begriffe erkennen?
- Welchen Einfluss könnten die jeweiligen Einstellungen auf den Umgang mit der Sexualität anderer Menschen haben?

Diese Übung hat zum Ziel, den Lernenden bewusst zu machen, dass die Einstellungen zur Sexua-lität variieren, ohne dass sie dabei etwas von sich preisgeben müssen. Die Begriffe sollten daher unbedingt allein ausgewählt werden.

Auswertungshinweis zu b):

Begriffe, die genannt werden könnten, sind bspw. Zärtlichkeit, Tabu, intim, verboten, erlaubt, darüber spricht man (nicht), erotisch, Lust, Geschlechtsverkehr, Spaß, zu zweit, allein, Ehe …

Hinweis zur Binnendifferenzierung:

Diese Aufgabe fokussiert auf die Bildung grammatisch sinnvoller Sätze. Hier kann man schwä-cheren Lernenden feste Strukturen anbieten (wie z. B. Wenn man verliebt ist, …; Die Sexualität ist wichtig für die Ehe, weil …; Sexualität bedeutet …). Fortgeschrittene Lernende formulieren die Sätze ohne diesen Unterstützungsschritt.

Auswertungshinweis zu c):

Vergleichen Sie mehrere Sätze nach der Übung im Plenum und deuten Sie auf den Unterschied zwischen Haupt- und Nebensätzen hin.

DOZENTEN-ARBEITSBLATT

2. Aufgabe: Wenn 2 Menschen über Sexualität sprechen, meinen sie damit nicht unbedingt dasselbe.

a) Lesen Sie den Text sehr sorgfältig.

b) Lesen Sie anschließend die Aussagen. Sind die Aussagen richtig oder falsch? Markieren Sie den entsprechenden Abschnitt im Text.

Sexualität ist das gesamte Leben lang ein zentraler Bestandteil des Menschseins.

Zur Sexualität **gehören** das biologische Geschlecht, die Geschlechtsidentität, die Geschlechterrolle und die sexuelle Orientierung eines Menschen. Sexuali- tät umfasst Lust, Erotik, Intimität und Fortpflanzung.

Menschen **erfahren** und **zeigen** ihre Sexualität auf unterschiedliche Weise: durch ihre Gedanken, Fantasien, Wünsche, Überzeugungen, Einstellungen, Werte, Verhaltensmuster, Praktiken, Rollen und Beziehungen.

Verschiedene Faktoren **beeinflussen** die Sexualität. Dies sind einerseits indivi-duelle körperliche oder psychische Unterschiede. Andererseits wirken äußer-liche Faktoren auf jeden Menschen ein: Gesellschaft, Wirtschaft, Politik, Ethik, Recht, Religion und Spiritualität.

Alle diese Faktoren wirken zusammen und sind bei jedem Menschen unter- schiedlich.

---

	richtig	falsch
Sexualität betrifft nur Erwachsene.		X

Sexualität dient nur der Fortpflanzung.		X
Alle Menschen erleben Sexualität auf dieselbe Weise.		X
Wie ein Mensch über Sexualität denkt, zeigt sich auch in seinen Werten.	X	
Wie ein Mensch über Sexualität denkt, hängt davon ab, wo er lebt.	X	

INA-Pflege-Toolbox 2 | Humboldt-Universität zu Berlin | Abteilung Wirtschaftspädagogik

DOZENTEN-ARBEITSBLATT

3. Aufgabe: Sexualität hat verschiedene Bedeutungen und Funktionen.
Diese können für Menschen unterschiedlich wichtig sein.

a) Lesen Sie die Sätze in den Sprechblasen.

b) Ordnen Sie die Aussagen den Bedeutungen und Funktionen von Sexualität zu. Schreiben Sie dazu die Ziffern 1, 2, 3 oder 4 in die Kästchen.

Auswertungshinweis:

Bitte beachten Sie, dass eine eindeutige Zuordnung nicht bei jedem Satz möglich ist. So betont der Satz „Ich will eine Familie gründen" zwar den Aspekt der Frucht-barkeit, kann aber auch als Teil der Identität eines Menschen gesehen werden.

Lösungsvorschlag:

(1) Ich liebe meinen Körper. | Ich will wissen, wer ich bin. |
Ich möchte mich als Mann/Frau fühlen.
(2) Du bist mir wichtig. | Ich möchte geben und nehmen.
(3) Es fühlt sich gut an. | Sex macht Spaß.
(4) Ich wünsche mir ein Kind. | Ich will eine Familie gründen.

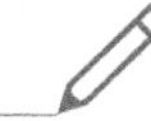

4. Aufgabe:

Auch das Alter eines Menschen hat Einfluss darauf, welche Bedeutung Sexuali-tät für ihn hat.

a) Überlegen Sie: Welche Bedeutung hat Sexualität für mich? Beantworten Sie die Frage in vollständigen Sätzen, in Stichpunkten oder malen Sie ein Bild.

b) Diskutieren Sie: Welche Bedeutung hat Sexualität vermutlich für ältere Menschen? Warum glauben Sie ist das so?

Auswertungshinweis:

Bei dieser Aufgabe sollen die Lernenden überlegen, ob und wenn ja warum sich die Bedeutung von Sexualität im Laufe des Lebens verschieben kann. Hieraus soll die Erkenntnis erwachsen, dass sich Sexualität zwar verändert, aber dennoch das gesamte Leben über wichtig bleibt.

Das Bedürfnis nach Sexualität

1. Aufgabe: Jeder Mensch hat Bedürfnisse.

Diese betreffen seinen Körper, seine Psyche oder seine Beziehungenzu seiner sozialen Umwelt.

a) Überlegen Sie: Was sind Bedürfnisse?

b) Schreiben Sie weitere Beispiele für körperliche, psychischeund soziale Bedürfnisse auf.

körperliche Bedürfnisse: schlafen,

psychische Bedürfnisse: sich beschäftigen können,

soziale Bedürfnisse: Freunde haben,

2. Aufgabe: Unter einem Grundbedürfnis verstehen viele Menschen ein Bedürfnis, das unbedingt befriedigt werden muss.

Diskutieren Sie:

a) Ist Sexualität ein Grundbedürfnis?

b) Was passiert, wenn Grundbedürfnisse nicht beachtet werden?

3. Aufgabe: Verändert sich das Bedürfnis nach Sexualität, wenn Menschen älter werden?

a)   Lesen Sie den Text und markieren Sie die Satzenden.

b)   Hören Sie den Text und überprüfen Sie Ihre Markierungen.

c)   Setzen Sie Satzzeichen: Punkt, Fragezeichen oder Komma.

d)   Schreiben Sie das erste Wort im Satz groß.

e)   Vergleichen Sie Ihre Markierungen.

Das Bedürfnis nach Sexualität bleibt auch im Alter erhalten. viele ältere

Menschen sind jedoch allein ihnen fehlt es an körperlicher Nähe und

Zuwendung welche Auswirkungen hat dieser Mangel Einsamkeit kann die

Folge sein wenn sie längere Zeit besteht kann sie zu Aggressionen führen

Bewohner von Pflegeheimen greifen dann zum Beispiel andere

DOZENTEN-ARBEITSBLATT

Das Bedürfnis nach Sexualität

1. Aufgabe: **Jeder Mensch hat Bedürfnisse. Diese betreffen seinen Körper, seine Psyche oder seine Beziehungen zu seiner sozialen Umwelt.**

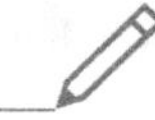

a) Überlegen Sie: Was sind Bedürfnisse?

b) Schreiben Sie weitere Beispiele für körperliche, psychische und soziale Bedürfnisse auf.

Durchführungshinweis:

Beide Aufgabenteile sollen möglichst zunächst zu zweit bearbeitet und anschlie-ßend im Plenum besprochen werden.

Lösungsvorschlag zu a):

Ein Bedürfnis ist der Wunsch danach, einen Mangel zu beheben, der das Wohlbe-finden eines Menschen beeinträchtigt bzw. sein Überleben gefährdet. Bedürfnis-se sind biologischer Natur. Sie müssen daher vom subjektiven Empfinden in Form von Zielen oder Wünschen sowie kulturell bedingten Formen der Bedürfnisbefrie-digung abgegrenzt werden.

Lösungsvorschlag zu b):

<u>körperliche Bedürfnisse:</u> z. B. essen, trinken, schlafen, sich bewegen, bei Krank-heit versorgt werden

<u>psychische Bedürfnisse:</u> z. B Abwechslung haben, lernen, im Erlebten einen Sinn finden, Ästhetik erleben, sich sicher fühlen

<u>soziale Bedürfnisse:</u> z. B. kommunizieren, Anerkennung erhalten, bindende Bezie-hungen eingehen, emotionale Zuwendung in Form von Liebe oder Freundschaft erhalten, Sexualität erleben

DOZENTEN-ARBEITSBLATT

2. Aufgabe: Unter einem Grundbedürfnis verstehen viele Menschen ein Bedürfnis, das unbedingt befriedigt werden muss.

Diskutieren Sie:

a)   Ist Sexualität ein Grundbedürfnis?

b)   Was passiert, wenn Grundbedürfnisse nicht beachtet werden?

Auswertungshinweis:

Sexualität wird in hierarchischen Bedürfniseinteilungen (bspw. der Maslowschen Bedürfnispyramide) als Grundbedürfnis des Menschen angegeben. Was in der Ge-sellschaft als Grundbedürfnis wahrgenommen wird, unterliegt hingegen einem ständigen Wandel (Aufgabenteil a)).

Werden Bedürfnisse nicht befriedigt, entsteht physischer oder psychischer Stress, der Störungen und/oder Erkrankungen des Körpers und der Psyche zur Folge hat. Je nach Art des Bedürfnisses treten diese Folgen kurz- oder langfristig auf (Aufga-benteil b)).

Vor diesem Hintergrund kann diskutiert werden, ob es nicht irreführend ist, über- haupt von Grundbedürfnissen zu sprechen.

DOZENTEN-ARBEITSBLATT

3. Aufgabe: **Verändert sich das Bedürfnis nach Sexualität, wenn Menschen älter werden?**

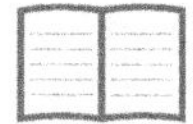

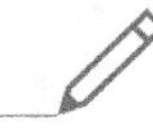

a) **Lesen Sie den Text und markieren Sie die Satzenden.**

b) **Hören Sie den Text und überprüfen Sie Ihre Markierungen.**

c) **Setzen Sie Satzzeichen: Punkt, Fragezeichen oder Komma.**

d) **Schreiben Sie das erste Wort im Satz groß.**

e) **Vergleichen Sie Ihre Markierungen.**

Auswertungshinweis:

Die Lernenden bearbeiten den Aufgabenteil a) allein. Lesen Sie dann den Text, mit seinen Satzgrenzen (siehe unten) laut vor (Aufgabenteil b)), bevor die Lernenden die Aufgabenteile c), d) und e) erledigen.

Lösung:

Das Bedürfnis nach Sexualität bleibt auch im Alter erhalten. Viele ältere Menschen sind jedoch allein. Ihnen fehlt es an körperlicher Nähe und Zuwendung. Welche Auswirkungen hat dieser Mangel? Einsamkeit kann die Folge sein. Wenn sie län-gere Zeit besteht, kann sie zu Aggressionen führen. Bewohner von Pflegeheimen greifen dann zum Beispiel andere Pflegbedürftige oder Pflegekräfte an. Es kommt aber auch immer wieder vor, dass sich ältere Menschen in andere Menschen ver-lieben. Gefühle der Lust und des Verliebtseins kann man ein Leben lang haben.

Hinweis zur Binnendifferenzierung:

Lesen Sie den Text ggf. mehrmals vor, wenn Sie bei Lernenden Unsicherheiten bei der Bearbeitung der Aufgabe feststellen. Kopieren Sie den Text auf eine OHP-Folie für einen Vergleich im Plenum

Sexualität als Tabu

1. Aufgabe:

Es ist <u>tabu</u> über ein <u>Tabu</u> zu reden.

Die unterstrichenen Wörter sind einmal klein und einmal groß geschrieben.
Erklären Sie den Unterschied.

---

2. Aufgabe:

Viele Menschen reden nicht gern über das Thema „Sexualität".
Es ist für sie ein Tabu.

a)   Lesen Sie die Wörter in der Grafik zum Thema „Tabu".

---

b)   Ergänzen Sie die Grafik:
Schreiben Sie alles auf, was Ihnen zum Thema „Tabu" einfällt.

---

c)   Was verstehen Sie unter einem Tabu?

---

3. Aufgabe: Sie erhalten Begriffe, die mit Sexualität zu tun haben.

a) Schneiden Sie die Begriffe aus.

b) Sortieren Sie die Begriffe: Welche Begriffe sind für Sie tabu? Welche Begriffe sind für Sie nicht tabu?

c) Gibt es Unterschiede in Ihrer Lerngruppe?
Diskutieren Sie: Worauf sind diese Unterschiede zurückzuführen?

die Prostitution	**die Polygynie**	**die Polyandrie**	**die Pädophilie**
sexuelle Dienstleistungen	Ehe zwischen einem Mann und mehreren Frauen	Ehe zwischen einer Frau undmehreren Männern	sexuelles Interesse an Kindern

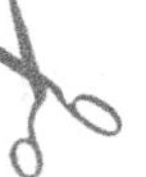

der uneheliche Sex	**die Verhütungs-mittel**	**die unehelichen Kinder**	**die Bisexualität**
Geschlechtsverkehr zwischen Menschen, die nicht miteinander verheiratetet sind	Mittel, die eine Schwangerschaft verhindern	Kinder von nicht miteinander verheirateten Menschen	Liebe und Sex mit Männern und Frauen

der Ehebruch	**die Triade**	**die Homo-sexualität**	**die Abtreibung**
Sex mit einem anderen als dem Ehepartner	sexuelle Beziehung zwischen drei Menschen	Liebe und Sexualität zwischen Menschen gleichen Geschlechts	chirurgische oder chemische Entfernung eines befruchteten Eiesaus der Gebärmutter

der Transgender	**die Beschneidung der weiblichen Genitalien**	**die Beschneidung der männlichen Genitalien**	**die Promiskuität**
Mensch, bei dem körperliches und gefühltes Geschlecht nicht gleich sind	teilweise oder voll-ständige Entfernung der äußeren weiblichen Geschlechtsorgane	teilweise oder vollstän-dige Entfernung der männlichen Vorhaut	Geschlechtsverkehr mit häufig wechselnden Partnern

die Verhütung

Maßnahmen,
um ungewollte

Schwangerschaften
zu verhindern

der Sex vor
der Ehe

Geschlechtsverkehr vor
dem Hochzeitstag

die Polyamorie

sexuelle Beziehung
zwischen mehreren
Menschen gleichen
und/oder
unterschiedlichen
Geschlechts

die sexuelle
Selbst-
bestimmung

Menschen dürfen
selbst entscheiden, ob,
wann und mit wem
sie sexuell aktiv sind

4. Aufgabe: **Andere Planeten, andere Sitten - ein kleines Gedankenspiel!**

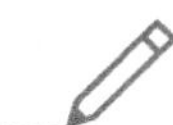

a) Lesen Sie den Text.

b) Schreiben Sie Überschriften zu jedem Textabschnitt auf die Linien.

Das Jahr 2123

Den Menschen ist es seit einigen Jahren möglich zu anderen Sternensystemen zu fliegen.

Eines Tages landen wir mit einem Raumschiff auf einem bewohnten Planeten. Auf diesem leben Wesen, die uns sehr ähnlich sind.

Ihr Name ist *Mundtabu*.

Ihre Kultur ist jedoch ganz anders.

Bei den Mundtabu steht es unter Strafe, den Mund zu zeigen. Auch das Essen in der Öffentlichkeit ist verboten.

Über das Essen und Trinken spricht man nicht. Das ist unanständig.

Man tut es nur hinter verschlossenen Türen. Auch das Kochen ist tabuisiert.

Nur verheiratete Paare dürfen zusammen essen und kochen. Die Kinder müssen alleine essen, am besten im Dunkeln, damit es keiner sehen kann.

Ab und zu verhungern und verdursten Mundtabu,

weil sie keine Privatsphäre zum Essen und Trinken gefunden haben.

Sexualität wird dafür frei ausgelebt. Die Mundtabu gehen „unten ohne". Sie zeigen stolz ihre Genitalien.

Diese werden auch hübsch geschminkt und geschmückt. Fortpflanzung wird ohne jede Scham in der Öffentlichkeit praktiziert.

Es gibt kleine Marktstände,

an denen man sein gewünschtes Sexprogramm kaufen kann. Das geht recht schnell.

Nach 5 Minuten sind alle glücklich. Es gibt auch
größere Läden.

In denen trifft man sich für längere Liebesspiele. Jeder tut es mit
jedem.

Wir Menschen verhalten uns anders.

Wir zeigen unseren Mund und essen zusammen in der Öffentlichkeit. Aber unsere Genitalien
verstecken wir unter Kleidern.

Liebe machen wir nur, wenn wir allein sind.

Die Mundtabu können unser Verhalten nicht verstehen. Sie sind wütend
auf uns.

Auf Essen in der Öffentlichkeit steht hier die Todesstrafe. Sie versuchen uns
zu fangen und zu bestrafen.

Zum Glück werden wir noch rechtzeitig zurück in unserer Raumschiffes gebeamt. Der Schreck sitzt jedoch
tief.

Wir werden ihn überwinden, bei einem romantischen Essen zu zweit zu Hause.

5. Aufgabe: Der Text in der 4. Aufgabe beschreibt:

Essen und Trinken sichern das Überleben eines einzelnen Menschen. Sexualität dient dem Überleben der gesamten Art.

Beides ist also gleichermaßen wichtig für die Menschen.

Diskutieren Sie:

Warum ist Sexualität für viele Menschen ein Tabu, Essen und Trinken aber nicht?

Redemittel, die Sie für eine Diskussion nutzen können:

- Darf ich eine Frage stellen?
- Ich glaube, dass …
- Meinen Sie nicht auch, dass …
- Das hört sich gut an, aber …
- Ich sehe das anders. Meiner Meinung nach …
- Ich bin davon überzeugt, dass …
- Das bedeutet also, dass …
- Daraus schließe ich, dass …
- Erlauben Sie eine Zwischenfrage?
- Ich würde dazu gern noch ergänzen, dass …
- Wie wäre es wenn, …
- Das ist ein guter Vorschlag.

DOZENTEN-ARBEITSBLATT

Sexualität als Tabu

1. Aufgabe:

Es ist <u>tabu</u> über ein <u>Tabu</u> zu reden.

Die unterstrichenen Wörter sind einmal klein und einmal groß geschrieben. Erklären Sie den Unterschied.

Auswertungshinweis:

Der Unterschied in der Schreibweise ist dadurch zu begründen, dass es sich beim Wort <u>Tabu</u> (groß geschrieben) um ein Substantiv (die Sache an sich) handelt. Mit dem Wort <u>tabu</u> (klein geschrieben) wird die Eigenschaft einer Sache beschrieben. Der Wortart nach handelt es sich um ein Adjektiv.

2. Aufgabe:

**Viele Menschen reden nicht gern über das Thema „Sexualität".
Es ist für sie ein Tabu.**

a)   Lesen Sie die Wörter in der Grafik zum Thema „Tabu".

b)   Ergänzen Sie die Grafik:
      Schreiben Sie alles auf, was Ihnen zum Thema „Tabu" einfällt.

c)   Was verstehen Sie unter einem Tabu?

Durchführungshinweis:

Bearbeiten Sie diese Aufgabe vorzugsweise mit der Gruppe im Plenum. Die Grafik können Sie hierfür auch als Tafelbild nutzen.

An dieser Stelle kann bspw. auch mit unterschiedlichen einsprachigen Wörter-büchern gearbeitet werden. Vergleichen Sie, wie das Wort Tabu bzw. Wörter ausdiesem Kontext erklärt werden. So vermitteln Sie eine Strategie zur Erschließungunbekannter Wörter.

DOZENTEN-ARBEITSBLATT

3. Aufgabe: **Sie erhalten Begriffe, die mit Sexualität zu tun haben.**

a) **Schneiden Sie die Begriffe aus.**

b) **Sortieren Sie die Begriffe:**
Welche Begriffe sind für Sie tabu?
Welche Begriffe sind für Sie nicht tabu?

c) **Gibt es Unterschiede in Ihrer Lerngruppe?**
Diskutieren Sie: Worauf sind diese Unterschiede zurückzuführen?

Durchführungshinweis:

Aufgabenteil b) dient der Selbstreflexion und sollte aus diesem Grund allein bear-beitet werden. Die Lernenden benötigen dafür je zwei Blätter (grün und rot), aufwelche die tabuisierten und die erlaubten Begriffe aufgeklebt werden. Anschlie- ßend werden die roten und grünen Begriffssammlungen an eine Tafel/Stellwandgeheftet.

Auswertungshinweis:

Hier sollten die Ursachen für unterschiedliche Auffassungen zur Sexualität erör- tert werden, bspw. Kultur, Gesellschaft, Religion.

4. Aufgabe: **Andere Planeten, andere Sitten - ein kleines Gedankenspiel!**

a) **Lesen Sie den Text.**

b) Schreiben Sie Überschriften zu jedem Textabschnitt auf die Linien.

Neben dem Lesen, Verstehen des Textes und einem Austausch über die Geschich-te, bietet die Aufgabe Möglichkeiten zur Gestaltung von Rollenspielen. Dialogezwischen den Handelnden können von den Kursteilnehmenden aufgeschrieben, vorgespielt und in der Gruppe reflektiert werden.

(1) Der Mund ist tabu | (2) Sexualität findet in der Öffentlichkeit statt |
(3) Menschen haben andere Tabus | (4) Unverständnis und Strafe | (5) Gerettet!

INA-Pflege-Toolbox 2 | Humboldt-Universität zu Berlin | Abteilung Wirtschaftspädagogik

DOZENTEN-ARBEITSBLATT

5. Aufgabe: **Der Text in der 4. Aufgabe beschreibt:**

Essen und Trinken sichern das Überleben eines einzelnen Menschen. Sexualität dient dem Überleben der gesamten Art.

Beides ist also gleichermaßen wichtig für die Menschen.

Diskutieren Sie:

Warum ist Sexualität für viele Menschen ein Tabu, Essen und Trinken aber nicht?

Durchführungshinweis:

Mit dieser Aufgabe können Diskussionen geübt werden. Animieren Sie die Lernen-den dazu, 2-3 Redemittel auszuwählen, die sie in der Diskussion verwenden müs-sen.

Die Aufgabe lässt sich auch dahingehend differenzieren, dass Sie die Redemittel an der Tafel ergänzen und clustern. Besprechen Sie, welche Redemittel gebraucht werden:

- wenn man zustimmen möchte,
- wenn man widersprechen möchte,
- wenn man Zweifel äußern möchte,
- wenn man sich zu Wort melden möchte.

SPRACHLUPE

Groß- und Kleinschreibung

Am Satzanfang schreibt man immer groß:

- **H**eute ist Montag.

Eigennamen schreibt man groß:

- Der Artikel ist von **L**ea **G**roßmann.
- Er stand in der **F**rankfurter **A**llgemeinen **Z**eitung (FAZ).
- Ich war gestern im **K**ölner **D**om.

Überschriften und Buchtitel schreibt man groß:

- z. B. Titel eines Aufsatzes: **M**ein erster Schultag
- oder Titel eines Buches: **D**er Name der Rose

Höfliche Anreden schreibt man groß:

- Ich hoffe, es geht **I**hnen gut.
- Viele Grüße an **D**einen Mann.

Nomen schreibt man groß: Das Wort Nomen ist Latein und bedeutet Namen. Nomen nennt man auch Substantive, Hauptwörter oder Namenwörter.

Nomen sind also Namenwörter für

- Konkretes (= Greifbares): Personen (**L**eon, die **P**flegekraft)
  Lebewesen (der **H**ase) Dinge
  (das **H**aus)

- Abstraktes (= Gedachtes): das **G**lück, die **F**reundschaft

Nominalisierungen schreibt man groß:

- Das **D**esinfizieren der Wundränder ist eine wichtige Maßnahme.
- Sie sieht immer das **G**ute im Menschen.

Woran erkennt man Nomen?

Man erkennt Nomen an ihren **Begleitern**.

Begleiter können Artikel, Zahlenwörter, Adjektive, Pronomen oder Präpositionen sein.

Vor einem Nomen kann stehen:

- ein bestimmter oder unbestimmter Artikel,
  z.B. der Arzt, die Sexualität, das Heim, ein Tabu

- ein Zahlenwort,
  z.B. der Tag, fünf Einheiten

- ein Adjektiv,
  z.B. großes Geheimnis, rote Lippen

- ein Pronomen,
  z.B. mein Lehrer, unsere Lerngruppe, dein Gefühl

- eine Präposition (es gibt auch zusammengezogene Pronomen aus Präposition
  und Artikel),
  z.B. im Wald (in + dem = im), beim Essen (bei + dem = beim)

1. Aufgabe: Im folgenden Text ist alles klein geschrieben.
Das kann doch nicht sein?

a) Besprechen Sie: Woran erkennt man Nomen?

b) Lesen Sie den Text.

c) Suchen Sie die Nomen im Text und unterstreichen Sie diese.

laut der zeitschrift „nature" gibt es mehr als die 2 biologischen geschlechter. ein mensch kann

männlich oder weiblich sein.

es kann aber auch kombinationen von männlichen und weiblichen merkmalen geben.

mittlerweile geht die forschung von mehreren geschlechtern aus.

biologen wissen heute, dass nicht nur die gene für die entwicklung wichtig sind. trotz dieser erkenntnis

aus der biologie werden intersexuelle menschen

in der gesellschaft immer noch benachteiligt.

d) Schreiben Sie die Nomen in die 1. Spalte der Tabelle.
Denken Sie daran: Nomen schreibt man groß.

e)   Schreiben Sie nun das Nomen mit dem richtigen Artikel in die 2. Spalte der Tabelle.
     Achtung: Einige Nomen im Text stehen im Singular (Einzahl)
     - andere stehen im Plural (Mehrzahl).

f)   Schreiben Sie die Nomen im Plural in die 3. Spalte.

1. Nomen	Nomen im Nominativ Singular	Nomen im Nominativ Plural
Zeitschrift	die Zeitschrift	die Zeitschriften
Nature (Eigenname)	/	/

2. Aufgabe: Schreiben Sie den Text neu - aber richtig.

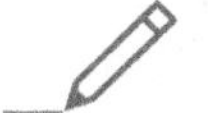

Achten Sie auf die Groß- und Kleinschreibung.

DOZENTEN-ARBEITSBLATT

SPRACHLUPE

Groß- und Kleinschreibung

Hinweis zur Sprachlupe:

Falls Sie die Wortarten noch einmal wiederholen möchten, bietet sich diese Sprachlupe zur Wiederholung von Nomen/Substantiven an. Ausnahmen werden hier nicht gesondert betrachtet. Eine grundlegende grammatikalische Einführung können die Sprachlupen nicht leisten. Sie dienen der Übung und Festigung ei-niger Teilfragen der deutschen Sprache (⟶ INA-Pflege-Toolbox 1, Handbuch: Die Bausteine).

1. Aufgabe: **Im folgenden Text ist alles klein geschrieben. Das kann doch nicht sein?**

a) **Besprechen Sie: Woran erkennt man Nomen?**

b) **Lesen Sie den Text.**

c) **Suchen Sie die Nomen im Text und unterstreichen sie diese.**

Durchführungshinweis:

Auf den ersten zwei Seiten der Sprachlupe werden die Grundlagen der Groß- und Kleinschreibung wiederholt. Nutzen Sie diese als Einführung in Aufgabenteil a) und/oder teilen Sie die Seiten als Orientierung an die Lernenden bei der Bearbei-tung der folgenden Aufgaben aus. Sie können die Lernenden auch die jeweiligen Wortarten farbig markieren lassen.

Es ist möglich, dass sie noch einmal erklären müssen, was in der Tabelle gefordert ist.

Im Text finden die Lernenden die Begleiter der Nomen relativ schnell. Der beglei-tende Artikel steht nicht immer im Nominativ bzw. in der Grundform (z. B. laut der Zeitschrift – Genitiv Singular). Um das Lernen für Nicht-Muttersprachler zu er-leichtern, sollte aber der Artikel im Nominativ mitgelernt werden.

Aus diesem Grunde lassen Sie die Lernenden die Nomen sowohl im Nominativ Singular als auch im Nominativ Plural in die Tabelle schreiben.

DOZENTEN-ARBEITSBLATT

d) Schreiben Sie die Nomen in die 1. Spalte der Tabelle.

Denken Sie daran: Nomen schreibt man groß.

e) Schreiben Sie nun das Nomen mit dem richtigen Artikel in die 2.

Spalte der Tabelle.

Achtung: Einige Nomen im Text stehen im Singular (Einzahl)

- andere stehen im Plural (Mehrzahl).

f) Schreiben Sie die Nomen im Plural in die 3. Spalte.

1. Nomen	Nomen im Nominativ Singular	Nomen im Nominativ Plural
Zeitschrift	die Zeitschrift	die Zeitschriften
Nature (Eigenname)	/	/
Geschlechter	das Geschlecht	die Geschlechter
Mensch	der Mensch	die Menschen
Kombinationen	die Kombination	die Kombinationen
Merkmalen	das Merkmal	die Merkmale
Forschung	die Forschung	die Forschungen
Biologen	der Biologe/ die Biologin	die Biologen/ die Biologinnen
Gene	das Gen	die Gene

Entwicklung	die Entwicklung	die Entwicklungen
Erkenntnis	die Erkenntnis	die Erkenntnisse
Biologie	die Biologie	– (keine Pluralformen)
Gesellschaft	die Gesellschaft	die Gesellschaften

DOZENTEN-ARBEITSBLATT

2. Aufgabe:

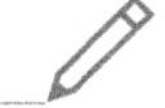

Schreiben Sie den Text neu - aber richtig.

Achten Sie auf die Groß- und Kleinschreibung.

Laut der _Zeitschrift_ _Nature_ gibt es mehr als die 2 biologischen _Geschlechter_.

Ein _Mensch_ kann männlich oder weiblich sein,

aber es kann auch _Kombinationen_ von männlichen und weiblichen _Merkmalen_ geben.

Mittlerweile geht die _Forschung_ von mehreren _Geschlechtern_ aus.

Biologen wissen heute, dass nicht mehr die _Gene_ allein für die _Entwicklung_ wichtig

sind.

Trotz dieser _Erkenntnis_ aus der _Biologie_ werden intersexuelle _Menschen_ in vielen

Gesellschaften immer noch benachteiligt. (vgl. Vos 2016)

Auswertungshinweis:

Sie können auf die Begleiter von Nomen im Text aufmerksam machen. Achten Sie auf Satzanfänge, Wortendungen und Eigennamen. Es kann hilfreich sein, die unterschiedlichen Begleiter farbig zu kennzeichnen (s. o.).

Bei Unsicherheiten sollen sich die Lernenden einen Begleiter mitdenken, z. B. Bio-logen wissen heute … – (die/viele/große) Biologen wissen heute …

Modul:	**Sexualität im Alter**
Baustein:	**2. Veränderungen der Sexualität**
Lerneinheiten:	• Veränderungen im Alter
	• Der Einfluss von Erkrankungen und Medikamenten
	• Veränderungen bei Demenz

Lernziele	Fachkompetenz: Die Lernenden • erklären Auswirkungen von Erkrankungen auf die Sexualität. • kennen Allgemeinerkrankungen, wie z. B. Herz-Kreislauf-Erkrankungen, Diabetes mellitus, Arteriosklerose. • beschreiben Veränderungen der Sexualität durch Medikamente. • kennen Informationsquellen für Nebenwirkungen von Medikamenten. • erklären den Begriff der erektilen Dysfunktion. Sozialkompetenz: Die Lernenden • diskutieren verschiedene Sichtweisen auf Sexualität. • erklären einer anderen Person ein Diagramm zu sexuellen Wünschen und Aktivitäten. • entwickeln gemeinsam Handlungsmöglichkeiten im Umgang mit sexuell enthemmten Verhalten.
Inhaltliche Schwerpunkte	• Sichtweisen auf Sexualität im Alter • Veränderungen der Sexualität durch Krankheit und Medikamente • Sexualverhalten bei Demenzerkrankten
Didaktisch-methodische Hinweise	• Diskussionsanlass zu verschiedenen Sichtweisen auf Sexualität (LE 1) • Formulierungshilfen für Diskussionsbeiträge (LE 1) • Arbeit mit diskontinuierlichen Texten: Diagramme verstehen und anderen erklären (LE 1) • Lese- und Schreibanlässe bzgl. der Veränderung von Sexualität durch Medi-kamente (LE 2) • Erarbeitung und Reflexion von Handlungsstrategien bei sexuellenthemmten Verhaltensweisen anhand von Fallbeispielen (LE 3) **Zeithorizont: ca. 4 Zeitstunden**

Veränderungen im Alter

1. Aufgabe: **Ältere Menschen denken oft anders über Sexualität als jüngere Menschen.**

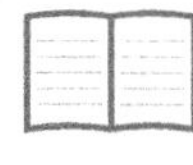

a) **Lesen Sie in den Sprechblasen, was verschiedene Menschen über Sexualität im Alter sagen.**

b) **Diskutieren Sie: Warum glauben Sie, reden diese Menschen so über Sexualität?**

Redemittel, die Sie für eine Diskussion nutzen können:

- Ich bin der Meinung, dass …
- Ich bin davon überzeugt, dass …
- Im Grunde geht es um die Frage: …
- Ich glaube kaum, dass …
- Ein weiterer wichtiger Punkt ist, …
- Ich finde das Argument … nicht überzeugend

2. Aufgabe: Wie verändern sich die sexuellen Wünsche und die sexuellen Aktivitäten, wenn Menschen älter werden?

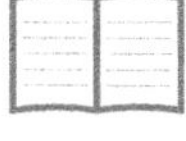

a) Sehen Sie sich ein Diagramm an.

b) Erklären Sie einem Partner oder einer Partnerin, was Sie auf Ihrem Diagramm erkennen.

c) Lesen Sie die Aussagen zu den Diagrammen. Kreuzen Sie an, ob die Aussagen richtig oder falsch sind.

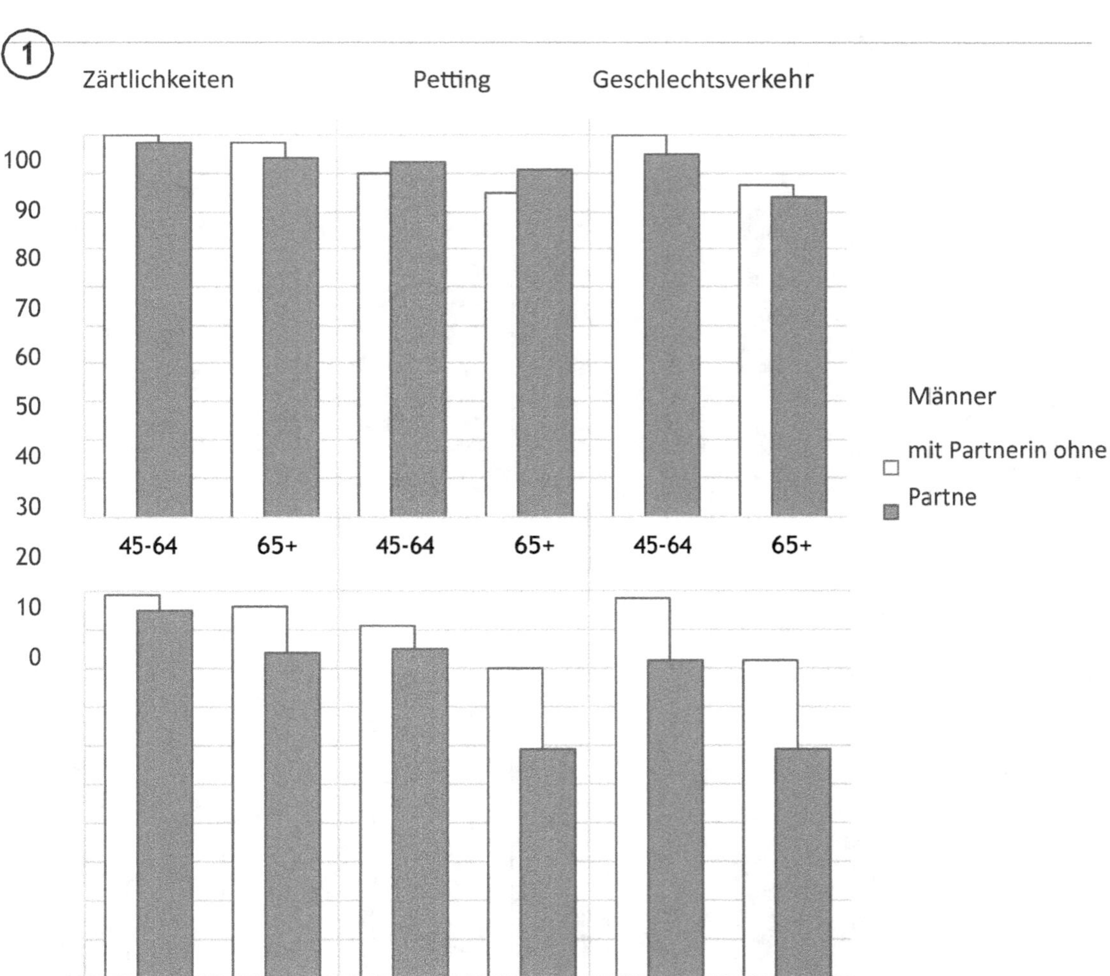

Abb. 1: Sexuelle Wünsche nach Altersgruppen und Partnerschaftsstatus (in Prozent)

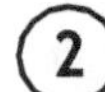

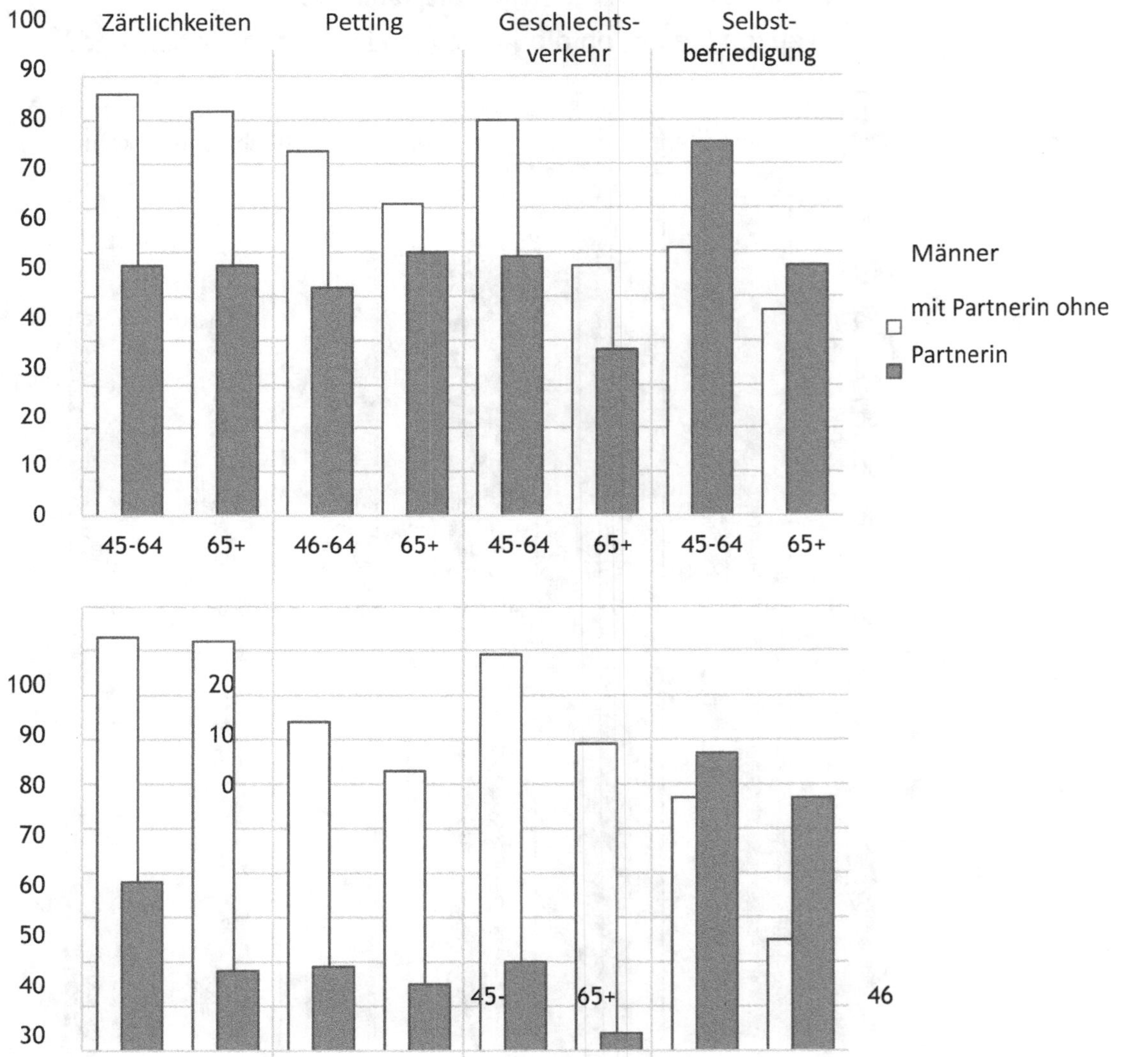

Aussagen zu Diagramm 1:

	richtig	falsch
Mehr als 9 von 10 Männern im Alter von 45 bis 64 Jahren wünschen sich Geschlechtsverkehr.		
Die sexuellen Wünsche von Frauen hängen <u>nicht</u> davon ab, ob sie einen Partner haben.		
Bei Frauen im Alter von 65 Jahren und älter nimmt der Wunsch nach Petting und Geschlechtsverkehr stärker ab als bei Männern im selben Alter.		
Mehr als die Hälfte aller Frauen hat auch mit 65 Jahren und mehr den Wunsch nach Petting.		
60 % der Männer mit 65 Jahren und älter ohne Partnerin wünschen sich Zärtlichkeiten.		

Aussagen zu Diagramm 2:

	richtig	falsch
Bei Frauen und Männern zwischen 45 und 64 Jahren, ist Selbstbefriedigung die seltenste sexuelle Aktivität.		
Über 90 % der Menschen, die in Partnerschaften leben, tauschen auch mit 65 Jahren und älter Zärtlichkeiten aus.		
Männer haben häufiger als Frauen auch dann Geschlechtsverkehr, wenn sie in keiner festen Partnerschaft leben.		

Männern sind im Alter wesentlich seltener sexuell aktiv als Frauen, wenn sie keinen Partner haben.		
Der Austausch von Zärtlichkeiten nimmt auch im Alter kaum ab, wenn ein Partner vorhanden ist.		

3. Aufgabe: Auch im Alter bleibt das Bedürfnis nach Sexualitätbei den meisten Menschen erhalten.

Trotzdem nimmt die sexuelle Aktivität im Alter ab.

Woran liegt das?

Schreiben Sie 5 Gründe auf.
Bilden Sie Sätze.

1.

2.

3.

4.

5.

4. Aufgabe: Mit zunehmendem Alter ist es vielen Menschen nicht mehr so wichtig, Geschlechtsverkehr zu haben.

Version A Andere Formen der emotionalen Zuwendung nehmen an Bedeutung zu.

Im Buchstabenrätsel haben sich 7 Bedürfnisse von Menschen versteckt.

a) Lesen Sie die Wörter in der Wörterliste.

b) Suchen und markieren Sie die Wörter im Rätsel.
Sie finden die Wörter waagerecht von links nach rechts

und senkrecht von oben nach unten.

waagerecht →	senkrecht ↓
GEBORGENHEIT	KÜSSEN
STREICHELN	KUSCHELN
KÖRPERKONTAKT	GESPRÄCHE
ZÄRTLICHKEITEN	

K	4	G	E	B	O	R	G	E	N	H	E	I	T	8	Y
U	%	T	1	A	9	8	Ü	+	I	/	D	+	5	R	O
S	5	R	N	3	Z	K	G	Ä	1	D	G	4	!	?	Z
C	J	D	K	Ö	R	P	E	R	K	O	N	T	A	K	T
H	*	D	?	U	7	H	S	F	@	D	B	I	L	Ü	Y

E	N	–	9	#	Z	F	P	7	D	O	–	G	5	S	ß
L	<	B	!	K	I	C	R	3	B	*	Ä	X	H	S	C
N	M	V	F	;	D	A	Ä	U	1	8	J	#	G	E	H
Q	Z	Ä	R	T	L	I	C	H	K	E	I	T	E	N	=
W	@	Z	I	4	!	S	H	F	H	?	I	=	U	3	Ü
S	T	R	E	I	C	H	E	L	N	*	N	F	2	4	8

4. Aufgabe: Mit zunehmendem Alter ist es vielen Menschen nicht mehr so wichtig, Geschlechtsverkehr zu haben.

Version B

Andere Formen der emotionalen Zuwendung nehmen an Bedeutung zu.

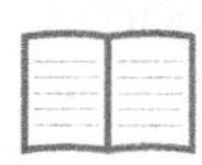
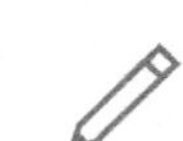

Im Buchstabenrätsel haben sich 7 Bedürfnisse von Menschen versteckt.

a) Lesen Sie die Wörter in der Wörterliste.

b) Suchen und markieren Sie die Wörter im Rätsel.
Sie finden die Wörter waagerecht von links nach rechts

und senkrecht von oben nach unten.

Wörterliste

KÜSSEN	GEBORGENHEIT
STREICHELN	KUSCHELN
ZÄRTLICHKEITEN	GESPRÄCHE
KÖRPERKONTAKT	

K	D	G	E	B	O	R	G	E	N	H	E	I	T	T	Z
U	F	T	G	A	S	F	Ü	Z	I	V	D	E	R	R	O
S	H	R	N	H	Z	K	G	Ä	A	D	G	T	Z	E	Z
C	J	D	K	Ö	R	P	E	R	K	O	N	T	A	K	T
H	Z	D	E	U	T	H	S	F	Z	D	B	I	L	Ü	Y

E	N	C	R	H	Z	F	P	C	D	F	B	G	K	S	X
L	V	B	R	K	H	C	R	B	B	G	Ä	X	H	S	C
N	M	V	F	Ö	D	A	Ä	U	H	J	J	H	G	E	H
Q	Z	Ä	R	T	L	I	C	H	K	E	I	T	E	N	M
W	R	Z	I	P	Ü	S	H	F	H	J	I	Z	U	I	Ü
S	T	R	E	I	C	H	E	L	N	G	N	F	Ä	P	I

DOZENTEN-ARBEITSBLATT

Veränderungen im Alter

1. Aufgabe: Ältere Menschen denken oft anders über Sexualität als jüngere Menschen.

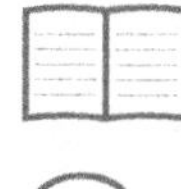

a) Lesen Sie in den Sprechblasen, was verschiedene Menschen über Sexu-alität im Alter sagen.

b) Diskutieren Sie: Warum glauben Sie, reden diese Menschen so über Sexu-alität?

Durchführungshinweis:

Abhängig von der Gruppenzusammenstellung kann diese Aufgabe im Plenum, in Klein-gruppen oder ggf. in geschlechtshomogenen Zweiergruppen bearbeitet werden.

Um die obenstehenden Aussagen besser vorstellbar zu machen, könnten die Lernenden zusätzlich die folgenden Fragen diskutieren:

- Können Sie sich vorstellen, dass Ihre eigenen Eltern noch sexuelle Bedürfnisse haben und diese ausleben?
- Bis zu welchem Alter könnten Sie sich vorstellen, selbst sexuell aktiv zu sein?

Auswertungshinweis:

Bei dieser Aufgabe soll deutlich werden, dass die gesellschaftlichen Erwartungen zur Se-xualität im Alter häufig nicht mit den Vorstellungen übereinstimmen, die die Lernenden für ihr eigenes Leben haben.

Wie ältere Menschen über ihre Sexualität denken, ist abhängig von ihren persönlichen Erfahrungen, ihrer Erziehung aber auch gesellschaftlichen Sichtweisen.

In der Gesellschaft bestimmt die Defizit-Hypothese weiterhin das Bild des Alterns. Dem-zufolge verschlechtern sich körperliche und intellektuelle Funktionen in praktisch allen Bereichen kontinuierlich mit zunehmendem Alter. Ein aktives Sexualverhalten ist unter diesen

Bedingungen nur schwer vorstellbar. Obwohl die Defizit-Hypothese nicht unbe- dingt ihrem eigenen Erleben entspricht, schreiben sich viele ältere Menschen dieses ne- gative Altersstereotyp selbst zu. Dies verändert ihre Eigenwahrnehmung im selben Maße wie die tatsächlichen Veränderungen des Alterns. So kommt es, dass sich viele ältere Menschen selbst als asexuell beschreiben, obwohl sie gar nicht so empfinden.

Insbesondere Frauen werden vom gesellschaftlichen „double standard of aging" beein-flusst, was bedeutet, dass sie früher als Männer als unattraktiv, alt und asexuell wahrge-nommen werden.

DOZENTEN-ARBEITSBLATT

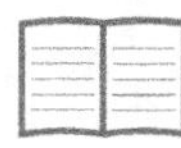

2. Aufgabe: **Wie verändern sich die sexuellen Wünsche und die sexuellen Aktivitäten, wenn Menschen älter werden?**

a) **Sehen Sie sich ein Diagramm an.**

b) **Erklären Sie einem Partner oder einer Partnerin, was Sie auf Ihrem Dia-gramm erkennen.**

c) **Lesen Sie die Aussagen zu den Diagrammen. Kreuzen Sie an, ob die Aus-sagen richtig oder falsch sind.**

Durchführungshinweis:

Bei dieser Aufgabe geht es darum, diskontinuierliche Texte in Form von Diagram-men auswerten und beschreiben zu können. Für einige Lernende stellt dies eineSchwierigkeit dar. Unter Umständen ist es daher sinnvoll, die Ergebnisse der Part-nerarbeit mit denen eines zweiten Paares zu vergleichen.

Bei den Diagrammen handelt es sich um eigene Darstellungen in Anlehnung an Bucher (2006).

Lösung:

Diagramm 1: 1. richtig 2. falsch 3. richtig 4. richtig 5. falsch
Diagramm 2: 1. falsch 2. richtig 3. richtig 4. falsch 5. richtig

DOZENTEN-ARBEITSBLATT

3. Aufgabe: Auch im Alter bleibt das Bedürfnis nach Sexualität bei den meisten Menschenerhalten. Trotzdem nimmt die sexuelle Aktivität im Alter ab.

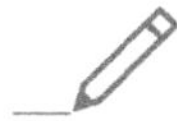

Woran liegt das? Schreiben Sie 5 Gründe auf. Bilden Sie Sätze.

Auswertungshinweis:

Für den Rückgang der sexuellen Aktivität im Alter gibt es körperliche, psycholo- gische und soziale Ursachen. Dazu zählen:

- Erkrankungen
- sexuelle Funktionsstörungen
- hormonelle Veränderungen
- Nachlassen des sexuellen Interesses in langandauernden Paarbeziehungen
- gesellschaftliche Vorurteile gegenüber der Sexualität alternder Menschen
- Befangenheit durch das Erleben des körperlichen Alterungsprozesses
- Scham und sexueller Rückzug aufgrund des gesellschaftlichen Schönheits-ideals

Auch wenn in einer vorhandenen Paarbeziehung nur einer der Partner von eineroder mehrerer dieser Ursachen betroffen ist, kann dies die sexuelle Aktivität ein- schränken oder zum Erliegen bringen. Weiterhin ist, aufgrund der demografischenEntwicklung v. a. bei Frauen, die abnehmende Verfügbarkeit von Sexualpartnernfür den Rückgang der sexuellen Aktivität verantwortlich.

Lösungsvorschlag:

- In langen Paarbeziehungen lässt das sexuelle Interesse oft nach.
- Viele Männer leiden im Alter unter sexuellen Funktionsstörungen.
- In der Gesellschaft gibt es Vorurteile gegenüber der Sexualität älterer Menschen.
- Vielen Menschen ist ihr eigener alternder Körper unangenehm.
- Hormonelle Veränderungen können zu einem Nachlassen des sexuellen Verlangens führen.

DOZENTEN-ARBEITSBLATT

4. Aufgabe:

Version A

Mit zunehmendem Alter ist es vielen Menschen nicht mehr so wichtig, Geschlechtsverkehr zu haben. Andere Formen der emotionalen Zuwendung nehmen an Bedeutung zu.

Im Buchstabenrätsel haben sich 7 Bedürfnisse von Menschen versteckt.

a) **Lesen Sie die Wörter in der Wörterliste.**

b) **Suchen und markieren Sie die Wörter im Rätsel.**
Sie finden die Wörter waagerecht von links nach rechts und senkrecht von oben nach unten.

Durchführungshinweis:

Für die Bearbeitung des Rätsels bieten wir zwei Versionen an, um eine Differen-zierung in der Gruppe zu ermöglichen. Die beiden Versionen unterscheiden sich hinsichtlich ihrer sprachlichen Anforderungen. Bitte entscheiden Sie mit Blick auf die sprachlichen Kompetenzen der einzelnen Lernenden, wer welche Version bekommt.

Version A:

Für die zu suchenden Wörter sind zwei Beispiele angegeben. Das Rätsel enthält neben Buchstaben auch Zahlen und Sonderzeichen, die zu einer Vereinfachung der Identifikationen der zu suchende Wörter beitragen.

Version B:

Alle zu suchenden Wörter sind in einer Liste angegeben. Auf die Unterscheidung, welche waagerecht und welche senkrecht zu finden sind, wurde verzichtet. Bei-spiele sind nicht angegeben.

Hinweis zur Binnendifferenzierung:

Sie können dieses Rätsel auch schwieriger oder leichter gestalten, indem Sie Web-seiten im Internet zu Hilfe nehmen, mit denen Sie kostenfrei Ihr eigenes Buchsta- benrätsel erstellen können, bspw. www.suchsel.de.vu oder www.suchsel.net.

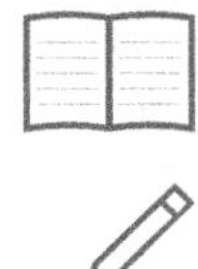

INA-Pflege-Toolbox 2 | Humboldt-Universität zu Berlin | Abteilung Wirtschaftspädagogik

DOZENTEN-ARBEITSBLATT

Lösung Version A:

K	4	G	E	B	O	R	G	E	N	H	E	I	T	8	Y
U	%	T	1	A	9	8	Ü	+	I	/	D	+	5	R	O
S	5	R	N	3	Z	K	G	Ä	1	D	G	4	!	?	Z
C	J	D	K	Ö	R	P	E	R	K	O	N	T	A	K	T
H	*	D	?	U	7	H	S	F	@	D	B	I	L	Ü	Y
E	N	–	9	#	Z	F	P	7	D	O	–	G	5	S	ß
L	<	B	!	K	I	C	R	3	B	*	Ä	X	H	S	C
N	M	V	F	;	D	A	Ä	U	1	8	J	#	G	E	H
Q	Z	Ä	R	T	L	I	C	H	K	E	I	T	E	N	=
W	@	Z	I	4	!	S	H	F	H	?	I	=	U	3	Ü
S	T	R	E	I	C	H	E	L	N	*	N	F	2	4	8

Lösung Version B:

K	D	G	E	B	O	R	G	E	N	H	E	I	T	T	Z
U	F	T	G	A	S	F	Ü	Z	I	V	D	E	R	R	O
S	H	R	N	H	Z	K	G	Ä	A	D	G	T	Z	E	Z
C	J	D	K	Ö	R	P	E	R	K	O	N	T	A	K	T
H	Z	D	E	U	T	H	S	F	Z	D	B	I	L	Ü	Y
E	N	C	R	H	Z	F	P	C	D	F	B	G	K	S	X
L	V	B	R	K	H	C	R	B	B	G	Ä	X	H	S	C
N	M	V	F	Ö	D	A	Ä	U	H	J	J	H	G	E	H
Q	Z	Ä	R	T	L	I	C	H	K	E	I	T	E	N	M
W	R	Z	I	P	Ü	S	H	F	H	J	I	Z	U	I	Ü
S	T	R	E	I	C	H	E	L	N	G	N	F	Ä	P	I

Der Einfluss von Erkrankungen undMedikamenten

1. Aufgabe: Viele Menschen leiden im Alter unter Allgemeinerkrankungen.Erklären Sie: Was sind Allgemeinerkrankungen?

2. Aufgabe: Allgemeinerkrankungen können Einfluss auf die Sexualität haben.

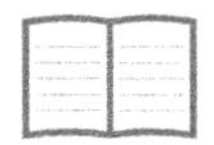

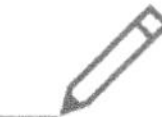

a)   Lesen Sie den Text.

b)   Hier hat jemand Kaffee verschüttet.
Können Sie die Wörter unter den Kaffeeflecken lesen?
Schreiben Sie die Wörter auf die Linien.

c)   Lesen Sie den Text noch einmal.
Unterstreichen Sie dabei alle Erkrankungen mit blau
und ihre Auswirkungen auf die Sexualität mit rot.

Allgemeinerkrankungen und Sexualität

Als Allgemeinerkrankungen gelten Krankheiten,

die nicht nur ein Organ oder Organsystem betreffen.Sie haben
Auswirkungen auf den ganzen Körper und damit auf den ganzen
Menschen.

Ein paar der wichtigsten Allgemeinerkrankungen sind:

- Arteriosklerose _______________________________________

- Herz-Kreislauf Erkrankungen

- Diabetes mellitus _______________________________________

- Krebserkrankungen und Niereninsuffizienz _______________________

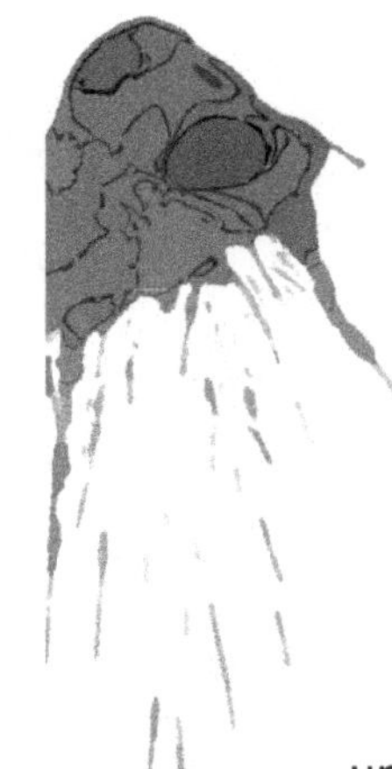

Sie alle führen unbehandelt zu Leistungsabfall, Schwäche,

schlechtem Allgemeinbefinden und einer starken psychischen Belastung. Das

hat selbstverständlich Einfluss auf die Sexualität.

und damit die Potenz 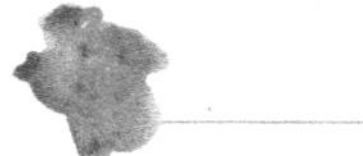 eines Mannes.

Herz-Kreislauf-Erkrankungen führen wiederum zu einer Konditionsschwäche. Kondition beeinflusst

nun die Dauer und Möglichkeiten des Sexualaktes.

Die Schwäche, die viele dieser Krankheiten begleitet, führt häufig zu

Minderung der Libido

Bei Frauen kann Diabetes mellitus zu Unfruchtbarkeit und vermehrten

Infektionen der Harnwege,

meist einer Zystitis, führen.
Auch Niereninsuffizienz kann eine Folgekrankheit von Diabetes sein. Krebserkrankungen der Mamma

oder des Unterleibs verändern häufig das Gefühl, eine Frau zu sein.

Das wiederum vermindert die Libido einer Frau.
Operationen am Uterus
können die Fähigkeit einer Frau,
einen Orgasmus zu bekommen, beeinflussen.

3. Aufgabe: Im Alter müssen viele Menschen Medikamente einnehmen, weil sie krank sind.

Besprechen Sie:

Kennen Sie Medikamente, die sich auf die Sexualität auswirken?

4. Aufgabe: Medikamente können die Sexualität eines Menschen beeinflussen.

a) Lesen Sie den Text einmal zügig durch. Sie müssen nicht alle Details verstehen.
Welche Informationen im Text haben Sie besonders überrascht?

b) Lesen Sie den Text noch einmal sehr genau. Markieren Sie dabei alle Medikamente mit grün und ihre Wirkungen und Nebenwirkungen mit gelb.
Das Markieren hilft Ihnen, den Text gut zu verstehen.

c) Schreiben Sie in 3 Sätzen den Inhalt des Textes auf.

Veränderung der Sexualität durch Medikamente

Fast alle Medikamente haben Nebenwirkungen. Sie lösen
Symptome, also Krankheitszeichen, aus.

Manche Medikamente beeinflussen auch die Sexualität.

Es gibt Haarwuchsmittel, die Hodenschmerzen auslösen und Prostatamittel, die bei Männern ein
Wachstum der Brust hervorrufen.

Blutdrucksenkende Medikamente können sich negativ auf die Potenz und den Sexualtrieb
auswirken.

Auch viele Antidepressiva wirken auf den Sexualtrieb von Männern und Frauen. Sie können ihn steigern
oder vermindern.

Beides ist möglich.

Medikamente gegen Parkinson können zu zwanghaftem Verhalten führen. Dies zeigt sich z. B. in
einem stark gesteigerten Sexualtrieb.

Bei Männern können sie jedoch auch Impotenz hervorrufen.

Neuroleptika beeinflussen ebenfalls die Sexualität.

Sie können zu Ejakulations- und Orgasmus-Störungen führen. Aber auch Priapismus kann durch Neuroleptika ausgelöst werden. Hierunter versteht man schmerzhafte Dauererektionen.

Die Bandbreite der Nebenwirkungen ist also sehr groß. Pflegebedürftige haben Beschwerden oder sie verhalten sich anders? Dann muss immer auch an Nebenwirkungen von Medikamenten gedacht werden.

Zusammenfassung:

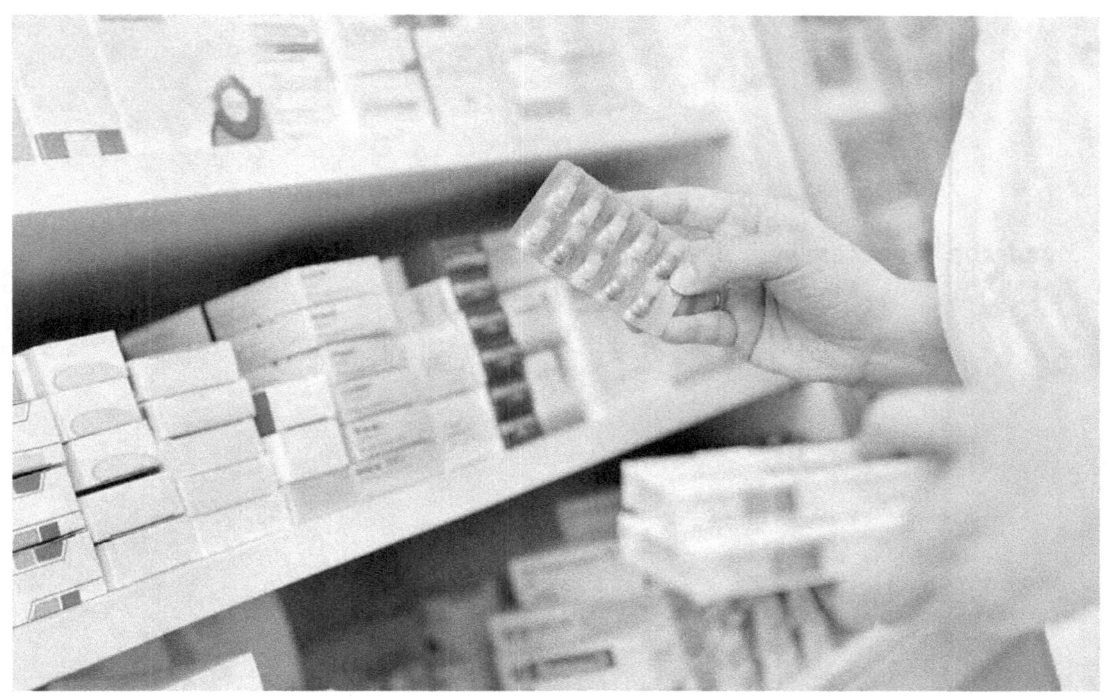

5. Aufgabe: Woher erhalten Sie Informationen über die Nebenwirkungenvon
Medikamenten?
Schreiben Sie alle Möglichkeiten auf, die Ihnen einfallen.

6. Aufgabe: Einige Medikamente wirken gewollt auf die Sexualität.

a) Lesen Sie den Text.

b) Markieren Sie die Wortgrenzen.

c) Schreiben Sie den Text erneut auf. Beachten Sie dabei die Zeichensetzung.

DieerektileDysfunktion

MitzunehmendemAlterleidenvieleMännerunterdererektilenDysfunktionDieBe

troffenenkönnendannsehrhäufigkeineErektionmehrbekommendiefüreinenGe

schlechtsverkehrausreichtDerPeniswirdnichthartgenugodererschlafftvorzeitig

DieerektileDysfunktionkanndurchMedikamenteErkrankungenwieDiabetesund

BluthochdruckoderdurchRauchenbegünstigtwerdenAuchhormonelleVerände

rungenimAlterkönneneineUrsacheseinNebenanderenBehandlungsmethoden

spielenMedikamentebeiderTherapieeinewichtigeRolleSiekönneninFormvonTab

letteneingenommenwerdenEsgibtaberauchMedikamentediesichdieBetroffenen

selbstindenSchwellkörperspritzenkönnenAndereMedikamentewerdenalsZäpf

chenindieHarnröhreeingeführt

INA-Pflege-Toolbox 2 | Humboldt-Universität zu Berlin | Abteilung Wirtschaftspädagogik

DOZENTEN-ARBEITSBLATT

Der Einfluss von Erkrankungen und Medikamenten

1. Aufgabe: Viele Menschen leiden im Alter unter Allgemeinerkrankungen. Erklären Sie: Was sind Allgemeinerkrankungen?

Durchführungshinweis:

Die Frage soll zur Einführung in das Thema und zur Aktivierung des Vorwissens im Plenum besprochen werden. Sie dient als Vorbereitung für die Bearbeitung der

2. Aufgabe. Die Antworten können auch zur Dokumentation – und ggf. späterem Rückbezug – an der Tafel gesammelt werden.

2. Aufgabe: Allgemeinerkrankungen können Einfluss auf die Sexualität haben.

a) **Lesen Sie den Text.**

b) **Hier hat jemand Kaffee verschüttet. Können Sie die Wörter unter den Kaffee-flecken lesen? Nutzen Sie Ihr Vorwissen. Schreiben Sie die Wörter auf die Linien.**

c) **Lesen Sie den Text noch einmal. Unterstreichen Sie dabei alle Erkrankun- gen mit blau und ihre Auswirkungen auf die Sexualität mit rot.**

Durchführungshinweis:

Diese Übung zum Fachwortschatz sollte in Partnerarbeit durchgeführt werden. Ggf. könnten Sie als Unterstützung (Fach-)Wörterbücher zur Verfügung stellen.

Lösung zu b):

Arteriosklerose | Diabetes mellitus | Niereninsuffizienz | Potenz | Libido | Zystitis | Mamma | Uterus | Orgasmus

Da dieser Text, auch neben den zu entziffernden, viele schwierige Wörter beinhal-tet, bietet sich hier die Gelegenheit, ein Glossar anzulegen. Diese Aufgabe könnendie Lernenden selbst übernehmen. Teilen Sie dazu eine zweispaltige, leere Tabel-le aus.

DOZENTEN-ARBEITSBLATT

3. Aufgabe: **Im Alter müssen viele Menschen Medikamente einnehmen, weil sie krank sind.**

Besprechen Sie:

Kennen Sie Medikamente, die sich auf die Sexualität auswirken?

Durchführungshinweis:

Diese Aufgabe kann im Plenum bearbeitet werden und dient zur Aktivierung des Vorwissens, als Vorbereitung für die Bearbeitung der 4. Aufgabe. Die Antwortenkönnen auch zur Dokumentation – und ggf. späterem Rückbezug – an der Tafelgesammelt werden.

4. Aufgabe: **Medikamente können die Sexualität eines Menschen beeinflussen.**

a) **Lesen Sie den Text einmal zügig durch. Sie müssen nicht alle Details ver-stehen.**
Welche Informationen im Text haben Sie besonders überrascht?

b) **Lesen Sie den Text noch einmal sehr genau. Markieren Sie dabei alle Medi-kamente mit grün und ihre Wirkungen und Nebenwirkungen mit gelb.**
Das Markieren hilft Ihnen, den Text gut zu verstehen.

c) **Schreiben Sie in 3 Sätzen den Inhalt des Textes auf.**

Veränderung der Sexualität durch Medikamente

Fast alle Medikamente haben Nebenwirkungen. Sie lösen Symptome, also Krank-heitszeichen, aus. Manche Medikamente beeinflussen auch die Sexualität.

Es gibt Haarwuchsmittel, die Hodenschmerzen auslösen und Prostatamittel, diebei Männern ein Wachstum der Brust hervorrufen.

Blutdrucksenkende Medikamente können sich negativ auf die Potenz und den Sexualtrieb auswirken.

Auch viele Antidepressiva wirken auf den Sexualtrieb von Männern und Frauen. Sie können ihn steigern

DOZENTEN-ARBEITSBLATT

Medikamente gegen Parkinson können zu zwanghaftem Verhalten führen. Dies zeigt sich z. B. in einem stark gesteigerten Sexualtrieb. Bei Männern können sie jedoch auch Impotenz hervorrufen.

Neuroleptika beeinflussen ebenfalls die Sexualität. Sie können zu Ejakulations- und Orgasmus-Störungen führen. Aber auch Priapismus kann durch Neuroleptika ausgelöst werden. Hierunter versteht man schmerzhafte Dauererektionen.

Die Bandbreite der Nebenwirkungen ist also sehr groß. Pflegebedürftige haben Beschwerden oder sie verhalten sich anders? Dann muss immer auch an Neben-wirkungen von Medikamenten gedacht werden.

Lösungsvorschlag zu c):

Manche Medikamente haben Nebenwirkungen, die die Sexualität der Patientin- nen und Patienten verändern. Nebenwirkungen können sich in Beschwerden oder einem veränderten Verhalten äußern. Diese Möglichkeit muss immer mitbe-dacht werden.

5. Aufgabe: Woher erhalten Sie Informationen über die Nebenwirkungen von Medikamen-ten? Schreiben Sie alle Möglichkeiten auf, die Ihnen einfallen.

Auswertungshinweis:

Informationen über die Nebenwirkungen von Medikamenten finden sich in Beipackzetteln, der Rote Liste oder auf der Internetseite der Hersteller.

DOZENTEN-ARBEITSBLATT

6. Aufgabe: **Einige Medikamente wirken gewollt auf die Sexualität.**

a) **Lesen Sie den Text.**

b) **Markieren Sie die Wortgrenzen.**

c) **Schreiben Sie den Text erneut auf. Beachten Sie dabei die Zeichensetzung.**

Lösung:

Die erektile Dysfunktion

Mit zunehmendem Alter leiden viele Männer unter der erektilen Dysfunktion. Die Betroffenen können dann sehr häufig keine Erektion mehr bekommen, die für ei-nen Geschlechtsverkehr ausreicht. Der Penis wird nicht hart genug oder erschlafft vorzeitig. Die erektile Dysfunktion kann durch Medikamente, Erkrankungen wie Diabetes und Bluthochdruck oder durch Rauchen begünstigt werden. Auch hormonelle Veränderungen im Alter können eine Ursache sein.

Neben anderen Behandlungsmethoden spielen Medikamente bei der Therapie eine wichtige Rolle. Sie können in Form von Tabletten eingenommen werden. Esgibt aber auch Medikamente, die sich die Betroffenen selbst in den Schwellkör- per spritzen können. Andere Medikamente werden als Zäpfchen in die Harnröhreeingeführt.

Hinweis zur Binnendifferenzierung:

Diese Aufgabe bietet verschiedene Möglichkeiten Unterschiede im Sprachniveau der Lernenden zu berücksichtigen. So können Sie die Aufgabe vereinfachen, in- dem Sie die fehlenden Satzzeichen vorgeben. Schwieriger wird der Text, wenn Sie ausschließlich Groß- oder Kleinbuchstaben verwenden, um damit zusätzlich auch die Groß- und Kleinschreibung zu üben.

Veränderungen bei Demenz

1. Aufgabe: **Dementielle Erkrankungen können die Sexualität eines Menschen verändern.**

a) **Lesen Sie den ganzen Text. Unterstreichen Sie dabei alle Wörter, die eine neue Information für Sie enthalten.**

b) **Lesen Sie den Text noch einmal ruhig und konzentriert.**

c) **Fassen Sie die Aussagen des Textes zusammen.**
Schreiben Sie 5 bis 6 Sätze.

d) **Vergleichen Sie Ihre Ergebnisse.**

Was versteht man unter Demenz?

Demenz ist ein Krankheitsbild,

bei dem große Bereiche der Hirnrinde zerstört werden. Eine Demenz kann verschiedene Ursachen haben.

Die häufigste Ursache ist die Alzheimer-Krankheit.

Demenzkranke verlieren nach und nach ihre Erinnerungen an ihr Leben. Zuerst verschwindet die Erinnerung an die jüngere Vergangenheit.

Die Erinnerungen aus der Kindheit und Jugend bleiben lange erhalten.

Menschen mit Demenz verlernen auch vieles, was sie im Laufe ihres Lebens erlernt haben.

Sie verlernen das Sprechen, das Laufen und alle handwerklichen Fähigkeiten. Zum Ende ihres Lebens hin verlernen sie auch das Schlucken und das Atmen.

Beginnen die Nervenzellen im Frontallappen des Gehirns abzusterben, verlernen Demenzkranke auch ihr gutes Benehmen.

Dieser Teil des Gehirns steuert das Verhalten. Hier sind Moral
und Ethik abgespeichert.

Bei Schäden am Frontallappen verändert sich die Persönlichkeit und das soziale
Verhalten der Erkrankten.

Sie kennen kein Sättigungsgefühl mehr. Sie können
aggressiv werden.

Einige stehlen, oder sie schließen 20 Handyverträge ab.

Zusätzlich kann es zu zunehmender sexueller Enthemmung kommen.

Dieses Verhalten ist umso stärker, je mehr Sexualität im Leben unterdrückt wurde.

Für die Angehörigen und Pflegekräfte kann dies sehr belastend sein. Angehörige schämen sich oft.

Sie sagen dann: „So war meine Mutter doch früher nicht!" oder

„So kenne ich meinen Vater gar nicht".

Zusammenfassung:

2. Aufgabe: Ein Symptom von Demenzerkrankungen kann die sexuelle Enthemmung sein.

a) Nennen Sie mindestens 2 Beispiele für sexuell enthemmtes Verhalten.

b) Diskutieren Sie:
Wie können Sie als Pflegekraft mit diesem Verhalten umgehen?

3. Aufgabe: Pflegekräfte müssen mit unterschiedlichem Sexualverhalten
bei Demenzkranken umgehen.

a) Lesen Sie ein Fallbeispiel.

b) Besprechen Sie die Fragen und machen Sie sich Stichpunkte in die Tabelle:
  • Welches Verhalten wird beschrieben?
  • Welche Erklärungen für das Verhalten werden genannt?
  • Welche Lösungen können Sie sich vorstellen?

c) Stellen Sie Ihren Fall der ganzen Gruppe vor.
Vergleichen und diskutieren Sie Ihre Lösungen.

	Verhalten	Erklärungen	Lösungsansätze
Fall 1			
Fall 2			
Fall 3			

Fall 4			

Fall 1

Frau Witt ist 87 Jahre alt

Sie leidet unter einer frontotemporalen Demenz. Diese Erkrankung
wird auch Morbus Pick genannt.

Durch die Erkrankung verhält sie sich sehr auffällig.

Ihrem Bezugspfleger Markus macht sie immer wieder

eindeutige Angebote zu intimen Berührungen und Geschlechtsverkehr. Der Pfleger lehnt
sachlich, aber bestimmt ab.

Dann beschimpft sie ihn im Beisein seiner Kollegen in Fäkalsprache. Manchmal wird sie auch
handgreiflich.

Frau Witt möchte gern geduzt und mit ihrem Vornamen angesprochen werden. Sie ist noch mobil.

Nachts läuft sie viel herum.

Auf Beruhigungsmittel reagiert Frau Witt paradox. Das bedeutet, sie
wird dadurch noch erregter.

Über ihre Biografie ist nur wenig bekannt. Ihre Familie
hat sich von ihr abgewendet.

Die Angehörigen wollen mit niemandem aus der Einrichtung reden.

Fall 2

Herr Arabaci ist 67 Jahre alt.

Er leidet an einer nicht näher bestimmten Demenz.

Sein Sexualtrieb ist sehr ausgeprägt.

Häufig masturbiert er stundenlang, so dass sich sein Penis entzündet.

Weiblichen Pflegekräften hat er mehrfach an die Brust und zwischen die Beine gegriffen.

Nachdem auf männliche Bezugspflege umgestellt wurde, fing er an Bewohnerinnen zu belästigen.

Nach Aussage der Ehefrau war Sex während ihrer Ehe nie ein Thema. Beide mochten keinen Sex.

Fall 3

Herr Winter ist 84 Jahre alt.

Er hat eine Alzheimer-Demenz.

Die Krankheit ist schon recht weit fortgeschritten.

Seine nahen Angehörigen erkennt er nicht mehr.

Er hat vergessen, dass seine Frau schon mehr als 10 Jahre tot ist.

Gelegentlich hält er seine Bezugspflegerin Elif für seine Ehefrau.

Dann gibt er ihr einen Klaps auf den Po

und möchte ein Küsschen auf Mund und Wange. Anderen Pflegerinnen

Fall 4

Frau Conzon ist 91 Jahre alt.

Sie leidet unter dem Korsakow-Syndrom.

Diese Form der Demenz wird vor allem

durch jahrelangen übermäßigen Konsum von Alkohol ausgelöst.

Durch die Erkrankung ist Frau Conzon sehr verändert. Früher war sie sehr
fromm.

Nun sitzt sie häufig im Foyer der Einrichtung.

Sie trägt dabei nur einen Bademantel ohne etwas darunter. Etwas anderes möchte
sie nicht anziehen.

4. Aufgabe: Welche Aussagen zu Sexualität und Demenz sind richtig und welche falsch? Kreuzen Sie an.

Ergänzen Sie, wenn nötig, die richtige Antwort.

		richtig	falsch	richtige Antwort
1	Sexuelle Enthemmung kann die Folge einer Demenzerkrankung sein.			
2	Ein Demenzkranker ist für seine Handlungen nicht verantwortlich.			
3	Ein Demenzkranker braucht die Konsequenzen für seine Handlungen nicht zu tragen.			
4	Sexuelle Belästigung soll immer dokumentiert werden.			
5	Demenzkranke müssen für falsches Verhalten bestraft werden. Sonst lernen sie nichts aus ihrem Fehler.			
6	Eine gleichgeschlechtliche Bezugspflegekraft einzusetzen, kann bei sexueller Enthemmung sinnvoll sein.			
7	Enthemmtes Verhalten soll immer dokumentiert werden.			
8				
9				

Wer sich belästigen lässt, ist selbst schuld.			
Wenn sie andere Menschen gefährden, können Demenzkranke in eine geschlossene psychiatrische Abteilung überstellt werden.			

DOZENTEN-ARBEITSBLATT

Veränderungen bei Demenz

1. Aufgabe: **Dementielle Erkrankungen können die Sexualität eines Menschen verändern.**

a) **Lesen Sie den ganzen Text. Unterstreichen Sie dabei alle Wörter, die eineneue Information für Sie enthalten.**

b) **Lesen Sie den Text noch einmal ruhig und konzentriert.**

c) **Fassen Sie die Aussagen des Textes zusammen. Schreiben Sie 5 bis 6 Sätze.**

d) **Vergleichen Sie Ihre Ergebnisse.**

Durchführungshinweis:

Mit diesem einführenden Text können sich die Lernenden einen Überblick über die Veränderungen verschaffen, die mit einer Demenz-Erkrankung einhergehen.Einen derart umfangreichen Text zu lesen, ist für ungeübte Lernende eine großeHerausforderung.

Um die Textarbeit besser bewältigen zu können, gibt es verschiedene Lesestra- tegien. Der vorliegende Fachtext soll mit Hilfe zweier Lesestrategien bearbeitet werden.

1. Das Lesen und Unterstreichen wichtiger Inhalte hilft, einen Text zu ordnen.
2. Wiederholtes Lesen dient dazu, den Textinhalt detailliert zu erfassen, nachzu- fragen und zu festigen.

Schließlich kann durch das Zusammenfassen des Textes in eigenen Worten das Textverständnis überprüft werden. Lassen Sie die Lernenden nach Möglichkeit diese Aufgabe allein bearbeiten. Eine Besprechung der Ergebnisse sollte aber injedem Fall anschließend im Plenum erfolgen.

DOZENTEN-ARBEITSBLATT

2. Aufgabe: **Ein Symptom von Demenzerkrankungen kann die sexuelle Enthemmung sein.**

a) **Nennen Sie mindestens 2 Beispiele für sexuell enthemmtes Verhalten.**

b) **Diskutieren Sie: Wie können Sie als Pflegekraft mit diesem Verhalten umgehen?**

Durchführungshinweis:

Für den Aufgabenteil a) sollten sich die Lernenden individuell Beispiele überle- gen, die anschließend an der Tafel gesammelt und durch mögliche Verhaltens- weisen (Aufgabenteil b) im Plenum ergänzt werden.

Evtl. wird es nötig sein, den Begriff Enthemmung im Vorfeld zu erklären. Sollten vonseiten der Lernenden hierzu keine Fragen kommen, wird sich spätestens beim Sammeln der Beispiele herausstellen, ob der Begriff richtig verstanden wurde.

Auswertungshinweis:

Als Beispiele für sexuell enthemmtes Verhalten könnten genannt werden:

- nackt in der Öffentlichkeit herumlaufen
- an den Genitalien spielen
- sich selbst im Beisein anderer Menschen ohne deren Einverständnis befriedigen
- andere Menschen sexuell belästigen (mit Worten und/oder Taten)
- Geschlechtsverkehr in öffentlichen Räumen ausüben
- auffällig erhöhter Sexualtrieb

Sehr wichtig ist es darauf hinzuweisen, dass an Demenz Erkrankte für ihr Ver- halten nicht verantwortlich sind, da sie sich nicht bewusst so verhalten. Weder Pflegekräfte noch Angehörige dürfen das Verhalten daher persönlich nehmen. Schimpfen und Bestrafungen nützen nichts. Im Gegenteil: Der Erkrankte versteht nicht, warum er ausgeschimpft wird! Im schlimmsten Fall wird der Demenzkranke die Aufmerksamkeit genießen und allein deshalb sein Verhalten wiederholen.

Mögliche Reaktionsweisen wären demzufolge:

• Das wichtigste ist, möglichst Ruhe zu bewahren und sich nicht aufzuregen.

• Eine Möglichkeit mit an Demenz erkrankten Menschen umzugehen, bietet die Methode der (integrativen) Validation. Demenzkranke leben in ihrer eigenen Welt, nicht aber im Hier und Jetzt. Validieren bedeutet, diese Welt als gültig anzuerkennen, ohne sie zu bewerten, zu analysieren oder zu korrigieren.

INA-Pflege-Toolbox 2 | Humboldt-Universität zu Berlin | Abteilung Wirtschaftspädagogik

Pflegekräfte können dem Demenzkranken durch validierende Sätze das Gefühl vermitteln, verstanden zu werden. Dies schafft nicht nur Vertrauen und Nähe, sondern kann auch Konfliktsituationen im Pflegealltag entschärfen.

- Die Art der Enthemmung oder Belästigung sollte dokumentiert und der Vorfall an die Pflegedienstleitung weitergeben werden.

- Sexuelle Belästigung ist keine Bagatelle, sondern eine Straftat. Arbeitgeber sind dazu verpflichtet, ihre Angestellten vor derartigen Übergriffen zu beschützen. Pflegekräfte, die einen sexuellen Übergriff melden und dokumentieren, müssen sich nicht als empfindlich verunglimpfen lassen.

- Ein Demenzkranker, der immer wieder übergriffig wird, kann in einen geschützten Bereich überstellt werden. Das geht jedoch nur, wenn die Übergriffe durch die Pflegedokumentation nachgewiesen werden können.

- Manchmal helfen Pornofilme. Sie sind ein Ventil für die Übererregung.

- Im Team kann über den Einsatz von Sexualdienstleistern/-leisterinnen diskutiert werden (hierzu mehr in 3. Lerneinheit 3 „Sexualassistenz und Sexualbegleitung"). Dazu sollten auch die Angehörigen befragt werden. Hier besteht oft falsche Hemmung. Auch die finanzielle Situation gilt es zu klären, da Sexualdienstleistungen nicht von der Krankenversicherung oder Pflegeversicherung übernommen werden.

DOZENTEN-ARBEITSBLATT

3. Aufgabe: **Pflegekräfte müssen mit unterschiedlichem Sexualverhalten bei Demenzkranken umgehen.**

a) **Lesen Sie ein Fallbeispiel.**

b) **Besprechen Sie die Fragen und machen Sie sich Stichpunkte in die Tabelle:**
- **Welches Verhalten wird beschrieben?**
- **Welche Erklärungen für das Verhalten werden genannt?**
- **Welche Lösungen können Sie sich vorstellen?**

c) **Stellen Sie Ihren Fall der ganzen Gruppe vor. Vergleichen und diskutieren Sie Ihre Lösungen.**

Durchführungshinweis:

Hier bietet sich eine Bearbeitung in Kleingruppen an.

Auswertungshinweis:

Für diese Beispiele aus dem richtigen Leben gibt es keine einfachen Lösungen oder Patentrezepte, die bei konsequentem Befolgen immer zum Erfolg führen. Bei dieser Übung geht es vor allem darum, den Lernenden an beispielhaften Fäl- len aufzuzeigen, mit welchen Formen von sexuell enthemmtem Verhalten bei De- menzkranken Pflegekräfte rechnen müssen. Lösungsansätze können sich an den Reaktionsweisen in Aufgabe 2 anlehnen.

4. Aufgabe: **Welche Aussagen zu Sexualität und Demenz sind richtig und welche falsch? Kreuzen Sie an. Ergänzen Sie, wenn nötig, die richtige Antwort.**

Die Aussagen sind von oben nach unten: **(1)** richtig | **(2)** richtig | **(3)** falsch: Auch, wenn ein Demenzkranker für sein Handeln keine Verantwortung trägt, muss es natürlich Konsequenzen haben, wenn durch sein Verhalten andere Menschen ge-schädigt werden. | **(4)** richtig | **(5)** falsch: Konsequenzen sind notwendig. Strafenbringen jedoch nichts, da einem Demenzkranken sein Verhalten nicht bewusst ist und er somit auch nicht aus einer Strafe lernen könnte. | **(6)** richtig | **(7)** richtig

| **(8)** falsch: Sexuelle Belästigung ist eine Straftat und muss nicht hingenommenwerden. Niemand, der belästigt wird, muss sich dafür vor anderen rechtfertigen.

| **(9)** richtig

Modul:	**Sexualität im Alter**
Baustein:	**3. Sexualität in der Altenpflege**
Lerneinheiten:	• Sexualität im Pflegeheim aus Sicht von Pflegebedürftigen
	• Sexualität im Pflegeheim aus Sicht von Pflegekräften
	• Sexualassistenz und Sexualbegleitung

Lernziele	Fachkompetenz: Die Lernenden • beschreiben Veränderungen der Sexualität, die von den Rahmenbedingungenim Pflegeheim abhängig sind. • kennen Möglichkeiten, die Pflegebedürftigen beim Ausleben ihrer sexuellenBedürfnisse zu unterstützen. • nennen Dienstleistungen der aktiven und passiven Sexualassistenz.Sozialkompetenz: Die Lernenden • diskutieren verschiedene Sichtweisen auf Sexualität. • kennen mögliche Reaktionen auf für sie unangenehme Situationen. • diskutieren Vor- und Nachteile von Sexualassistenz.Selbstkompetenz: Die Lernenden • begründen, ob Sexualassistenz von der Krankenkasse finanziert werden soll. • werden sich bewusst, wie wichtig Biografiearbeit für ein besseres Verständnis von Verhaltensweisen ist.
Inhaltliche Schwerpunkte	• Einfluss der Rahmenbedingungen auf Veränderungen der Sexualität • Umgang mit Sexualität von Pflegebedürftigen • aktive und passive Sexualassistenz
Didaktisch-methodische Hinweise	• Bearbeitung von praxisnahen Fällen (LE 1) • das Korsakow-Syndrom sollte bekannt sein oder vor Beginn des Rollenspielserklärt werden (LE 3) • Diskussion und Reflexion von Argumenten für und gegen eine Sexualassis-tenz (LE 3) • **Zeithorizont: ca. 3 ¾ Zeitstunden** • Begriffskarten mit unterschiedlichen Farben (LE 1) • Rollenspielkarten (LE 3)

weiterführende Hinweise	• Literaturempfehlung: Offensive Gesund Pflegen c/o Bundesanstalt für Arbeitsschutz und Arbeitsmedizin (Hg.) (2012): Licht ins Dunkel bringen - Mit schwierigen Themen in der Pflege offen umgehen. URL: https://www.inqa.de/SharedDocs/PDFs/DE/Publikationen/demos-mit-schwierigen-themen-in-der-pflege-offen-umgehen.pdf?__blob=publicationFile&v=2 [13.12.2018] • Filmtipp: http://www.insebe.ch/sexualbegleitung_ausbildung/medien/nimm_mich.mp4 [31.07.2019] Dieser 10-minütige Kurzfilm verdeutlicht in besonderer Weise Scham und Unsicherheit von Pflegekräften bei der Sexualbegleitung. Da im Film sexuelle Handlungen sehr deutlich gezeigt werden, liegt es im Ermessen der Dozierenden, ob er zum Einsatz im Unterricht geeignet ist.

Sexualität im Pflegeheim aus Sicht von Pflegebedürftigen

1. Aufgabe: Der Umzug in ein Altenpflegeheim verändert das Leben eines Menschen stark. Dies betrifft auch seine Sexualität.

a) Lesen Sie den Begriff und überlegen Sie: Welche Rahmenbedingungen in Pflegeheimensind mit diesem Begriff verbunden?

b) Schreiben Sie Ihre Ideen auf Karten.

2. Aufgabe: Wie können sich die Rahmenbedingungen in Pflegeheimen auf das Sexualverhalten der Pflegebedürftigen auswirken?

Version A

a) Lesen Sie den Text.

b) Schreiben Sie die Wörter richtig in die Lücken.

Die meisten Pflegbedürftigen können ihre sexuellen Gefühlenicht mehr so ausleben wie vor ihrem Umzug ins Pflegeheim.

Für viele bleibt | gung Selbst frie be di | *Selbstbefriedigung*

die einzige Lustquelle.

Einige Pflegebedürftige finden andere Möglichkeiten sich selbst zu erregen. Sie kratzen, wippen

oder reiben sich.

Manche geben auch ein monotones Brummen von sich.

Wird Sexualität oder ter un drückt

sogar bestraft,

kann dies zu Fehlverhalten führen.

Manche Pflegebedürftigen masturbieren

oder zeigen sich nackt in der | fent lich Öf keit | _________________________ .

Es kommt zu sexuellen Anspielungen in Form von Sprüchen gegenüber Mitbewohnern

und Mitbewohnerinnen sowie Pflegekräften.

Dieses Verhalten wird von den meisten Menschen als

sexuelle | läs Be ti gung | _________________________ wahrgenommen.

Auch die körperliche Nähe bei der Pflege

wird von einigen Pflegebedürftigen falsch verstanden.

Manchmal kommt es dabei zu sexuellen auf die | grif Über fen | ________________

Pflegekräfte.

Zeitdruck und Routine bei der Körperpflege haben oft nur flüchtige

und | fläch liche ober | _________________ Berührungen zur Folge.

Dies verhindert einen | ge winn Lust | _________________ durch die Berührung.

Viele pflegebedürftige Menschen fühlen sich dadurch verunsichert

und verlieren ihr positives | Kör fühl ge per | _________________________ .

2. Aufgabe: **Wie können sich die Rahmenbedingungen in Pflegeheimen auf das Sexualverhalten der Pflegebedürftigen auswirken?**

Version B

a)   Lesen Sie den Text.

b)   **Schreiben Sie die Wörter richtig in die Lücken.**
     Beachten Sie die Groß- und Kleinschreibung.

Die meisten Pflegebedürftigen können ihre sexuellen Gefühle nicht mehr so

ausleben wie vor ihrem Umzug ins Pflegeheim.

Für viele bleibt | gungselbstfriebedi | *Selbstbefriedigung*

die einzige Lustquelle.

Einige Pflegebedürftige finden andere Möglichkeiten sich selbst zu erregen. Sie kratzen, wippen

oder reiben sich.

Manche geben auch ein monotones Brummen von sich.

Wird Sexualität | terundrückt |

oder sogar bestraft, kann dies zu Fehlverhalten führen.

Manche Pflegebedürftigen masturbieren oder zeigen

sich nackt in der | fentlichöfkeit |

334

Es kommt zu sexuellen Anspielungen in Form von Sprüchen gegenüber Mitbewohnern

und Mitbewohnerinnen sowie Pflegekräften.

Dieses Verhalten wird von den meisten Menschen als

sexuelle   läsbetigung ____ wahrgenommen.

Auch die körperliche Nähe bei der Pflege

wird von einigen Pflegebedürftigen falsch verstanden.

Manchmal kommt es dabei zu sexuellenauf die   grifüberfen _______________

Pflegekräfte.

Zeitdruck und Routine bei der Körperpflege haben oft nur flüchtige

und flächlicheober _______________ Berührungen zur Folge.

Dies verhindert einen   gewinnlust _______________ durch die Berührung.

Viele pflegebedürftige Menschen fühlen sich dadurch verunsichert

und verlieren ihr positives   körfühlgeper _______________________________.

**3. Aufgabe: Die Vorlieben und das Verhalten von Pflegebedürftigen
sind leichter zu verstehen, wenn man etwas über ihre Biografie weiß.**

a) **Lesen Sie die Fallbeispiele.**

b) **Besprechen Sie:**
- **Was könnte hinter dem Verhalten der Pflegebedürftigen stehen?**
- **Welche Möglichkeiten haben Sie, etwas über die Biografievon Pflegebedürftigen zu erfahren?**

Fall 1

Frau Holtmann ist 83 Jahre alt. Sie sitzt im Rollstuhl.

Um auf die Toilette zu gehen, braucht sie Hilfe. Sie klingelt nach dem Pflegepersonal.

Als Pflegehelfer Francesco ihr Zimmer betritt, möchte sie sich nicht von ihm helfen lassen. Sie verlangt nach einer weiblichen Pflegekraft.

Fall 2

Frau Wünsche ist 76 Jahre alt. Sie ist an Demenz erkrankt.

Bis vor kurzem hat sie kein sexuell auffälliges Verhalten gezeigt. Doch einem neuen Bewohner gegenüber ist sie sehr aufdringlich. Mehrere Male hat sie versucht, sich auf seinen Schoß zu setzen oder ihn zu küssen.

Fall 3

Herr Demirel ist 78 Jahre alt.

Er lebt seit drei Wochen im Pflegeheim „Rosenhof".

In der ersten Zeit war er sehr aktiv und ist viel spazieren gegangen. Seit seiner Begegnung mit Frau Haller im Aufenthaltsraum verlässt er sein Zimmer nicht mehr.

Außerdem scheint er depressiv verstimmt zu sein.

Fall 4

Frau Sanchez ist 87 Jahre alt.

Sie wohnt seit fünf Monaten in der Seniorenresidenz „Am See".Sie liest viele Bücher und drückt sich gewählt aus.

Zum Pflegepersonal ist sie meistens sehr höflich.Nur bei der Intimpflege verändert sie sich.

Sie schlägt um sich und schimpft in Fäkalsprache.

DOZENTEN-ARBEITSBLATT

Sexualität im Pflegeheim aus Sicht von Pflegebedürftigen

1. Aufgabe: Der Umzug in ein Altenpflegeheim verändert das Leben eines Menschen stark. Dies betrifft auch seine Sexualität.

a) **Lesen Sie den Begriff und überlegen Sie: Welche Rahmenbedingungen in Pflegeheimen sind mit diesem Begriff verbunden?**

b) **Schreiben Sie Ihre Ideen auf Karten.**

Durchführungshinweis:

Notieren Sie auf Karten unterschiedlicher Farbe die folgenden Begriffe: Privat-sphäre, Körperpflege, Partnerschaft, Tabu Sexualität, Zeitdruck. Teilen Sie je ei-nen der Begriffe an eine Kleingruppe aus. Die Gruppen erhalten weitere Karten (ca. 5-6) derselben Farbe, auf die sie ihre Ideen notieren. Anschließend werden die Karten an eine Stellwand/Tafel geheftet und die Überlegungen jeder Gruppe vor-gestellt. Gegebenenfalls klären Sie im Vorfeld die Bedeutung des Begriffs „Rah- menbedingungen".

Auswertungshinweis:

Es könnte Folgendes genannt werden:

• Privatsphäre – fehlende oder mangelhafte Privatsphäre verhindert das Ausle-ben sexueller Bedürfnisse (z. B. durch Doppelzimmer, nicht abschließbare Zim-mer, indem Pflegekräfte nicht anklopfen bzw. nicht lange genug warten bevor sie das Zimmer betreten)

• Körperpflege – Pflegebedürftige empfinden Schamgefühl (z. B. durch Über-schreiten persönlicher Grenzen, durch (unnötig) langes Entblößen) und/oder Abhängigkeitsgefühl (wirkt sich auf das Selbstbild des Pflegebedürftigen und die Lebensaktivität „sich als Frau oder Mann fühlen und verhalten" aus)

• Partnerschaft – keine (oder seltene) Gelegenheiten zu gemeinsamer Intimität (Partner ist verstorben, Partner lebt nicht mit im Pflegeheim), Kontaktaufnahme zu anderen Bewohnerinnen und Bewohnern im Pflegeheim nur schwer möglich (reduziertes Selbstbild verhindert offenen, freundlichen Umgang miteinander,

Missgunst)
• Tabu Sexualität – sexuelle Bedürfnisse und Handlungen von Pflegebedürftigen werden aus unterschiedlichen Gründen nicht akzeptiert und/oder sanktioniert

DOZENTEN-ARBEITSBLATT

(z. B. aus ethisch-religiösen Gründen vonseiten der Einrichtung, aus Gründen desSelbstschutzes vonseiten der Pflegekräfte, aus Gründen der Erziehung vonsei- ten der anderen Bewohnerinnen und Bewohner und/oder des Pflegebedürftigenselbst)

• Zeitdruck – Ressourcenknappheit führt zu weitgehend funktionaler Pflege, bei der das Bedürfnis nach Berührung, Zärtlichkeit und Sexualität unbefriedigt bleibt (Reduktion auf Pflege des Körpers; psychosoziale und emotionale Belange wer- den nur berücksichtigt, wenn noch Zeit dazu bleibt)

2. Aufgabe:

Version A

Wie können sich die Rahmenbedingungen in Pflegeheimen auf das Sexual-verhalten der Pflegebedürftigen auswirken?

a)   **Lesen Sie den Text.**

b)   **Schreiben Sie die Wörter richtig in die Lücken.**

2. Aufgabe:

Version B

Wie können sich die Rahmenbedingungen in Pflegeheimen auf das Sexual-verhalten der Pflegebedürftigen auswirken?

a)   **Lesen Sie den Text.**

b)   **Schreiben Sie die Wörter richtig in die Lücken. Beachten Sie die Groß- und Kleinschreibung.**

Durchführungshinweis:

Für die Bearbeitung der Aufgabe bieten wir zwei Versionen an, die sich hinsicht-lich ihrer Schwierigkeit unterscheiden. Bitte entscheiden Sie, mit Blick auf diesprachlichen Kompetenzen Ihrer Lernenden, wer welche Version bekommt.

Version A: Die zu ergänzenden Wörter sind silbenweise vermischt angegeben.

Version B: Die zu ergänzenden Wörter sind buchstabenweise vermischt undohne Leerzeichen
sowie ohne Großbuchstaben angegeben.

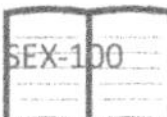

Lösung:

Selbstbefriedigung | unterdrückt | Öffentlichkeit | Belästigung | Übergriffen | oberflächliche | Lustgewinn | Körpergefühl

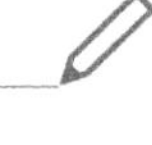

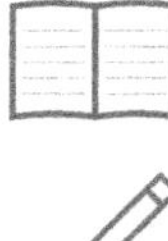

DOZENTEN-ARBEITSBLATT

3. Aufgabe: **Die Vorlieben und das Verhalten von Pflegebedürftigen sind leichter zu verste-hen, wenn man etwas über ihre Biografie weiß.**

a) **Lesen Sie die Fallbeispiele.**

b) **Besprechen Sie:**
- **Was könnte hinter dem Verhalten der Pflegebedürftigen stehen?**
- **Welche Möglichkeiten haben Sie, etwas über die Biografie von Pflege-bedürftigen zu erfahren?**

Durchführungshinweis:

Schneiden Sie die Fallbeispiele aus und verteilen Sie sie an vier Kleingruppen. Lassen Sie die Aufgabenteile a) und b) von den Gruppen selbstständig bearbeiten.Anschließend sollten die Fallbeispiele und die Vermutungen den anderen Kurs- teilnehmenden vorgestellt werden. Für Aufgabenteil c) ist eine Bearbeitung im Plenum sinnvoll.

Auswertungshinweis:

Diese Übung soll die Lernenden dazu anregen, über die biografischen Hintergrün-de von Verhaltensweisen nachzudenken. Dabei soll klar werden, dass es jeweils verschiedene Erklärungen (individuelle, geschlechtsspezifische und soziokultu- relle) für das Verhalten von Pflegebedürftigen geben kann und dass das Wissenüber biografische Ereignisse nicht nur zu einem besseren Verständnis sondern auch zu einer besseren Pflege führen kann.

Zum Aufgabenteil b): Das Verhalten der Pflegebedürftigen in den Fallbeispielen könnte zum Beispiel folgende Gründe haben:

1. Sich bei der Körperpflege helfen zu lassen, ist für die meisten Menschen mit unangenehmen Gefühlen verbunden. Es gibt jedoch auch biografische Hinter- gründe, die von den Pflegepersonen eine zusätzliche Sensibilität erfordern: z. B. sexualfeindliche Erziehung, Homosexualität oder Gewalterfahrungen.

2. An Demenz erkrankte Menschen vergessen Fakten und Ereignisse vor allem aus der jüngeren Vergangenheit. Frühere Ereignisse werden hingegen erinnert. So kann es sein, dass Frau Wünsche in dem neuen Bewohner ihren verstorbenen Mann erkennt, an dessen Tod sie sich nicht mehr erinnern kann. Es ist aber auch möglich, dass ein Fortschreiten der Erkrankung zu einem zunehmend enthemmten Verhalten bei Frau Wünsche führt.

DOZENTEN-ARBEITSBLATT

3. Für das Verhalten von Herrn Demirel kann es verschiedene Gründe geben. So könnte Frau Haller ihn z. B. an seine verstorbene Frau erinnern und seinen Verlust wieder ins Bewusstsein rufen. Möglich ist aber auch, dass ihn etwas im Verhalten von Frau Haller abstößt. Er könnte homosexuell sein oder Sexualität für sich ablehnen.

4. Auch hier gilt, wie bei 1.: Sich bei der Intimpflege helfen lassen zu müssen, ist für die meisten Menschen unangenehm. Besonders extreme Reaktionen sind bei Menschen zu erwarten, die in ihrem Leben sexuelle Gewalt erfahren haben.

Zum Aufgabenteil c) Kenntnisse über die Biografie eines Menschen können dazu beitragen, Bedürfnissignale besser zu verstehen. Biografiearbeit hilft dabei, an diese Kenntnisse zu gelangen. Dabei muss nicht unbedingt nach einer speziellen Methode vorgegangen werden. Zunächst einmal besteht Biografiearbeit in einem kontinuierlichen Sammeln von Informationen über einen Menschen. Dies lässt sich schon durch aufmerksames Zuhören erreichen. Auch beiläufige Äußerungen können wichtig sein, da sie auf Einstellungen hinweisen. Zum anderen haben Pflegekräfte die Möglichkeit, Angehörige gezielt zu befragen.

Bei der Biografiearbeit ist die Vertrauensbasis zwischen Pflegebedürftigem und Pflegekraft von besonderer Bedeutung. Diese beinhaltet auch Feingefühl, Sorg- falt und einen diskreten Umgang mit den erhaltenen Informationen.

Sexualität im Pflegeheim aus Sicht von Pflegekräften

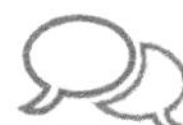

1. Aufgabe: Was passiert, wenn Pflegekräfte mit der Sexualität von Pflegebedürftigen in Kontakt kommen?

a) **Lesen Sie den Text.**

b) **Beantworten Sie die Fragen:**
- **Welche Situation wird beschrieben?**
- **Welche Gedanken oder Gefühle werden beschrieben?**
- **Wie wurde in der Situation gehandelt?**

Aliyah M. (18) arbeitet das erste Mal in einer stationären Pflegeeinrichtung. Am dritten Tag ihres Praktikums hat sie folgendes Erlebnis:

Im Frühdienst betritt Aliyah das Zweibettzimmer von Frau Neder (84) und Frau Sandström (90).

Noch bevor Aliyah „Guten Morgen!" sagen kann, ruft Frau Neder:

„Schwester, ich konnte heute gar nicht schlafen. Die Frau Sandström hat die ganze Nacht onaniert!"

Im ersten Moment denkt Aliyah, sie hätte sich verhört. Doch Frau Neder wiederholt den Satz.

Aliyah verlässt sofort das Zimmer.

Auf dem Flur bekommt sie einen Lachanfall.

Die Vorstellung einer onanierenden 90-Jährigen ist für sie unmöglich.

Im Schwesternzimmer berichtet Aliyah belustigt von dem Vorfall.Ihre Kollegin Sandra
lächelt und sagt:

„Das ist doch ganz normal."Aliyah ist
fassungslos.

2. Aufgabe: Im Zusammenhang mit der Sexualität von Pflegebedürftigen kann es für Pflegekräfte zu belastenden Situationen kommen.

a) Schreiben Sie Beispiele für belastende Situationen auf.

b) Welche Gefühle haben die Pflegekräfte in Ihren Beispielen?

Pflegekräfte belasten Situationen ...

... in denen sie bedrängt werden.	
Beispiele:	Gefühle:

... in denen sie ihre Sicherheit verlieren und überrascht werden.

<table>
<tr><td>Beispiele:</td><td>Gefühle:</td></tr>
</table>

... in denen sie Angst bekommen.	
Beispiele:	Gefühle:

... auf die sie schlecht oder gar nicht vorbereitet sind.	
Beispiele:	Gefühle:

... in denen sie ihre Gefühle nicht mitteilen wollen oder können.

<table>
<tr><td>Beispiele:</td><td>Gefühle:</td></tr>
</table>

3. Aufgabe: **Pflegekräfte haben verschiedene Möglichkeiten
auf unangenehme Situationen zu reagieren oder diesen vorzubeugen.**

a)   **Lesen Sie den Text.**

b)   **Beantworten Sie die Fragen in Ihren eigenen Worten:**
     • **Wodurch zeichnet sich eine professionelle Haltung von Pflegekräften aus?**
     • **Warum entstehen in der Pflege so viele unangenehme Situationen?**

Damit unangenehme Situationen sie weniger belasten,

müssen Pflegekräfte lernen, mit ihrer Scham professionell umzugehen. Zu einer
professionellen Haltung gehört, dass Pflegekräfte

- sexuelle Bedürfnisse im Alter als zum Leben dazugehörend akzeptieren,
- über die eigene Einstellung zu Sexualität und Alter nachdenken,
- einen Ausgleich zwischen den Bedürfnissen der Pflegebedürftigen,
  den persönlichen Grenzen und den Grenzen der Einrichtung finden.

Im Pflegealltag gibt es verschiedene Möglichkeiten,

mit der Sexualität von Pflegbedürftigen angemessen umzugehen.

Viele unangenehme Situationen entstehen erst dadurch, dass Bewohner
und Bewohnerinnen von Pflegeheimen zu wenig Privatsphäre haben.

Daher sollten Pflegekräfte

- anklopfen und warten, bevor sie ein Zimmer betreten.
- pflegerische Handlungen immer ankündigen.

- beim Umgang mit Körperflüssigkeiten Handschuhe tragen.
- Körperteile, die gerade nicht gewaschen werden, abdecken.
- funktionale Kleidung tragen, um ihre professionelle Rolle zu verdeutlichen.
- die Pflegebedürftigen mit „Sie" ansprechen.
- sich passende Sätze überlegen, die sie in unangenehmen Situationen sagen können.

- ihre Scham benennen,

  wenn sie trotzdem von einer unangenehmen Situation überrascht werden. Sie können z. B. sagen:
  „Jetzt werde ich rot!"

- verbal eine Grenze setzen,

  wenn Sie zu sexuellen Dienstleistungen aufgefordert werden. Sie können z. B.
  sagen: „Ihr Angebot ehrt mich,

  aber ich mache das hier beruflich!"

- hinterher eine Ihnen vertraute Person fragen, wie sie in der
  Situation gehandelt hätte.

- Informationen zu sexuellen Übergriffen von Pflegebedürftigen im Team
  weitergeben.

  Dies ist wichtig, um andere Personen zu schützen.

c) **Markieren Sie die Tipps, die im Text gegeben werden.**

d) **Schreiben Sie die Tipps als vollständige Sätze.**
Schreiben Sie in Ich-Form.
Dann haben Sie eine Merkliste.

- Bevor ich ein Zimmer betrete, klopfe ich an und warte.

4. Aufgabe: Wie kann die Einrichtung

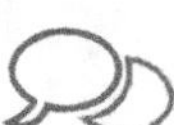

- die Pflegebedürftigen dabei unterstützen,ihre sexuellen Bedürfnisse auszuleben?
- die Grenzen der Pflegekräfte schützen?

Diskutieren Sie diese Fragen.

5. Aufgabe: Wie würden Sie das Handeln der Pflegekraft in der 1. Aufgabe jetzt beurteilen?

a) Lesen Sie erneut die Situation aus der 1. Aufgabe.

b) Begründen Sie:
- Was wäre <u>für Aliyah</u> am besten gewesen?
- Was wäre <u>für Frau Neder</u> am besten gewesen?
- Was wäre <u>für Frau Sandström</u> am besten gewesen?

DOZENTEN-ARBEITSBLATT

Sexualität im Pflegeheim aus Sicht von Pflegekräften

1. Aufgabe: Was passiert, wenn Pflegekräfte mit der Sexualität von Pflegebedürftigen inKontakt kommen?

a) Lesen Sie den Text.

b) Beantworten Sie die Fragen:
- Welche Situation wird beschrieben?
- Welche Gedanken oder Gefühle werden beschrieben?
- Wie wurde in der Situation gehandelt?

Durchführungshinweis:

Hier ist eine Partnerarbeit sinnvoll.

Auswertungshinweis:

Diese Aufgabe soll den Lernenden klar machen, dass sie im Pflegealltag zwangs-läufig mit dem Thema Sexualität im Alter konfrontiert werden – ob sie wollen odernicht. Das Beschreiben der Situation sowie der Gedanken, Gefühle und Handlun-gen, hilft den Lernenden sich in die Situation hineinzuversetzen.

2. Aufgabe: Im Zusammenhang mit der Sexualität von Pflegebedürftigen kann es für Pflege-kräfte zu belastenden Situationen kommen.

a) Schreiben Sie Beispiele für belastende Situationen auf.

b) Welche Gefühle haben die Pflegekräfte in Ihren Beispielen?

Durchführungshinweis:

Diese Aufgabe sollte in Partner- oder Gruppenarbeit gelöst werden. Darüber hin-aus besteht auch die Möglichkeit, die noch nicht ausgefüllten einzelnen „Kästen"auf größeren Plakaten wiederzugeben. Die Plakate werden im Unterrichtsraum aufgehängt und die Lernenden gehen von Plakat zu Plakat und schreiben - in Stichpunkten – Beispiele und Gefühle auf. Beachten Sie hier, dass einigen Lernen-den möglicherweise das Schreiben „vor anderen" unangenehm sein kann. Wäh-len Sie dann eine andere Bearbeitungsform.

DOZENTEN-ARBEITSBLATT

Lösungsvorschläge:

• *Situationen, in denen Pflegekräfte belästigt und bedrängt werden:* Situationen, in denen die Grenze der akzeptierten Verhaltensweisen (z. B. Kokettieren, Kom-plimente machen, kurze Umarmung, zärtliche Berührung) überschritten wird.

Beispiel: Frau Kulenovic greift Pflegehelfer Jakub an den Po. (Gefühle: Scham, Wut)

• *Situationen, in denen Pflegekräfte ihre Sicherheit verlieren:* Überraschende peinli- che Situationen, die dazu führen, dass die professionelle Rolle nicht gewahrt und angemessen reagiert werden kann.

Beispiel: Während der Körperpflege erigiert der Penis von Herrn Huber. (Gefühle: Scham, Ekel)

• *Situationen, in denen Pflegekräfte Angst bekommen:* Situationen, in denen eine Pflegekraft sich körperlich unterlegen fühlt und die Situation allein meistern muss.

Beispiel: Während der Nachtschicht zieht Herr Neidhart Pflegehelferin Samira auf sein Bett. (Gefühle: Angst, Wut, Ekel)

• *Situationen, auf die Pflegekräfte schlecht oder gar nicht vorbereitet sind:* Beschä-mende und peinliche Situationen, mit denen eine Pflegekraft noch nie konfron- tiert war (aufgrund ihres Alters betrifft dies häufig Praktikanten und junge Auszu-bildende)

Beispiel: Der 18-jährige Praktikant Marvin betritt das Zimmer von Herrn Manthey. Er findet ihn nackt im Bett mit seiner Frau vor. (Gefühle: Scham)

• *Situationen, in denen Pflegekräfte ihre Gefühle nicht mitteilen wollen oder kön- nen:* Situationen, in denen es Pflegekräften aus persönlichen oder institutionellen Gründen schwerfällt sich ihr Schamgefühl einzugestehen oder darüber zu reden

(z. B. aufgrund der Erziehung oder einer tabuisierten Schamkultur in der Einrichtung, durch die peinliche Situationen als „Blamage" erlebt werden).

Beispiel: Herr Vogt fasst Pflegehelferin Sandra zum wiederholten Male an dieBrust. Als sie beim ersten Mal mit ihrer Pflegedienstleitung darüber sprach, sagtediese: "Also, bei anderen Kolleginnen macht er das nicht. Das muss an dir liegen."(Gefühle: Wut, Unsicherheit)

INA-Pflege-Toolbox 2 | Humboldt-Universität zu Berlin | Abteilung Wirtschaftspädagogik

DOZENTEN-ARBEITSBLATT

3. Aufgabe: Pflegekräfte haben verschiedene Möglichkeiten, auf unangenehme Situationenzu reagieren oder diesen vorzubeugen.

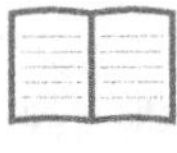
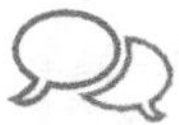

a)   Lesen Sie den Text.

b)   Beantworten Sie die Fragen in Ihren eigenen Worten:
   • Wodurch zeichnet sich eine professionelle Haltung von Pflegekräften aus?
   • Warum entstehen in der Pflege so viele unangenehme Situationen?

c)   Markieren Sie die Tipps, die im Text gegeben werden.

d)   Schreiben Sie sich eine Merkliste. Schreiben Sie dazu die Tipps als voll-ständige Sätze.

Durchführungshinweis:

Um sicherzustellen, dass der Text auch richtig verstanden wurde, sollen in Aufga-benteil b) zwei Fragen in eigenen Worten beantwortet werden. Das anschließen-de Markieren hilft einen Überblick über die Punkte zu erhalten, aus welcher die Lernenden sich eine Merkliste anfertigen sollen.

Lösung:

Merkliste für den Umgang mit Sexualität bei Pflegebedürftigen:

• Bevor ich ein Zimmer betrete, klopfe ich an und warte.

• Pflegerische Handlungen kündige ich immer an.

• Beim Umgang mit Körperflüssigkeiten trage ich Handschuhe.

• Körperteile, die gerade nicht gewaschen werden, decke ich ab.

• Ich trage funktionale Kleidung.

• Ich spreche die Pflegebedürftigen mit „Sie" an.

• Ich überlege mir passende Sätze, die ich in unangenehmen

Situationen sagen kann.

* Ich benenne meine Scham.
* Ich setze verbal eine Grenze.
* Ich frage eine vertraute Person, wie sie in einer unangenehmen Situation gehandelt hätte.
* Ich gebe Informationen zu sexuellen Übergriffen im Team weiter.

DOZENTEN-ARBEITSBLATT

4. Aufgabe: Wie kann die Einrichtung

- **die Pflegebedürftigen dabei unterstützen, ihre sexuellen Bedürfnisse auszuleben?**
- **die Grenzen der Pflegekräfte schützen?**

Diskutieren Sie diese Fragen.

Auswertungshinweis:

Pflegeeinrichtungen haben verschiedene Möglichkeiten, die Bewohnerinnen und Bewohner in Hinblick auf ihre sexuellen Bedürfnisse zu unterstützen. Dies kann entweder durch strukturelle oder durch medizinisch-pflegerische Unterstützung geschehen. Um das Ausleben sexueller Bedürfnisse strukturell möglich zu ma- chen, können Pflegeeinrichtungen dafür sorgen, dass

- Doppelzimmer für Paare bereitgehalten werden,
- Zimmer abschließbar sind,
- „Bitte nicht stören"-Schilder an die Türen gehängt werden können,
- „Liebeszimmer" genutzt werden können,
- erotische Filme/Zeitschriften zur Verfügung stehen und/oder
- Besuche von Sexualdienstleisterinnen und -dienstleistern organisiert werden.

Auf medizinisch-pflegerischer Ebene können Einrichtungen sich darum küm-mern, dass

- geprüft wird, ob unterstützende Medikamente (z. B. Viagra) verordnet werden können,
- sexuelle Hilfsmittel (z. B. gegen Scheidentrockenheit) besorgt oder bestellt werden,
- Pflegebedürftige bei sexuellen Problemen beraten werden und
- Inkontinenzmaterial zeitnah gewechselt wird.

Weisen Sie darauf hin, dass es Pflegeeinrichtungen gibt, in denen derartige Unter-stützungsmöglichkeiten nicht zu finden sind. So können z. B. aus religiös-morali-schen Vorstellungen sexuelle Tabus Eingang in die

Konzeption einer Einrichtung gefunden haben. Dies kann dazu führen, dass sexuelle Beziehungen unterbundenund sexuelle Handlungen von Bewohnerinnen und Bewohnern sanktioniert wer-den.

INA-Pflege-Toolbox 2 | Humboldt-Universität zu Berlin | Abteilung Wirtschaftspädagogik

DOZENTEN-ARBEITSBLATT

Um ihre Mitarbeitenden zu schützen, können Pflegeeinrichtungen mithilfe vonverbindlichen Leitlinien Orientierung schaffen. Es muss klar erkennbar sein, wel-che Verhaltensweisen als sexuelle Belästigung verstanden und nicht geduldet bzw. gesetzlich geahndet werden. Auch die Sanktionen, die auf die Verletzung ei- nes Verbots folgen, sollten aufgelistet sein. Die einzuhaltenden Regeln sollten an alle Kundinnen und Kunden beim Eintritt in die Institution übergeben werden.Dies schafft Sicherheit für das Pflegepersonal und befähigt das Team, eine ein- heitliche Haltung einzunehmen, wenn Grenzen verletzt werden.

Gleichfalls muss den Mitarbeitenden klar sein, an wen sie sich im Notfall wendenkönnen. Wie mit belastenden Situationen umgegangen werden kann, sollte in Präventionsveranstaltungen und Teamsitzungen thematisiert werden.

5. Aufgabe: **Wie würden Sie das Handeln der Pflegekraft in der 1. Aufgabe jetzt beurteilen?**

a) **Lesen Sie erneut die Situation aus der 1. Aufgabe.**

b) **Begründen Sie:**
- **Was wäre <u>für Aliyah</u> am besten gewesen?**
- **Was wäre <u>für Frau Neder</u> am besten gewesen?**
- **Was wäre <u>für Frau Sandström</u> am besten gewesen?**

Durchführungshinweis:

Bei dieser Aufgabe ist ein Vorgehen nach der Think-Pair-Share-Methode zielfüh-rend. Dabei sollen die Lernenden die Fragen zunächst für sich selbst beantwor- ten, danach mit einem Partner ihre Überlegungen austauschen und im Anschlussmit einem weiteren Paar zu viert darüber diskutieren. Die Ergebnisse werden zu-letzt im Plenum vorgestellt. Hierbei könnte vor allem auf Gemeinsamkeiten und Unterschiede in den Vierergruppen fokussiert werden.

Auswertungshinweis:

Hier geht es darum, die Situation aus verschiedenen Perspektiven zu betrach- ten und Handlungsspielräume zu erkennen. Ggf. ergeben sich aus der Diskussion auch schon Ideen, wie diese Handlungsspielräume erweitert werden könnten.

Sexualassistenz und Sexualbegleitung

**1. Aufgabe: Viele Pflegebedürftige können ihre sexuellen Bedürfnisse nicht allein befriedigen.
Eine Möglichkeit ist, die Dienstleistungen von Sexualassistenten und Sexualassistentinnen in Anspruch zu nehmen.**

a)   Lesen Sie den Text.

Sex-Dienste im Pflegeheim

Die Pionierin

Von Jörg Böckem

Das Treffen mit Josef K. beginnt jedes Mal wieder auf ähnliche Weise. „Hallo, ich bin Nina, ich mache Massage" stellt sich die Endvierzigerin vor, auch bei ihrem zehnten Besuch. „O ja, schön", antwortet der Mann. Josef K. ist Mitte sechzig und lebt in einem Berliner Pflegeheim. Nina de Vries besucht ihn etwa alle sechs Wochen, jedes Mal lernt er sie neu kennen.

Josef K. ist dement. Obwohl die Begegnungen mit Nina de Vries wohl zu den besonderen Momenten seines Alltags gehören, vermag sein Gedächtnis die Erinnerung an die Frau mit dem herzlichen Lächeln nicht zu bewahren.

Die beiden ziehen sich für eine Stunde in das Zimmer des Mannes zurück. Im Verlauf dieser Stunde werden sie Tee trinken, Musik hören, reden, lachen. Die Frau wird den Mann massieren, irgendwann werden beide nackt sein, sie werden sich umarmen, anfassen, und Josef K. wird einen Orgasmus haben.

Nina de Vries ist Sexualassistentin, sie bietet Gespräche an, Beratung, aber eben auch Zärtlichkeit und Massagen. Geschlechtsverkehr, Oralsex und Küssen gehören nicht zu ihrem Angebot, das ist eine unumstößliche Grenze. Ihre Klienten sind Menschen mit schweren physischen und psychischen Beeinträchtigungen, Schwerst- und Mehrfachbehinderte, in aller Regel sind es Männer. (...)

erschienen auf SPIEGEL ONLINE, Jörg Böckem,

23.02.2010,   https://www.spiegel.de/spiegelwissen/a-680226.html.

b) **Beantworten Sie die Fragen zum Text schriftlich.**

Welchen Beruf hat Frau de Vries?

Welche Dienstleistungen bietet Frau de Vries an?

Welche Dienstleistungen sind für Frau de Vries tabu?

2. Aufgabe: **Sexualassistenz kann aktiv oder passiv stattfinden.**

a) **Im Text der 1. Aufgabe werden verschiedene Dienstleistungen genannt. Tragen Sie diese in die Tabelle ein.**

b) **Welche weiteren Dienstleistungen von Sexualassistenten und Sexualassistentinnen können Sie sich vorstellen?**
Tragen Sie auch diese in die Tabelle ein.

passive Sexualassistenz	aktive Sexualassistenz

3. Aufgabe: Sexualassistenz kann sich positiv auf pflegebedürftige Menschen auswirken.
Trotzdem möchten viele Pflegeheime und Angehörige
diese Dienstleistung nicht in Anspruch nehmen.

a)   Lesen Sie den Text.

b)   Markieren Sie in unterschiedlichen Farben:
   • Was spricht für den Besuch eines Sexualassistentenoder
     einer Sexualassistentin?
   • Was spricht gegen den Besuch eines Sexualassistentenoder
     einer Sexualassistentin?

(...) „ Vor allem Angehörige wollen sich oft nicht mit der Tatsache ausein-andersetzen, dass der 80-jährige Vater oder Großvater noch sexuelle Wün-sche hat", sagt de Vries – und das, obwohl die Erfahrung zeige, dass regel-mäßige Besuche einer Sexualassistentin sexualisiertes Verhalten meist deut-lich reduziere und das Wohlbefinden des Klienten verbessere.

Manche ihrer Kolleginnen nennen sich Berührerin, das klingt poetischer, weniger nach Prostitution. Nina de Vries hat da keine Scheu. „Was ich tue, ist eine sexuelle Dienstleistung ebenso wie die Prostitution, auch wenn es natürlich Unterschiede gibt. Ich bin nichts Besseres", sagt sie. (...)

erschienen auf SPIEGEL ONLINE, Jörg Böckem,

4. Aufgabe: Herr Zeitner wohnt im Altenpflegeheim „Erlenhof".

Es wird darüber nachgedacht, für ihn die Dienste einer Sexualassistentin in Anspruch zu nehmen.

a)   Lesen Sie die Karte „Hintergrund" und beobachten Sie das Rollenspiel.

b)   Notieren Sie Argumente, die Sie überzeugen.

c)   Besprechen Sie in der Gruppe:
   • Welche Argumente fanden Sie am überzeugendsten?
   • Welche Argumente haben Ihnen gefehlt?

Hintergrund:

Herr Zeitner ist 73 Jahre alt.

Er leidet am Korsakow-Syndrom.

Seit dem Tod seiner Frau vor acht Monatenlebt er im Altenpflegeheim „Erlenhof".

Dort entblößt sich Herr Zeitner in regelmäßigen Abständenvor Besuchern und Pflegepersonal.

---

5. Aufgabe: Sollte Sexualassistenz aus Ihrer Sicht von der Krankenkasse bezahlt werden?Begründen Sie Ihre Entscheidung.

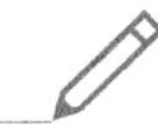

Ja, weil ____

____

____

Nein, weil ____

____

____

DOZENTEN-ARBEITSBLATT

Sexualassistenz und Sexualbegleitung

1. Aufgabe: **Viele Pflegebedürftige können ihre sexuellen Bedürfnisse nicht allein befrie-digen. Eine Möglichkeit ist, die Dienstleistungen von Sexualassistenten undSexualassistentinnen in Anspruch zu nehmen.**

a) **Lesen Sie den Text.**

b) **Beantworten Sie die Fragen zum Text schriftlich.**

Durchführungshinweis:

Das Lesen eines originalen Zeitungsartikels kann eine besondere Herausforde- rung sein. Die Fragen zum Text helfen, den Inhalt besser zu erfassen und solltenallein beantwortet werden.

2. Aufgabe: **Sexualassistenz kann aktiv oder passiv stattfinden.**

a) **Im Text der 1. Aufgabe werden verschiedene Dienstleistungen genannt.Tragen Sie diese in die Tabelle ein.**

b) **Welche weiteren Dienstleistungen von Sexualassistenten und Sexual- assistentinnen können Sie sich vorstellen? Tragen Sie auch diese in die Tabelle ein.**

Durchführungshinweis:

Weisen Sie darauf hin, dass Sexualassistentinnen und –assistenten bei „aktiven" Dienstleistungen körperlich aktiv beteiligt sind.

Zu Aufgabenteil b) wäre auch eine Internetrecherche denkbar.

Im Text genannte <u>passive Dienstleistungen</u> von Sexualassistentinnen und

-assistenten: gemeinsam Tee trinken, Musik hören (= gemeinsam Zeit verbringen), Gespräche, Beratung. Sexualassistentinnen und -assistenten beraten ihre Klien- tinnen und Klienten auch zu geeigneten sexuellen Hilfsmittel und sie bieten deren Beschaffung an. Zudem helfen sie ihnen bei der Selbstbefriedigung.

DOZENTEN-ARBEITSBLATT

Im Text genannte <u>aktive Dienstleistungen</u> von Sexualassistentinnen und -assis- tenten: Massagen, gemeinsames Nacktsein, Umarmen, Anfassen.

Geschlechtsverkehr, Oralsex und Küssen werden im Text zwar als Tabu bezeichnet, werden aber hin und wieder dennoch angeboten. Die Entscheidung darüber, was angeboten wird und für wen trifft jede Sexualassistentin/jeder Sexualassistent selbst.

3. Aufgabe: **Sexualassistenz kann sich positiv auf pflegebedürftige Menschen auswirken. Trotzdem möchten viele Pflegeheime und Angehörige diese Dienstleistung nicht in Anspruch nehmen.**

a)   **Lesen Sie den Text.**

b)   **Markieren Sie in unterschiedlichen Farben:**
   • **Was spricht für den Besuch eines Sexualassistenten oder einer Sexual-assistentin?**
   • **Was spricht gegen den Besuch eines Sexualassistenten oder einer Sexual-assistentin?**

Lösungsvorschlag:

(...) „ Vor allem Angehörige wollen sich oft nicht mit der Tatsache auseinander-setzen, dass der 80-jährige Vater oder Großvater noch sexuelle Wünsche hat", sagt de Vries – und das, obwohl die Erfahrung zeige, dass regelmäßige Besuche einer Sexualassistentin sexualisiertes Verhalten meist deutlich reduziere und

das Wohlbefinden des Klienten verbessere.

Manche ihrer Kolleginnen nennen sich Berührerin, das klingt poetischer, wenigernach Prostitution. Nina de Vries hat da keine Scheu. „Was ich tue, ist eine sexuelleDienstleistung ebenso wie die Prostitution, auch wenn es natürlich Unterschiedegibt. Ich bin nichts Besseres", sagt sie. (...)

erschienen auf SPIEGEL ONLINE, Jörg Beckem,

23.02.2010,   https://www.spiegel.de/spiegelwissen/a-680226.html.

Anmerkung: Dies ist explizit ein Lösungs<u>vorschlag</u>. Selbstverständlich ist Prosti-tution in Deutschland legal. Nur persönliche Moralvorstellungen könnten daher gegen die Inanspruchnahme sexueller Dienstleistungen sprechen.

INA-Pflege-Toolbox 2 | Humboldt-Universität zu Berlin | Abteilung Wirtschaftspädagogik

DOZENTEN-ARBEITSBLATT

4. Aufgabe: **Herr Zeitner wohnt im Altenpflegeheim „Erlenhof". Es wird darüber nachgedacht, für ihn die Dienste einer Sexualassistentin in Anspruch zu nehmen.**

a)   **Lesen Sie die Karte „Hintergrund" und beobachten Sie das Rollenspiel.**

b)   **Notieren Sie Argumente, die Sie überzeugen.**

c)   **Besprechen Sie in der Gruppe:**
   • **Welche Argumente fanden Sie am überzeugendsten?**
   • **Welche Argumente haben Ihnen gefehlt?**

Durchführungshinweis:

Verteilen Sie an drei Lernende je eine Rollenkarte. Lassen Sie die Rollenspieler ihre Rollen mit den dazugehörigen Argumenten in Ruhe lesen. Bereiten Sie die anderen Kursteilnehmenden auf das Rollenspiel vor, indem Sie kurz über Herrn Zeitners Situation und die Überlegungen, eine Sexualassistenz einzusetzen, in- formieren.

Hintergrund:

Herr Zeitner ist 73 Jahre alt. Er leidet am Korsakow-Syndrom.

Seit dem Tod seiner Frau vor acht Monaten lebt er im Altenpflegeheim

„Erlenhof". Dort entblößt sich Herr Zeitner in regelmäßigen Abständen vorBesuchern und Pflegepersonal.

Einige Male wurde er auch schon in den Zimmern von Bewohnerinnen mitheruntergelassener Hose aufgefunden.

DOZENTEN-ARBEITSBLATT

Rollenkarte Pflegekraft

Die Pflegekraft ist **für** eine Sexualassistenz für Herrn Zeitner. Argumente:

- an früherer Arbeitsstelle wurden bei ähnlichen Fällen damit Erfolge erzielt
- Herrn Zeitners Verhalten und Stimmung könnten sich verbessern
- könnte sich auch positiv auf die Entwicklung der Erkrankung auswirken
- bei Erfolg wären Besucher/Besucherinnen, Bewohner/Bewohnerinnen unddas
  Personal des Pflegeheims vor Herrn Zeitners Belästigungen geschützt
- Herr Zeitner müsste nicht in einer geschlossenen Station
  untergebracht werden
- eine Verbesserung von Herrn Zeitners Verhalten,
  würde den Pflegealltag erleichtern

Rollenkarte Pflegekraft

Die Heimleitung ist **unentschieden**, ob eine Sexualassistenz für Herrn Zeitnereingeladen werden soll.

Argumente:

- Pflegeheim hat kirchlichen Träger:
  ethische Gründe sprechen gegen Sexualassistenz
- sexuelle Dienste gegen Geld sind Prostitution,
  die nicht unterstützt werden soll
- jeder kann sich Sexualassistent nennen,
  die Bezeichnung ist nicht geschützt: das ist ein Risiko
- Pflegeheim ist für den Besuch einer Sexualassistentin
  räumlich nicht ausgestattet
  (Zimmer nicht abschließbar, Einzelbetten, kein Intimzimmer)

- Pflegekräfte müssen evtl. Unterstützung leisten: könnte zu zusätzlichen Problemen im Pflegealltag führen,
  da Herr Zeitner die Rollen nicht trennen kann
- sollte die Sexualassistenz Erfolg haben, könnte dies den Pflegalltag erleichtern

INA-Pflege-Toolbox 2 | Humboldt-Universität zu Berlin | Abteilung Wirtschaftspädagogik

DOZENTEN-ARBEITSBLATT

Rollenkarte Sohn/Tochter

Der Sohn/die Tochter ist **gegen** eine Sexualassistenz für Herrn Zeitner. Argumente:

- Vater hat keine sexuellen Bedürfnisse, er ist ein verwirrter alter Mann
- Pflegekräfte haben die Aufgabe darauf aufzupassen, dass er niemanden belästigt
- Vater soll beschäftigt werden, dann verhält er sich auch nicht so
- Sexualassistenz könnte Gesundheitszustand vielleicht auch verschlechtern statt verbessern
- Mutter ist erst seit kurzem tot, sexuelle Dienste anzunehmen wäre unanständig
- Sexualassistenz muss selbst bezahlt werden, ist zu teuer

5. Aufgabe: Sollte Sexualassistenz aus Ihrer Sicht von der Krankenkasse bezahlt werden? <u>Begründen Sie Ihre Entscheidung.</u>

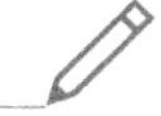

Durchführungshinweis:

Bei dieser Aufgabe geht es darum, dass die Lernenden sich zur Sexualassistenz positionieren. Daher soll entweder eine Begründung bei „Ja" oder bei „Nein" geschrieben werden. Die vorangegangene Diskussion sollte hierfür ausreichend Argumente liefern.

Modul:	Sexualität im Alter
Baustein:	4. Sexuelle Belästigung
Lerneinheiten:	• Was bedeutet sexuelle Belästigung?
	• Wie können sich Pflegekräfte abgrenzen
	• Was tun bei sexueller Belästigung zwischen Bewohnern?

Lernziele	Fachkompetenz: Die Lernenden • unterscheiden und beschreiben verbale und nonverbale Belästigungen. • kennen Auswirkungen auf Opfer von sexuellen Belästigungen. • erklären den "Doppel-Stopp". • erklären die "Dreier-Regel" für klärende Gespräche. • erklären das Vorgehen bei sexuellen Übergriffen zwischen Bewohnern. Fachkompetenz: Die Lernenden • erkennen Situationen mit Klärungsbedarf. • kennen die "Dreier-Regel" für klärende Gespräche und wenden sie adäquat an. Selbstkompetenz: Die Lernenden • erkennen ihre eigenen Grenzen hinsichtlich sexueller Belästigung. • setzen den "Doppel-Stopp" in heiklen Situationen ein.
Inhaltliche Schwerpunkte	• Erkennen eigener Grenzen • verbale und nonverbale Belästigungen • Umgang mit heiklen Situationen im Pflegealltag
Didaktisch-methodische Hinweise	• evtl. vorab die Begriffe verbal und nonverbal klären (LE 1), hierfür eignet sich der Baustein "Grundlagen der Kommunikation" (INA-Pflege-Toolbox Teil 1) • Bildbeschreibung (LE 2) • Verhaltenstraining in Pflegesituationen (LE 2) • **Zeithorizont: ca. 5 Zeitstunden** • ggf. OH-Folie mit der Zeichnung zur Beschreibung vorbereiten (LE 2) • komplexerer Schreibanlass bzgl. der Reaktion von Pflegekräften bei sexuellerBelästigung zwischen Bewohnern (LE 3)

<table>
<tr><td>weiterführende
Hinweise</td><td>Literaturempfehlung: Schweizer Berufsverband der Pflegefachfrauen und Pflege-
fachmänner (2009): «Verstehen Sie keinen Spass, Schwester?» Ein Leitfaden zum
Schutz vor sexueller Belästigung für Pflegefachpersonen und andere Erwerbstä-
tige im Gesundheitswesen.
URL: https://www.sbk.ch/fileadmin/sbk/service/online_shop/publikationen/de/
docs/03_18_Leitfaden_Sexuelle_Belaestigung_d.pdf [13.12.2018]</td></tr>
</table>

Was bedeutet sexuelle Belästigung?

1. Aufgabe: Bleibt ein Bedürfnis nach Sexualität dauerhaft unbefriedigt, kann es zu sexuellen Übergriffen kommen.

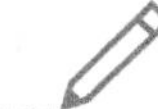

Was verstehen Sie unter sexueller Belästigung?

a) Schreiben Sie Ihre Antworten in Stichpunkten auf Karten.

b) Besprechen Sie die Ergebnisse.

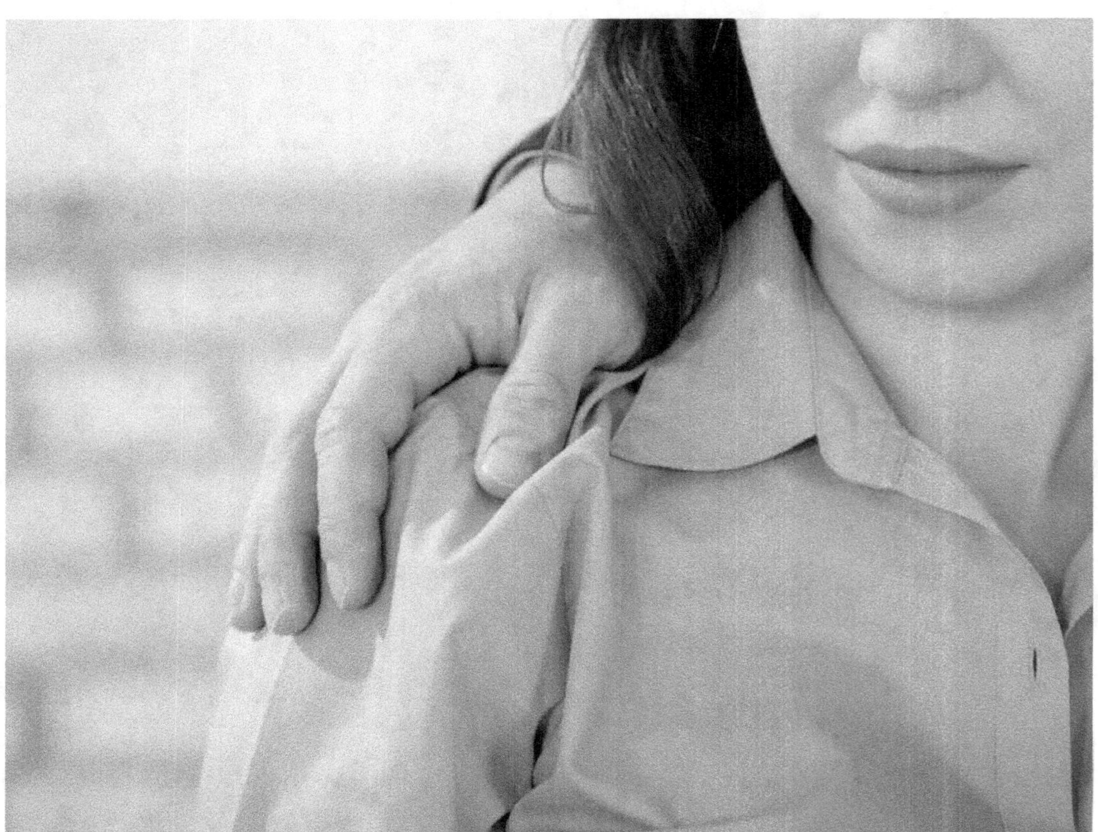

2. Aufgabe: **Sexuelle Belästigung beginnt dort,**
wo persönliche Grenzen überschritten werden.
Was gehört zur sexuellen Belästigung?

Schreiben Sie für jede Kategorie mehrere Beispiele in Stichpunkten auf.

Unerwünschte sexuelle Handlungen, z. B.

Aufforderung zu unerwünschten sexuellen Handlungen, z. B.

Sexuell bestimmte körperliche Berührungen, z. B.

Bemerkungen sexuellen Inhalts, z. B.

Unerwünschtes Zeigen von pornografischen Darstellungen, z. B._______________________________

____

____

INA-Pflege-Toolbox 2 | Humboldt-Universität zu Berlin | Abteilung Wirtschaftspädagogik

3. Aufgabe: Sexuelle Belästigungen können verbal oder nonverbal geschehen.Ordnen Sie Ihre Beispiele aus der 2. Aufgabe in die Tabelle ein.

verbale sexuelle Belästigungen	nonverbale sexuelle Belästigungen

4. Aufgabe: Welche Auswirkungen kann sexuelle Belästigung auf das Opfer haben?Schreiben Sie die Silben in der richtigen Reihenfolge.

Viele Opfer sexueller Belästigung ...

• sind | ert ver un sich | *verunsichert*

• fühlen sich | lei digt be |

und [nie er drigt]

• haben Angst oder leiden unter [pres De en si on]

DOZENTEN-ARBEITSBLATT

Was bedeutet sexuelle Belästigung?

1. Aufgabe: Bleibt ein Bedürfnis nach Sexualität dauerhaft unbefriedigt, kann es zu sexuellen Übergriffen kommen. Was verstehen Sie unter sexueller Belästigung?

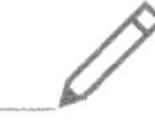

a) <u>Schreiben Sie Ihre Antworten in Stichpunkten auf Karten.</u>

b) <u>Besprechen Sie die Ergebnisse.</u>

Durchführungshinweis:

Für diese Aufgabe bietet sich die Arbeit in Kleingruppen an. Um die Auflösung der 2. Aufgabe nicht vorwegzunehmen, sollten Sie die Aufgabenstellung einzeln kopieren und an die Lernenden austeilen.

Auswertungshinweis:

Die Lernenden sollen durch diese Aufgabe dafür sensibilisiert werden, ihre eigenen Grenzen zu benennen. Ziel ist die Erkenntnis, dass jeder Mensch unterschiedliche Grenzen hat, die respektiert werden müssen.

2. Aufgabe: Sexuelle Belästigung beginnt dort, wo persönliche Grenzen überschritten werden. Was gehört zur sexuellen Belästigung?
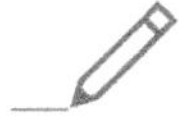
Schreiben Sie für jede Kategorie mehrere Beispiele in Stichpunkten auf.

Lösungsvorschlag:

1. Unerwünschte sexuelle Handlungen, zum Beispiel: bedrängende körperliche Nähe, etwa beim Positionieren im Bett, bei einem Transfer, beim Waschen, Duschen oder Baden, aufdringliche Blicke
2. Aufforderung zu unerwünschten sexuellen Handlungen, zum Beispiel: „Setz dich doch mal auf meinen Schoß.", „Komm doch zu mir ins Bett."
3. Sexuell bestimmte körperliche Berührungen, zum Beispiel: Berührungen von

Brust, Po oder unerwünschte Nackenmassagen

4. Bemerkungen sexuellen Inhalts, zum Beispiel: sexuelle Witze und Anspielungen

5. Unerwünschtes Zeigen von pornografischen Darstellungen, zum Beispiel: Zeigen der eigenen Geschlechtsorgane oder von pornografischen Magazinen

(vgl. http://www.antidiskriminierungsstelle.de/DE/ThemenUndForschung/Geschlecht/sexuelleBelaestigung/

sexBelaestigung_node.html [17.01.2017])

3. Aufgabe: **Sexuelle Belästigungen können verbal oder nonverbal geschehen. Ordnen Sie Ihre Beispiele aus der 2. Aufgabe in die Tabelle ein.**

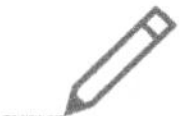

Durchführungshinweis:

Vor der Bearbeitung dieser Aufgabe müssen ggf. die Begriffe „verbal" und

„nonverbal" geklärt werden. Hierfür könnten Sie z. B. auch die Materialien zuden Grundlagen der Kommunikation in der INA-Pflege-Toolbox 1 (siehe Modul Kommunikation, 1. Grundlagen der Kommunikation, LE 2) einsetzen.

Lösung:

Verbale sexuelle Belästigungen: 2. und 4. | Nonverbale sexuelle Belästigungen: 1.,

3. und 5.

4. Aufgabe: **Welche Auswirkungen kann sexuelle Belästigung auf das Opfer haben? Schreiben Sie die Silben in der richtigen Reihenfolge.**

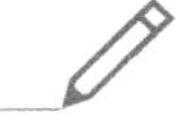

Durchführungshinweis:

Sollte den Lernenden diese Form der Bearbeitung ungewohnt sein, empfehlen wir, ein oder zwei Beispiele mit den Lernenden zu machen, so dass alle das System verstanden haben. Weisen Sie die Lernenden darauf hin, dass bei einigen Schüttelwörtern Großbuchstaben vorhanden sind. Hierbei handelt es sich umSubstantive, wo der Großbuchstabe immer am Anfang steht. Dies kann eine Unterstützung in der Identifikation des Wortes sein. Auch das Achten auf denInhalt – vor und hinter dem gesuchten Wort – kann eine Unterstützung sein.

Auswertungshinweis:

Viele Opfer sexueller Belästigung sind <u>verunsichert</u>, fühlen sich <u>beleidigt</u> und<u>erniedrigt</u>, haben Angst oder leiden unter Depressionen.

Wie können sich Pflegekräfte abgrenzen?

1. Aufgabe: **Sehen Sie sich die Zeichnung an und besprechen Sie:**

a) **Wie fühlt sich die Pflegekraft mit dem Tablett?**

b) **Welche Ursachen haben diese Gefühle?**

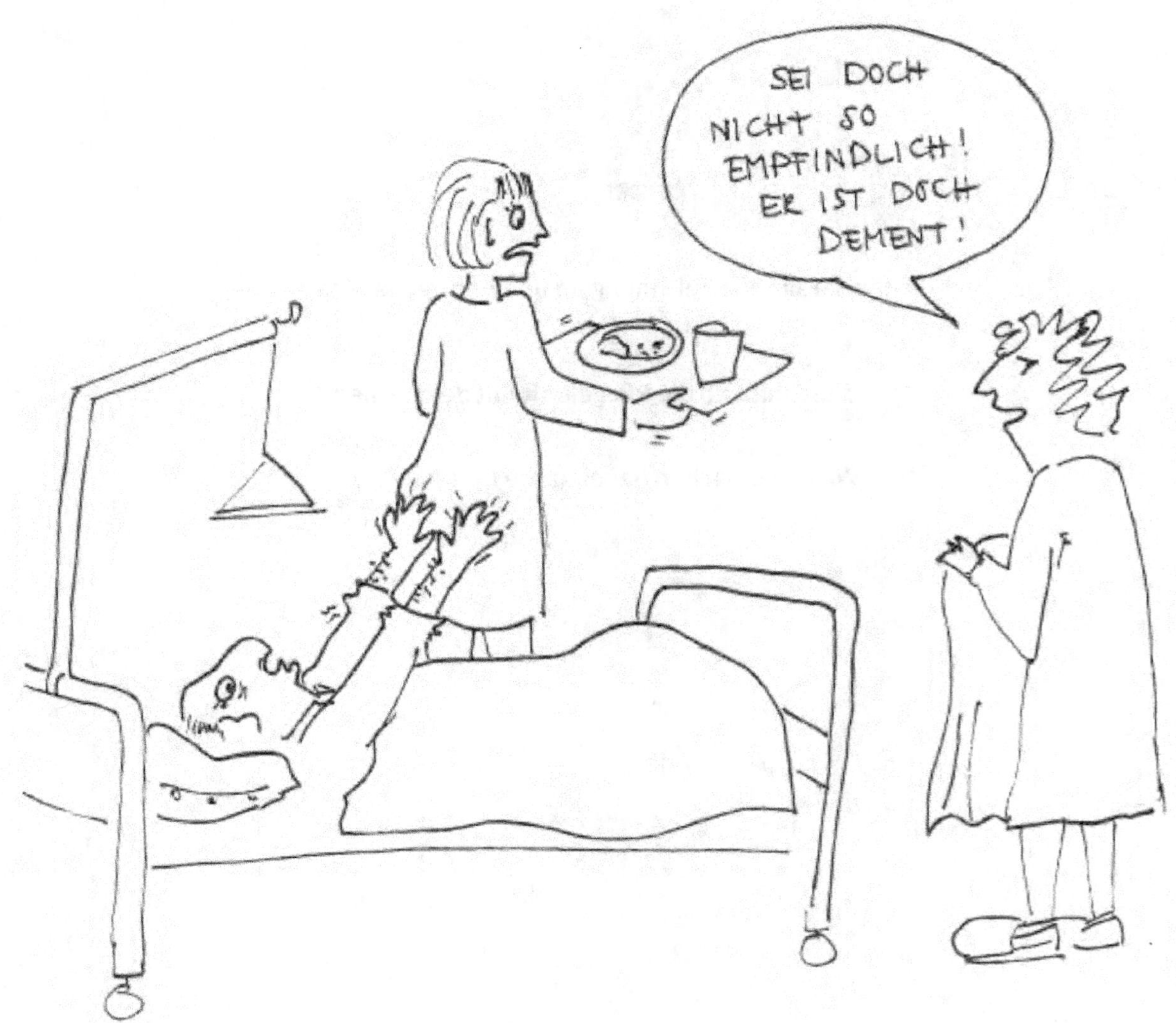

SEI DOCH NICHT SO EMPFINDLICH! ER IST DOCH DEMENT!

2. Aufgabe: **Was können Sie bei sexueller Belästigung tun?**

a) **Lesen Sie den Text.**

b) **Formulieren Sie Ihre persönlichen Antworten als Reaktion auf eine Belästigung.**

c) **In welcher Tonlage werden Sie sprechen? Üben Sie den Doppel-Stopp.**

Eine sexuelle Belästigung ist eine heikle Situation. In solchen Situationen ist man oft sprachlos.

Es ist sehr hilfreich, sich vorher zu überlegen, was man im Notfall sagen kann. Bei einer sexuellen Belästigung kann der **„Doppel-Stopp"** helfen.

Dabei machen Sie Folgendes:

1. Sie setzen mit einem Wort oder einem Satz die Grenze.	**2. Sie sagen, was Sie wollen.**
Beispiele: • Nein! • Stopp! • Schluss jetzt! • Halt! • Es reicht!	Beispiele: • Hören Sie auf mit diesen Witzen! • Nehmen Sie Ihre Hände weg! • Lassen Sie das! • Das möchte ich nicht hören! • Ich verbiete Ihnen, mich anzufassen! • Das nächste Mal hole ich die Polizei!

Ihre Antwort: Ihre Antwort:

3. Aufgabe: Bei einem klärenden Gespräch können Sie die „Dreier-Regel" anwenden.

a) Lesen Sie die Dreier-Regel und das Beispiel.

Die Dreier-Regel

(1) Sie benennen die Situation.
(2) Sie stellen klar.
(3) Sie sagen, was Sie erwarten.

Beispiel:

Pflegehelferin Shirin möchte den Verband an der Leiste von Herrn Krüger
wechseln.

Herr Krüger zieht mit Schwung seine Hose und seine Unterhose herunter. Nun liegt er fast nackt
da.

Shirin ist dies unangenehm. Sie sagt:
„Stopp! So nicht!". Dann geht sie aus
dem Raum.

Nachdem sie sich beruhigt hat, geht sie zurück zu Herrn Krüger. Sie sagt zu ihm:

(1) „Ich habe Ihnen gesagt, dass ich Ihren Verband wechseln möchte und Sie haben sich
völlig freigemacht.

(2) Das ist für einen Verbandswechsel nicht nötig.

---

b)   Lesen Sie die Situationen.

**c)   Mit welchen 3 Sätzen können Sie die Situationen jeweils klären?
Notieren Sie.**

Situation 1:

Frau Meier wird von Pflegehelfer Marcel gewaschen.

Als er ihre Vagina gerade gründlich gewaschen hat, sagt sie bestimmt:

„Wasch da noch ein bisschen länger und tiefer, das wird ja sonst nicht sauber." (1)

(2)

(3)

Situation 2:

Herr Ramirez wird von Pflegehelferin Eva im Bett auf die andere Seite gelegt. Beim Drehen beugt sie sich über Herrn Ramirez.

Er fasst ihr dabei an die Brust.

(1)

(2) ____

____

(3) ____

____

Situation 3:

Pflegehelferin Silvana betritt das Zimmer von Herrn Grohnwald. Er hat ein
Pornoheft in der Hand.

Auf dem Bild ist eine masturbierende Frau zu sehen. Herr Grohnwald
sieht Silvana erwartungsvoll an.

(1) ____

____

(2) ____

____

(3) ____

____

4. Aufgabe: **Zum Thema sexuelle Belästigung**

werden Sie unterschiedlichen Meinungen begegnen.

a) **Welche Aussagen von Pflegekräften sind richtig und welche sind falsch? Kreuzen
Sie an.**

b) **Vergleichen Sie die Lösungen.**

	richtig	falsch
„Wenn ein Pflegebedürftiger mich verbal belästigt, darf ich ihm dafür eine Ohrfeige geben."		

„Bei einer sexuellen Belästigung darf ich sofort sagen, dass ich das nicht möchte.“		
„Ich kann jede sexuelle Belästigung öffentlich machen. Das bedeutet, ich darf davon dem Team oder der Hausleitung erzählen.“		
„Wer mich belästigt, den darf ich auch belästigen.“		
„Wenn ein Pflegebedürftiger sich noch gut bewegen kann, darf ich ihn dazu auffordern, seinen Intimbereich selbst zu waschen.“		

DOZENTEN-ARBEITSBLATT

Wie können sich Pflegekräfte abgrenzen?

1. Aufgabe: **Sehen Sie sich die Zeichnung an und besprechen Sie:**

a) **Wie fühlt sich die Pflegekraft mit dem Tablett?**

b) **Welche Ursachen haben diese Gefühle?**

Durchführungshinweis:

Diese Übung kann mit der „Think-Pair-Share"- Methode durchgeführt werden: Imersten Schritt („think") beantworten die Lernenden die Fragen für sich allein, danntauschen Sie sich mit einem Partner aus („pair") und zuletzt werden die Ergebnis-se im Plenum besprochen und an der Tafel/dem Flipchart gesammelt („share").

Auswertungshinweis:

Die dargestellte Situation ist komplex. Wie sich die Pflegekraft fühlt, hängt von verschiedenen Faktoren ab:

1. Die Pflegekraft erlebt eine Grenzverletzung durch den Pflegebedürftigen.
2. Der Pflegebedürftige leidet am dementiellen Syndrom.
3. Die Pflegekraft wird von Ihrer Kollegin wegen ihrer Reaktion auf die Grenzverletzung zurechtgewiesen.

Jeder Mensch empfindet Grenzverletzungen auf eigene Weise. Dies hat mit dem persönlichen Umgang mit Sexualität und möglichen schwierigen Erlebnissen in der Vergangenheit zu tun. Auch die Ekelschwelle ist bei jedem Menschen unter-schiedlich.

Werden Grenzverletzungen durch Menschen begangen, die aufgrund von Erkran-kungen oder Traumata in ihrer Selbstbeherrschung eingeschränkt sind, ist dies besonders problematisch. Teilweise werden die Grenzverletzungen als nicht so demütigend empfunden, wie bei voll zurechnungsfähigen Menschen. Sie könnenaber auch zu einer besonderen Hilflosigkeit führen, weil es schwierig ist, auf die Belästigung angemessen zu reagieren. Grundsätzlich gilt: Niemand muss ein sol-ches Verhalten hinnehmen! Wichtig ist es, die Probleme im Team zu besprechen und eine klare, eindeutige Haltung dazu zu finden. Die Empfindungen jedes/r Ein-zelnen müssen ernst genommen und dürfen nicht heruntergespielt werden, auchwenn man anders reagieren würde.

2. Aufgabe: Was können Sie bei sexueller Belästigung tun?

a)   Lesen Sie den Text.

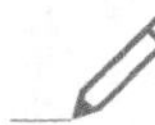

b)   Formulieren Sie Ihre persönlichen Antworten als Reaktion auf eine Belästigung.

c)   In welcher Tonlage werden Sie sprechen? Üben Sie den Doppel-Stopp.

Durchführungshinweis:

Die Sätze sollten in einer Notfallsituation schnell abgerufen werden können. Da-her ist es sinnvoll, den Doppel-Stopp beispielsweise an der Situation der 1. Auf-gabe mit einem Partner zu üben. Alternativ könnten auch Situationen aus dem Erfahrungsschatz der Lernenden genutzt werden.

Auswertungshinweis:

Neben der verbalen Reaktion hat auch das nonverbale Auftreten Einfluss auf die Klärung der Situation. Wichtig ist:

• ruhig und bestimmt bleiben
• atmen
• Augenkontakt halten

Des Weiteren ist es möglich, als Grenzziehung zu handeln statt zu sprechen: So kann man beispielsweise auf der Stelle das Zimmer verlassen und erst später zu-rückkehren, um den Vorfall zu besprechen. Das klärende Gespräch kann auch mit Unterstützung eines Kollegen oder der Leitung stattfinden.

DOZENTEN-ARBEITSBLATT

3. Aufgabe: **Bei einem klärenden Gespräch können Sie die „Dreier-Regel" anwenden.**

a) **Lesen Sie die Dreier-Regel und das Beispiel.**

b) **Lesen Sie die Situationen.**

c) **Mit welchen 3 Sätzen können Sie die Situationen jeweils klären? Notieren Sie.**

Durchführungshinweis:

Abhängig von den Sprachkompetenzen der Lernenden kann diese Übung zu-nächst allein oder in Kleingruppen bearbeitet werden. Die Ergebnisse sollen in jedem Fall im Plenum diskutiert werden.

Auswertungshinweis:

Die „Dreier-Regel" kann dabei helfen, eine Belästigung zu klären. Am wirkungs-vollsten ist sie, wenn ruhig und sachlich argumentiert wird. Auf diese Weise kann auch die grenzverletzende Person ihr Gesicht wahren und sich ggf. erklären.

Auch wenn es sich gut anfühlen kann, einen Konflikt selbst zu lösen, so ist es doch sinnvoll, die Vorgesetzten über den Vorfall zu informieren. Bei einer Eskalation ist die Pflegekraft dann besser geschützt.

DOZENTEN-ARBEITSBLATT

4. Aufgabe: Zum Thema sexuelle Belästigung werden Sie unterschiedlichen Meinungen begegnen.

a) Welche Aussagen von Pflegekräften sind richtig und welche sind falsch? Kreuzen Sie an.

b) Vergleichen Sie die Lösungen.

	richtig	falsch
„Wenn ein Pflegebedürftiger mich verbal belästigt, darf ich ihm dafür eine Ohrfeige geben."		X
„Bei einer sexuellen Belästigung darf ich sofort sagen, dass ich das nicht möchte."	X	
„Ich kann jede sexuelle Belästigung öffentlich machen. Das bedeutet, ich darf davon dem Team oder der Hausleitung erzählen."		X
„Wer mich belästigt, den darf ich auch belästigen."		X
„Wenn ein Pflegebedürftiger sich noch gut bewegen kann, darf ich ihn dazu auffordern, seinen Intimbereich selbst zu waschen."	X	

Was tun bei sexueller Belästigung zwischenBewohnern?

1. Aufgabe: **Belästigungen und sexuelle Übergriffe können auch zwischen Pflegebedürf-tigen stattfinden.**

a) **Lesen Sie den Text.**

b) **Beantworten Sie die Fragen in der Tabelle in Stichpunkten.**

Das Ehepaar Helga und Herbert Gruner wohnt in einem 2-Zimmer-Appartementim Seniorenheim „St. Elisabeth".

Frau Gruner ist an Demenz erkrankt.

Ihr Ehemann ist aber selbständig, mobil und nicht pflegebedürftig.

Herr Gruner war während ihrer Ehe immer dominant gegenüber seiner Frau.

Seit einiger Zeit beobachtet der Nachtdienst sexuelle Übergriffevon Herrn Gruner auf seine Frau.

Diese Übergriffe führen zu Hämatomen besonders im Brustbereich.Frau Gruner ist immobil und kann sich nicht wehren.

Außerdem macht Herr Gruner immer häufiger distanzlose Kommentaregegenüber weiblichen Pflegekräften.

Die Pflegekräfte haben noch keine Erklärung für sein Verhalten.Es herrscht Ratlosigkeit und Unsicherheit im Pflegeteam.

Aus diesem Grund wurden bisher nur die Folgen der Übergriffe dokumentiert.Die Übergriffe selbst konnten nicht beobachtet und dokumentiert werden.

Was ist passiert?	
Was ist der Hintergrund?	
Wie wurde damit umgegangen?	

c)   **Diskutieren Sie die Fragen über das Ehepaar Gruner:**

- Ist das Verhalten des Ehemanns überhaupt ein sexueller Übergriff?
- Müssen die Pflegekräfte eingreifen?
- Wo endet die Privatsphäre
  und wo beginnt die Fürsorgepflicht der Pflegekräfte?

2. Aufgabe: Die Pflegekräfte und die Einrichtungsleitung möchten auf die Situation des Ehepaars Gruner reagieren.

Schreiben Sie die Antworten auf die Fragen in Stichpunkten in die Tabelle.

Wer sollte reagieren?	
Wann sollte reagiert werden?	
Wie sollte reagiert werden?	

| **Warum sollte reagiert werden?** | |

3. Aufgabe: WER macht WIE etwas WANN und WARUM?

a)   Bringen Sie die Reaktion der Pflegekräfte und der Einrichtungsleitungin eine sinnvolle inhaltliche und zeitliche Reihenfolge.

b)   Schreiben Sie mithilfe der Stichpunkte einen Text (mindestens 200 Wörter).Denken Sie an eine Überschrift und Zwischenüberschriften.

DOZENTEN-ARBEITSBLATT

Was tun bei sexueller Belästigung zwischenBewohnern?

1. Aufgabe: Belästigungen und sexuelle Übergriffe können auch zwischen Pflegebedürfti-gen stattfinden.

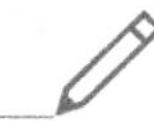

a)   Lesen Sie den Text.

b)   Beantworten Sie die Fragen in der Tabelle in Stichpunkten.

c)   Diskutieren Sie die Fragen über das Ehepaar Gruner:

- Ist das Verhalten des Ehemanns überhaupt ein sexueller Übergriff?
- Müssen die Pflegekräfte eingreifen?
- Wo endet die Privatsphäre und wo beginnt die Fürsorgepflicht der Pflege-kräfte?

Lösungsvorschlag zu b):

Was ist passiert?	• Der Nachtdienst beobachtet sexuelle Übergriffe von Herrn Gruner auf seine Frau. • Die Folge der Übergriffe sind Hämatome und Hautschädigungen im Brustbereich von Frau Gruner. • Herr Gruner macht distanzlose Kommentare gegenüber weiblichen Pflegekräften.
Was ist der Hintergrund?	• Das Ehepaar Gruner bewohnt ein 2-Zimmer-Appartement in einem Altenheim. • Frau Gruner ist demenzkrank und immobil. • Herr Gruner ist selbständig, mobil und nicht pflegebedürftig. • Herr Gruner war während ihrer Ehe immer dominant gegenüber seiner Frau.

<table>
<tr><td>Wie wurde damit umgegangen?</td><td>

- Die Folgen der Übergriffe wurden dokumentiert.
- Die Übergriffe selbst wurden nicht dokumentiert.
- Die Pflegekräfte sind ratlos und können sich Herrn Gruners verhalten nicht erklären.

</td></tr>
</table>

Auswertungshinweis zu c):

Hier geht es in erster Linie um Handlungskompetenz und Rechtssicherheit derKursteilnehmenden. Es handelt sich um einen sexuellen Übergriff, weil:

- es sich bei Frau Gruner aufgrund ihrer dementiellen Erkrankung und Immobilität um eine widerstandsunfähige Person handelt, die nicht in der Lage ist, ihre Einwilligung zu sexuellen Handlungen zu geben.
- die Handlungen von Herrn Gruner körperliche Verletzungen zur Folge haben.
- Herr Gruner sich auch gegenüber dem Pflegepersonal unangemessen verhält.

Das Handeln von Herrn Gruner verletzt das Recht auf sexuelle Selbstbestimmungseiner Ehefrau. Es ist damit ein Straftatbestand. Die Pflegekräfte haben folglich die Fürsorgepflicht und müssen eingreifen, um weitere Übergriffe zu verhindern.

DOZENTEN-ARBEITSBLATT

2. Aufgabe: **Die Pflegekräfte und die Einrichtungsleitung möchten auf die Situation des Ehe-paars Gruner reagieren. Schreiben Sie die Antworten auf die Fragen in Stich-punkten in die Tabelle.**

Durchführungshinweis:

Die Fragen sollten möglichst in einer Partner- oder Gruppenarbeit diskutiert und in die Tabelle eingetragen werden.

Lösungsvorschlag:

Wer sollte reagieren?	Pflegekräfte (Dokumentation) Einrichtungsleitung, PDL (klärendes Gespräch)
Wann sollte reagiert werden?	Wenn geklärt ist, dass die Übergriffe von Herrn Gruner absichtlich und nicht als Folge einer Erkran-kung mit geistiger Veränderung geschehen sind. Dazu müssen die gemachten Beobachtungen detailliert dokumentiert werden.

Wie sollte reagiert werden?	Herr Gruner sollte von einem männlichen Mitarbeiter der Einrichtung in Leitungsposition angesprochen werden, der ihm gegenüber mit entsprechender Autorität auftreten kann. Ihm muss mitgeteilt werden, dass sein Tun entdeckt wurde und dass es nicht weiter geduldet werden kann. Sollte die offene Konfrontation mit seinen Taten nicht zu einem Umdenken bei Herrn Gruner führen, können auch strafrechtliche Konsequenzen angedroht werden. Unter Umständen wäre eine räumliche Trennung der Ehepartner anzudenken. Einige Pflegeeinrichtungen unterstützen die Bewohner bei der Vermittlung von Prostituierten oder Sexualassistentinnen. Auch dies könnte ggf. eine Option für Herrn Gruner darstellen und sollte ihm vorgeschlagen werden.
Warum sollte reagiert werden?	siehe 1. Aufgabe, Auswertungshinweis

DOZENTEN-ARBEITSBLATT

3. Aufgabe: WER macht WIE etwas WANN und WARUM?

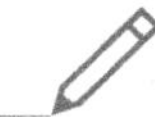

a) **Bringen Sie die Reaktion der Pflegekräfte und der Einrichtungsleitung ineine sinnvolle inhaltliche und zeitliche Reihenfolge.**

b) **Schreiben Sie mithilfe der Stichpunkte einen Text (mindestens 200 Wörter).Denken Sie an eine Überschrift und Zwischenüberschriften.**

Durchführungshinweis:

Diese Aufgabe kann als Übung für das freie Schreiben genutzt werden.

Hinweis zur Binnendifferenzierung:

Hier bieten sich verschiedene Möglichkeiten binnendifferenziert vorzugehen. Fort-geschrittene Lernende können die Aufgabe eigenständig bearbeiten. SchwächereLernende können unterstützt werden, indem die Reihenfolge zunächst mündlichbesprochen wird. Auch der Vergleich von Zwischenschritten beim Verfassen des Textes sollte angeboten werden. Redemittel zur Beschreibung von Abfolgen kön- nen ebenfalls unterstützend wirken.

Sexuelle Stimulation abhängiger Menschen

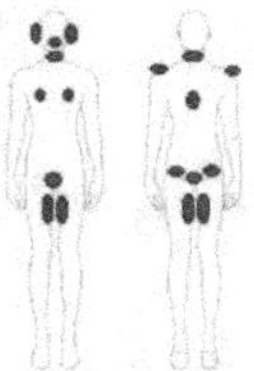

Stimulation erogener Zonen während der Fellpflege

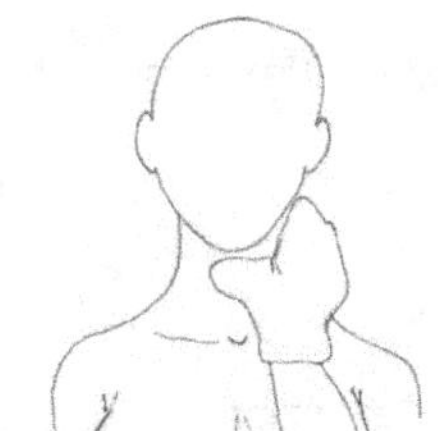

Stimul eren Sie den Nacken

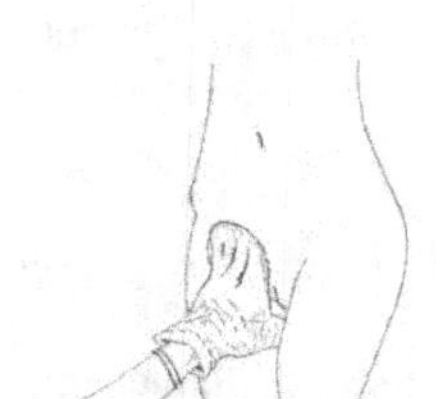

Stimulieren Sie die Genitalien

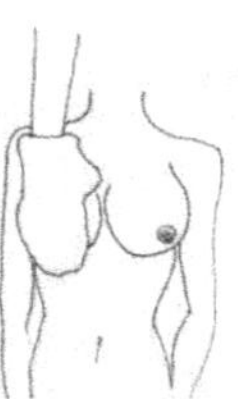

Stimulieren Sie die Brüste

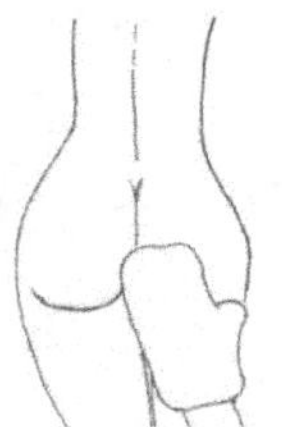

Stimulieren Sie den Anus und das Gesäß

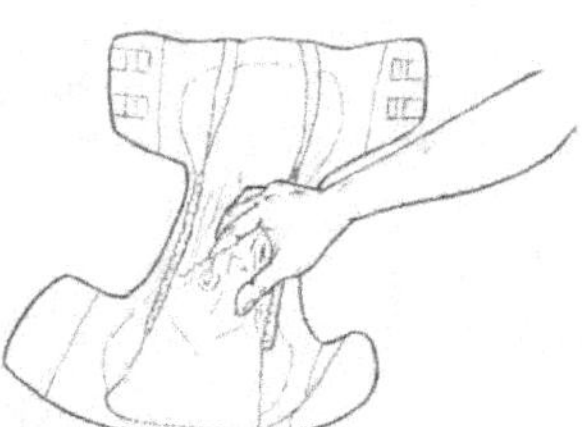

Machen Sie eine Falte in der Windel, um die Genitalien **zu stimulieren**

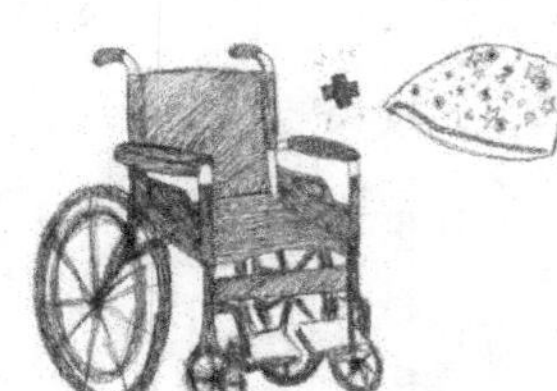

Legen Sie ein Kissen in den Rollstuhl, um die Genitalien zu stimulieren

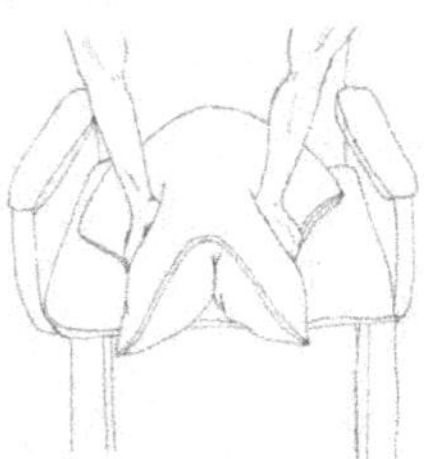

Falten Sie das Kissen, um die Genitalien **zu stimulieren**

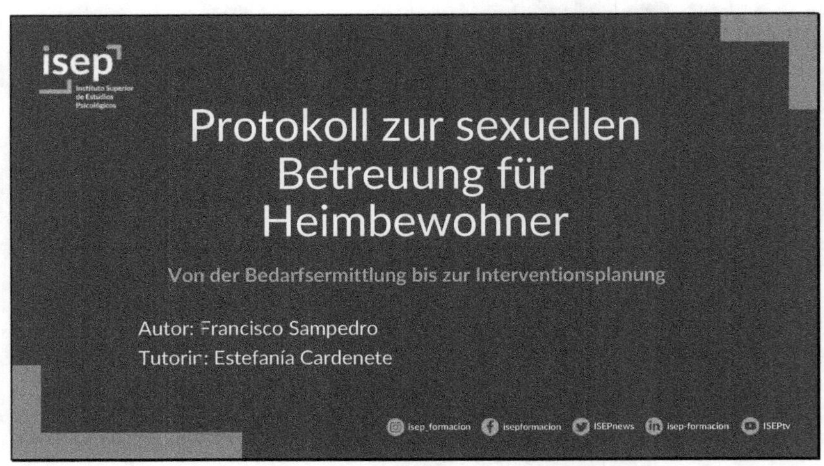
isep
Instituto Superior
de Estudios
Psicológicos
Protokoll zur sexuellen
Betreuung für
Heimbewohner
Von der Bedarfsermittlung bis zur Interventionsplanung
Autor: Francisco Sampedro
Tutorin: Estefanía Cardenete
isep_formacion   isepformacion   ISEPnews   isep-formacion   ISEPtv

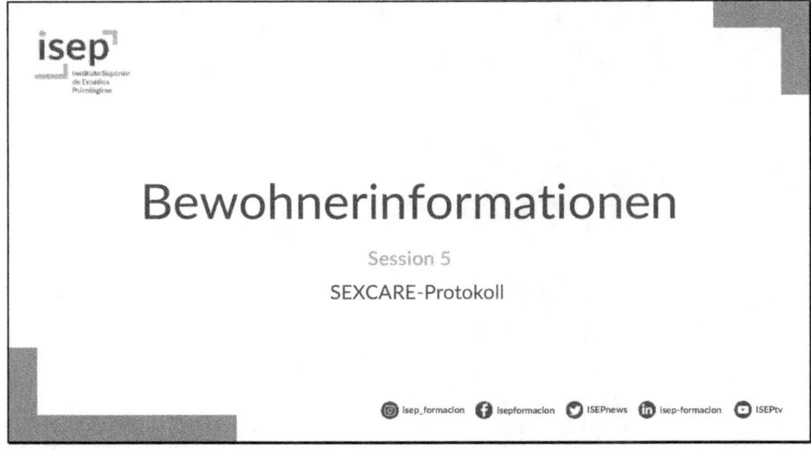
isep
Instituto Superior
de Estudios
Psicológicos
Bewohnerinformationen
Session 5
SEXCARE-Protokoll
isep_formacion   isepformacion   ISEPnews   isep-formacion   ISEPtv

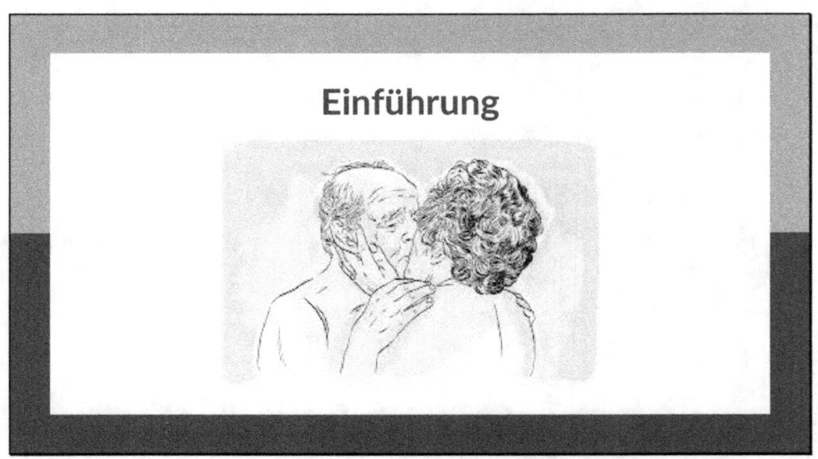
Einführung

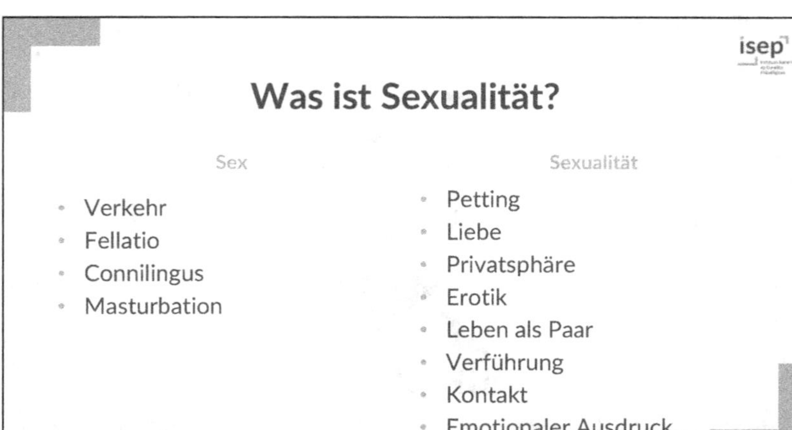

isep
Was ist Sexualität?

Sex
Verkehr
Fellatio
Connilingus
Masturbation

Sexualität
Petting
Liebe
Privatsphäre
Erotik
Leben als Paar
Verführung
Kontakt
Emotionaler Ausdruck

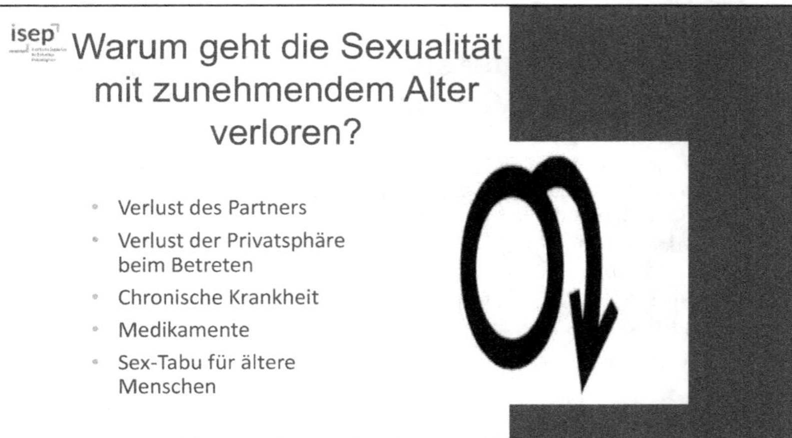

isep
Warum geht die Sexualität mit zunehmendem Alter verloren?

Verlust des Partners
Verlust der Privatsphäre beim Betreten
Chronische Krankheit
Medikamente
Sex-Tabu für ältere Menschen

isep
Gründe für die Implementierung eines Sexualpflegeprotokolls

Verbessern Sie die allgemeine Gesundheit
Erhöhen Sie die Benutzerzufriedenheit
Es ist ein primäres Bedürfnis
Es ist ein Recht
Unterscheidungsmerkmal gegenüber der Konkurrenz

Sexualität als menschliches Bedürfnis

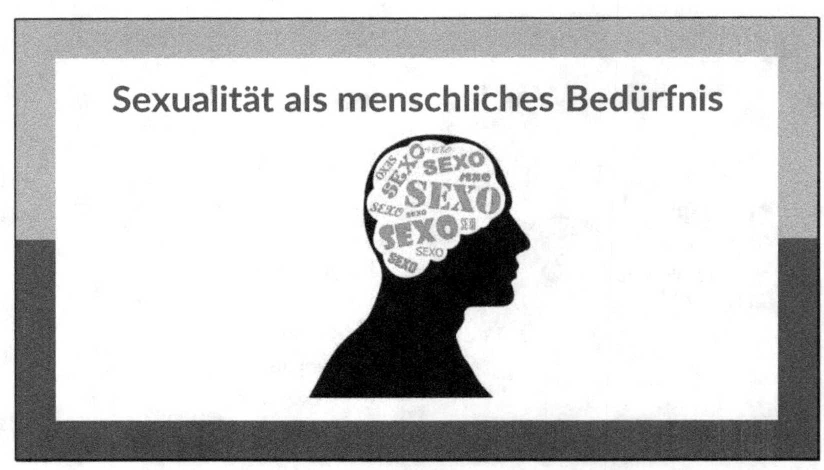

Erklärung der sexuellen Rechte von Valencia (1997)

- Sexualität ist ein grundlegendes und universelles Menschenrecht, das von der gesamten Gesellschaft mit allen Mitteln anerkannt, gefördert, respektiert und verteidigt werden muss
- Sexualität ist ein integraler Bestandteil der Persönlichkeit jedes Menschen.
- Dazu gehört, wie man seine Sexualität lebt und wie man sie ausdrückt.

Abraham Maslo[w] ... menschlichen ...

- Abraham Maslow stellt sexu... Pyramide menschlicher Bedü... grundlegende oder physiolog...

Sexuelle Aktivität und Sexuelles Verlangen bei älteren Menschen

- Sexuelle Aktivität bei Menschen +60
  - Mit Para ⟶ 64%
  - Ohne Paar⟶ 7%
  - Mäner ⟶ 49,3%
  - Frauen ⟶ 20%

- Wunsch der Zuneigung⟶ 98,2%
- Sexuelles Verlangen der Menschen + 60
  - Männer mit Paar ⟶ 85%
  - Männer ohne Paar ⟶ 64%
  - Frauen mit Paar ⟶ 82%
  - Frauen ohne Paar ⟶ 60%

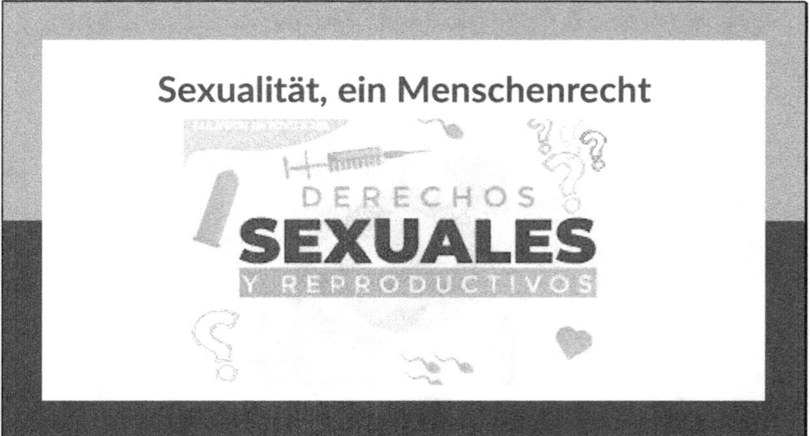

Allgemeine Erklärung der sexuellen Rechte XIII. Weltkongress für Sexologie (1997) Valencia

- Auf einen bestmöglichen Standard sexueller Gesundheit
- Einschließlich des Zugangs zu sexueller und reproduktiver Gesundheitsversorgung; Informationen zu Sexualität zu suchen, zu erhalten und zu verbreiten
- Auf sexuelle Aufklärung
- Auf Respekt gegenüber der körperlichen Unversehrtheit

- Auf freie Partnerwahl
- Zu entscheiden, ob er sexuell aktiv sein will oder nicht
- Auf einvernehmliche sexuelle Beziehungen
- Auf einvernehmliche Eheschließung
- Zu entscheiden, ob und wann er Kinder haben will
- Ein befriedigendes, sicheres und lustvolles Sexualleben anzustreben

Weltgesundheitsorganisation

- Sexuelle Gesundheit ist ein grundlegender Aspekt für Gesundheit und Wohlbefinden
- Anforderungen
  - Positiver und respektvoller Umgang
  - Angenehme und sichere sexuelle Erlebnisse
  - Frei von Zwang, Diskriminierung und Gewalt
- Sexuelle Gesundheit hängt davon ab
  - Zugang zu Informationen über Sexualität
  - Kenntnis der Risiken ungeschützter sexueller Aktivität
  - Zugang zur Gesundheitsversorgung
  - Eine Umgebung, die die sexuelle Gesundheit bestätigt und fördert

---

Sexualität, Gesunheit und Krankheit

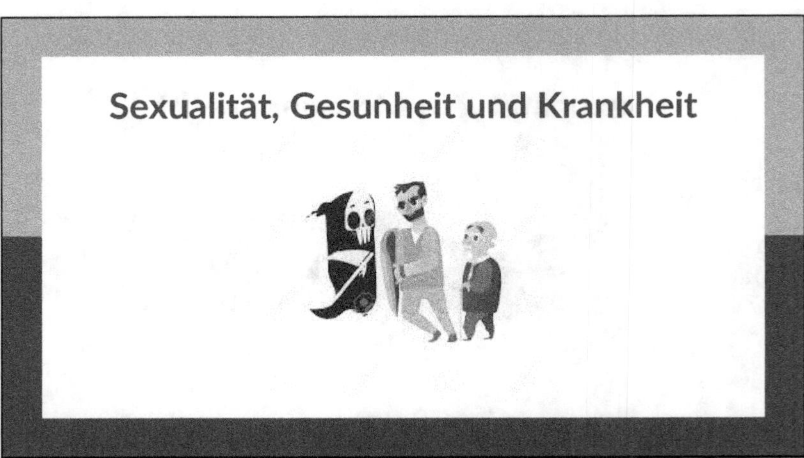

Sexualität und Gesundheit

- Edison de Sousa Júnior et al. (2021)
  - Statistischer Zusammenhang zwischen Sexualität und Lebensqualität bei älteren Menschen
  - Die Stimulierung der Sexualität als Strategie zur Förderung von Gesundheit und aktivem Altern

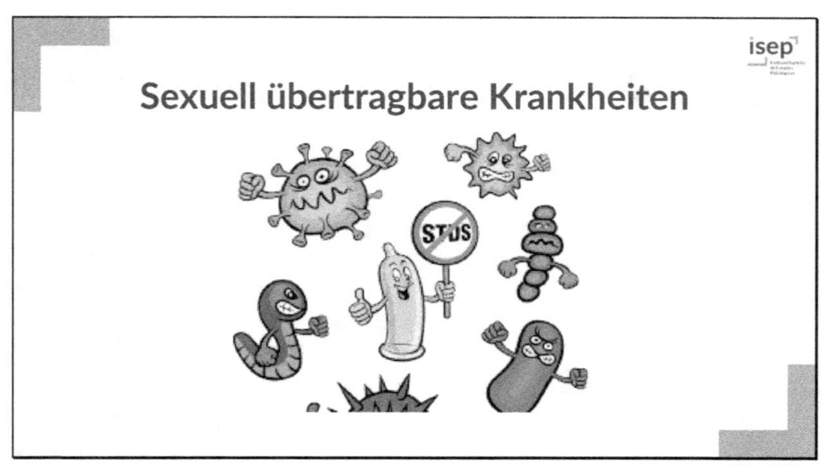

isep
Sexuell übertragbare Krankheiten
STOP

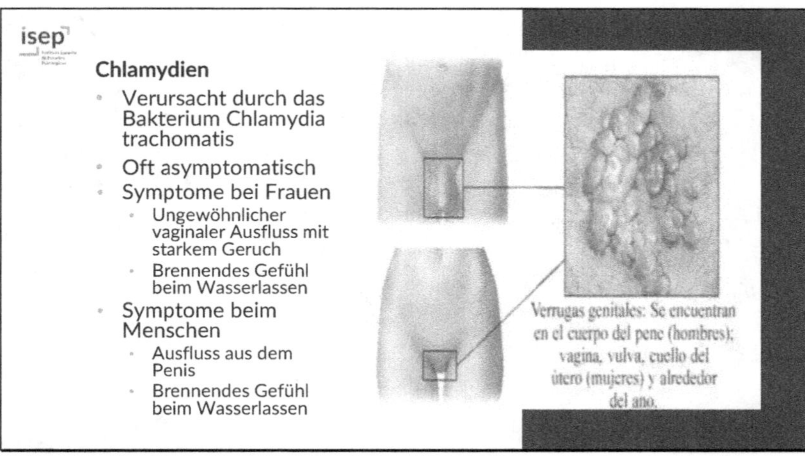

isep
Chlamydien
Verursacht durch das Bakterium Chlamydia trachomatis
Oft asymptomatisch
Symptome bei Frauen
Ungewöhnlicher vaginaler Ausfluss mit starkem Geruch
Brennendes Gefühl beim Wasserlassen
Symptome beim Menschen
Ausfluss aus dem Penis
Brennendes Gefühl beim Wasserlassen
Verrugas genitales: Se encuentran en el cuerpo del pene (hombres); vagina, vulva, cuello del útero (mujeres) y alrededor del ano.

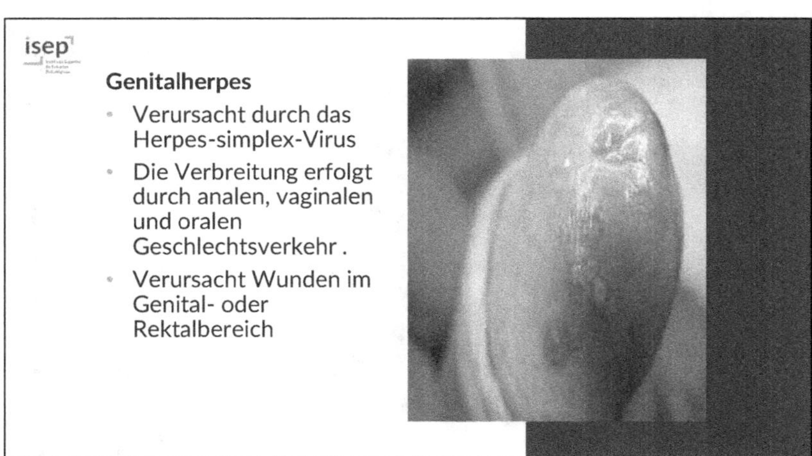

isep
Genitalherpes
Verursacht durch das Herpes-simplex-Virus
Die Verbreitung erfolgt durch analen, vaginalen und oralen Geschlechtsverkehr .
Verursacht Wunden im Genital- oder Rektalbereich

Tripper

- Verursacht durch das Bakterium Neisseria gonorrhoeae
- Es kann durch Kontakt mit abgeschlossen werden
  - Mund
  - Kehle
  - Augen
  - Harnröhre
  - Vagina
  - Penis
  - Jahr
- Ursache
  - Schmerzen beim Wasserlassen
  - Sekrete aus den Genitalien

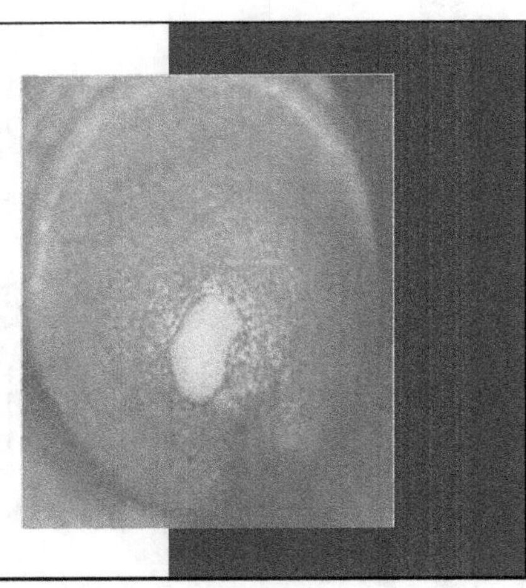

HIV

- Menschlicher Immunschwächevirus
- Verursacht die gleichnamige Infektion
- Symptome: Fieber , Schüttelfrost , Hautausschlag , Nachtschweiß, Muskelschmerzen, Müdigkeit

AIDS

- Erworbenes Immunschwächesyndrom
- Am weitesten fortgeschrittene Phase der HIV-Infektion

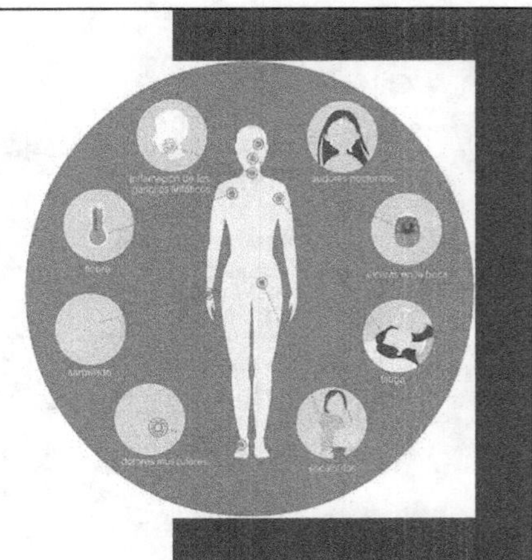

Humane Papillomviren

- In den meisten Fällen ist es harmlos und verschwindet von selbst, in einigen Fällen kann es jedoch Gebärmutterhalskrebs verursachen .
- Symptome: Warzen im Genitalbereich

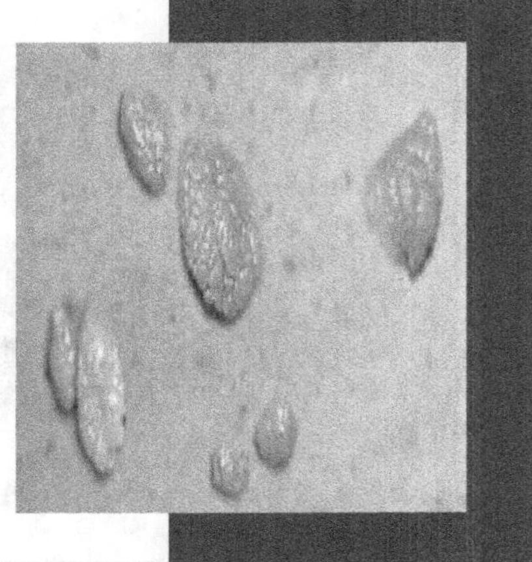

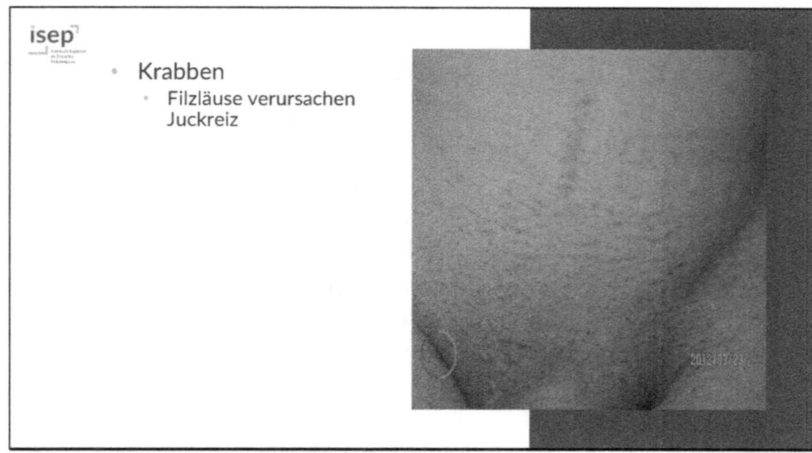

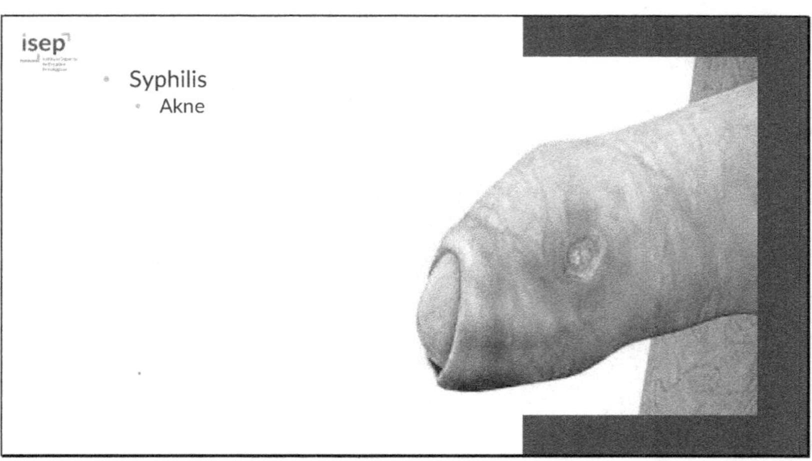

Medikamente, die das sexuelle Verlangen beeinflussen

isep

- Statine und Fibrate ⟹ Cholesterin
- Antihypertensiva ⟹ Hypertonie
- Antidepressiva ⟹ Depression
- Antipsychotika ⟹ Psychiatrische Pathologien
- Angst ⟹ Benzodiazepinen
- H2-Blocker Magen- ⟹ Darm-Erkrankungen
- Antikonvulsiva ⟹ Epilepsie

Medikamente, die das sexuelle Verlangen beeinflussen

- Statine und Fibrate ⟶ Cholesterin
- Antihypertensiva ⟶ Hypertonie
- Antidepressiva ⟶ Depression
- Antipsychotika ⟶ Psychiatrische Pathologien
- Angst ⟶ Benzodiazepinen
- H2-Blocker Magen- ⟶ Darm-Erkrankungen
- Antikonvulsiva ⟶ Epilepsie

Vorteile von Sex im Alter

- Laut Master und Johnson
  - Frau ⟶ Reduziert die Alterung der weiblichen Sexualanatomie
  - Mann ⟶ Regelmäßige Ejakulation schützt vor Prostatakrebs
  - Herz-Kreislauf-Vorteile
  - Vorteile für Wohlbefinden und Selbstwertgefühl

Faktoren, die die sexuelle Aktivität älterer Menschen beeinflussen

- Das Fehlen eines Partners
- Die Monotonie der Beziehungen
- Kommunikationsprobleme
- Körperliche Gesundheitsprobleme
- Geschichte des Sexuallebens
- Wohnverhältnisse
- Fehlende Privatsphäre
- Die Haltung von Profis
- Polypharmazie
- Geringe Selbstachtung
- Erektile Dysfunktion bei Männern
- Dyspareunie für Frauen

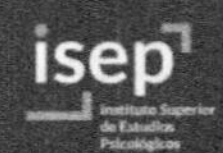
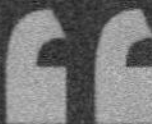

Voraussetzungen, um im Alter ein Sexualleben zu genießen

- Seien Sie bei einigermaßen guter Gesundheit

- Interessieren Sie sich für Sexualität

- Haben Sie einen Partner, den Sie interessant finden

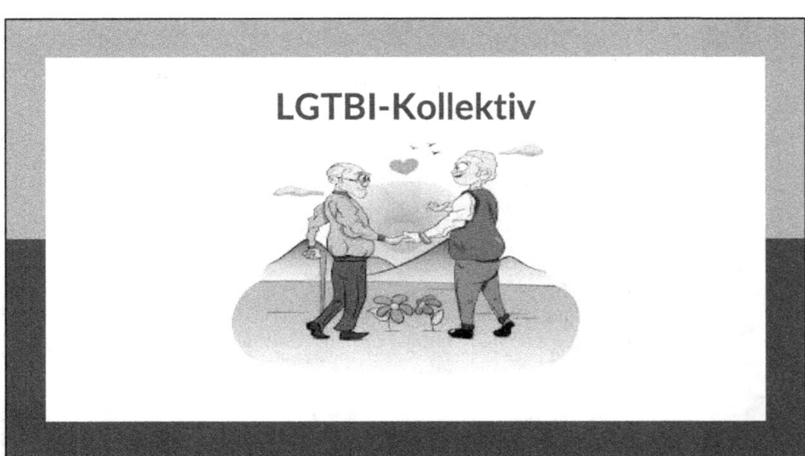

LGBTBI-Menschen in Pflegeheimen

- Sie werden doppelt diskriminiert
  - Aufgrund ihres Alters sind sie von der Sexualität ausgeschlossen
  - Sie fühlen sich gezwungen, ihre sexuelle Orientierung zu verbergen
- Pflegeheime sind homophobe Umgebungen
- Ältere Menschen lehnen Homosexualität aufgrund ihrer Bildung ab
  - Von der Kirche nicht akzeptiert, sündig
  - Für die Wissenschaft war es eine psychische Störung
  - Vom Staat nicht akzeptiert, vom Gesetz verfolgt

Sexuelle Übergriffe und geschlechtsspezifische Gewalt

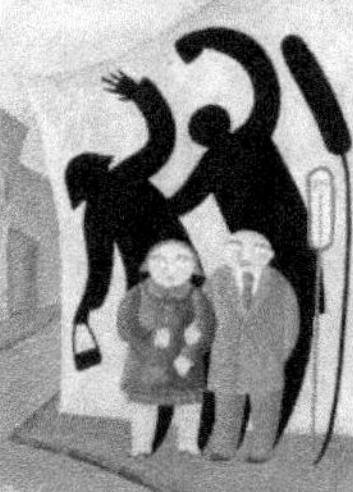

Körperverletzung, Belästigung und sexueller Missbrauch

- sexueller Übergriff
  - Jede Handlung, die gegen die sexuelle Freiheit der anderen Person verstößt, unter Anwendung von Gewalt oder Einschüchterung
- sexueller Missbrauch
  - Handeln Sie gegen die sexuelle Freiheit einer Person und verwenden Sie dabei nicht Gewalt oder Einschüchterung, sondern Täuschung, Nötigung oder Überraschung
- sexuelle Belästigung
  - Forderung nach sexuellen Gefälligkeiten, bei der der Belästiger eine Überlegenheitssituation ausnutzt, die am Arbeitsplatz, in der Lehre oder Ähnlichem vorliegen kann. Nichtakzeptanz bedeutet Bestrafung und Drohungen

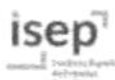

Folgen sexuellen Missbrauchs

- Änderung in
  - Anhang
  - Biologie
  - emotionale Regulierung
  - Dissoziation
  - Regulierung des Verhaltens
  - Erkenntnis
  - Selbstverständnis

- Gastrointestinale Störungen
- Chronischer Schmerz
- Angststörungen
- Depressive Störungen
- Essstörungen
- Schlaflosigkeitsprobleme
- Selbstmord
- sexuelle Funktionsstörungen

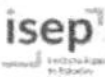

Geschlechtsspezifische Gewalt

- Jede auf der Zugehörigkeit zum weiblichen Geschlecht beruhende Gewalttat, die zu körperlichem, sexuellem oder psychischem Schaden oder Leid für Frauen führt oder führen kann, sowie die Androhung solcher Handlungen, Nötigung oder willkürlicher Freiheitsentzug
- Kann implizieren
  - Körperliche Gewalt
  - Sexuelle Gewalt
  - Wirtschaftliche Gewalt
  - Belästigung/Kontrolle

Geschlechtsspezifische Gewalt

- Jede auf der Zugehörigkeit zum weiblichen Geschlecht beruhende Gewalttat, die zu körperlichem, sexuellem oder psychischem Schaden oder Leid für Frauen führt oder führen kann, sowie die Androhung solcher Handlungen, Nötigung oder willkürlicher Freiheitsentzug
- Kann implizieren
  - Körperliche Gewalt
  - Sexuelle Gewalt
  - Wirtschaftliche Gewalt
  - Belästigung/Kontrolle

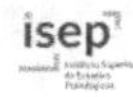

Folgen geschlechtsspezifischer Gewalt

- Psychische Probleme
- Geringe Selbstachtung
- Angst, Stress, Unruhe und psychischer Schock
- Isolierung
- Schlafstörung
- Essstörungen

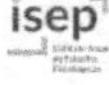

Unangemessenes sexuelles Verhalten

- Es handelt sich um verbale oder körperliche Handlungen sexueller Natur
- Folge der sexuellen Aktivierung des Demenzkranken
- Sie sind unangemessen, wenn sie in unangemessenen sozialen Kontexten auftreten
- Sie können die Form einer Aufforderung, eines Verhaltens oder des Versuchs, Körperkontakt aufrechtzuerhalten, annehmen.

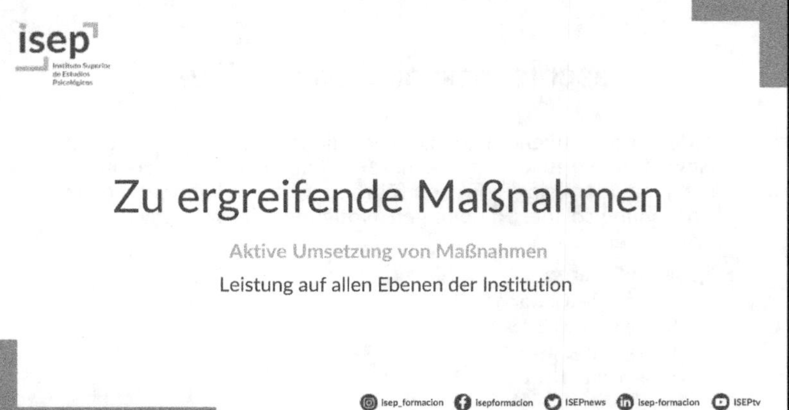

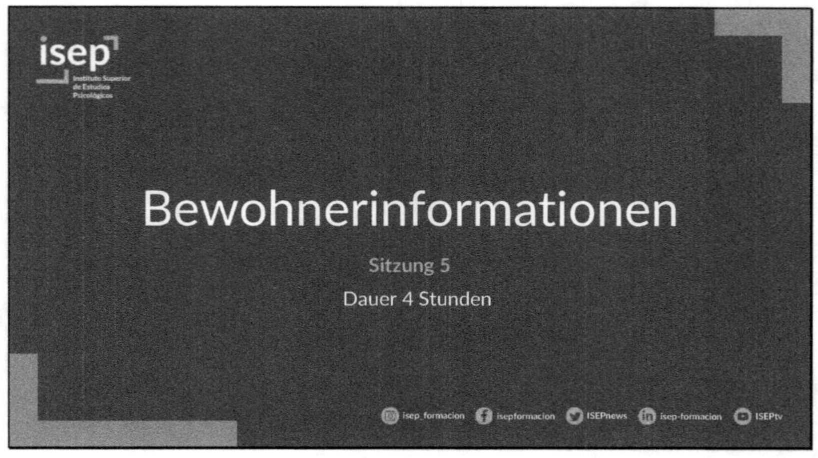

- Informieren Sie die Bewohner über ihre Rechte auf Sexualität
  - Informieren Sie Familienmitglieder über das Recht der Bewohner, ihre Sexualität auszudrücken
- Ansprechpartner benennen
  - Benennen Sie eine geschulte Kontaktperson, die Familienangehörigen dabei helfen kann, den sexuellen Ausdruck der Bewohner zu akzeptieren
- Schriftliche Informationen
  - Bieten Sie schriftliche Informationen an, um Familienmitglieder über den Ausdruck von Sexualität bei älteren Menschen aufzuklären

- Informieren Sie die Bewohner über ihre Rechte auf Sexualität
  - Informieren Sie Familienmitglieder über das Recht der Bewohner, ihre Sexualität auszudrücken
- Ansprechpartner benennen
  - Benennen Sie eine geschulte Kontaktperson, die Familienangehörigen dabei helfen kann, den sexuellen Ausdruck der Bewohner zu akzeptieren
- Schriftliche Informationen
  - Bieten Sie schriftliche Informationen an, um Familienmitglieder über den Ausdruck von Sexualität bei älteren Menschen aufzuklären

Sexualassistenten

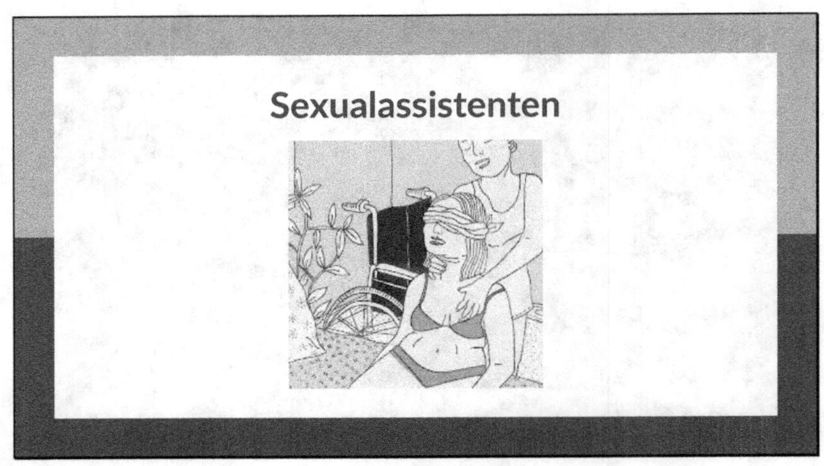

Ethik in der Sexualpflege

JA	NEIN
· Bieten Sie dem Patienten das Spielzeug in der Hand an	· Führen Sie das Spielzeug in die Vagina ein oder befriedigen Sie die sexuellen Bedürfnisse des Patienten direkt. Wenn der Patient es nicht alleine schaffen kann, wird diese Arbeit von einem Sexualassistenten übernommen.
· Stimulieren Sie erogene Zonen beim Waschen	
· Machen Sie eine Falte in der Windel, um die Genitalien zu stimulieren	· Bieten Sie sexuelle Dienstleistungen von Prostituierten oder uns selbst an
· Bieten Sie einen Sexualassistenten an	· Salben Sie die Geschlechtsorgane. mit Gelen und masturbieren den Patienten
· Geschlechtsorgane oder Windeln mit empfindlichen Gelen verteilen	

Aktiver Sexualassistent

- Bezahlte sexuelle Dienstleistung für Menschen mit Behinderungen
- Aktivitäten
  - sexuelle Beratung
  - erotische Massagen
  - Zusammen nackt sein
  - sich gegenseitig berühren
  - Leite die Person, damit sie sich selbst befriedigen kann
  - Oralsex
  - Verkehr
- Jede Sexualassistentin entscheidet frei, welche Leistungen sie anbietet.

Arten von Sexualassistenten

Vermögenswert	Passiv

- Bezahlte sexuelle Dienstleistung für Menschen mit Behinderungen
- Aktivitäten
  - sexuelle Beratung
  - erotische Massagen
  - Zusammen nackt sein
  - sich gegenseitig berühren
  - Leite die Person, damit sie sich selbst befriedigen kann
  - Oralsex
  - Verkehr
- Jede Sexualassistentin entscheidet frei, welche Leistungen sie anbietet.

- Bietet Menschen mit Behinderungen die Möglichkeit, ihre sexuellen Bedürfnisse zu befriedigen
- Aktivitäten
  - sexuelle Beratung
  - Sexualpädagogik
  - Sexualtraining
  - Organisation von
    - Sex-Tools
    - sexuelle Dienstleistungen

Suchende sexuelle Hilfe

- Menschen, die aufgrund einer körperlichen oder geistigen Behinderung nicht mehr in der Lage sind, sich sexuell zu befriedigen.
- Ältere Menschen, die mit der Selbstzufriedenheit nicht ganz zufrieden sind und sich den innigen Kontakt mit anderen Menschen wünschen
- Menschen, die aufgrund einer Erkrankung oder einer Amputation der Genitalien keinen Geschlechtsverkehr mehr haben können und Sexualität anders erleben müssen, benötigen die Sicherheit und das Vertrauen, die eine Sexualassistentin bietet, da sie ausschließlich mit diesen Patienten arbeiten.
- Menschen mit Demenz und ungezügelter Wut, die ihre Behandlung in Einrichtungen erschweren

---

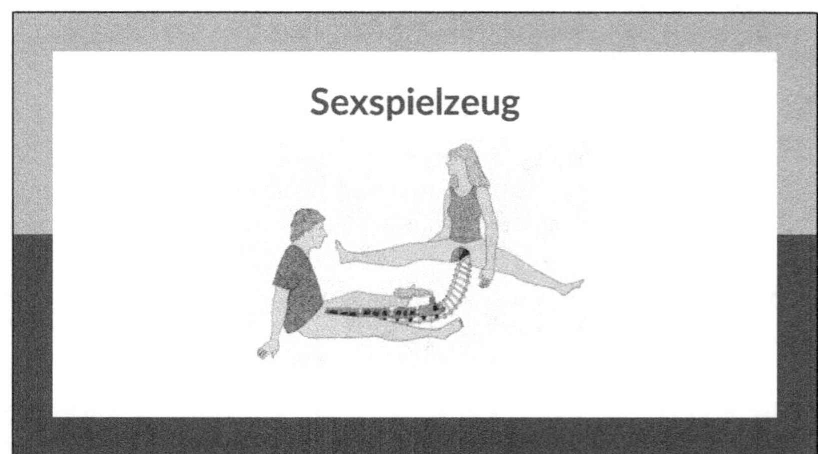

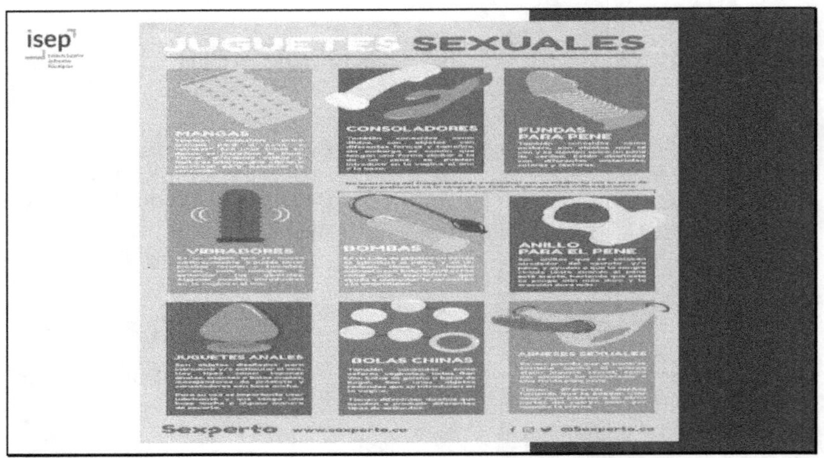

Ärmel

- Weiche Schläuche zum Einführen des Penis
- Verschiedene Formen und Texturen
- Manche vibrieren und saugen

Dildos

- Sie werden in die Vagina, den Anus oder den Mund eingeführt
- Viele Formen und Größen, meist jedoch Penisform
- Sie können gebogen werden, um den G-Punkt oder die Prostata zu stimulieren

Penishüllen

- Sie sehen aus und fühlen sich an wie ein echter Penis
- Bei manchen ist es möglich, im Stehen mit ihnen zu urinieren.
- Sie werden von Transgender-Personen verwendet, um ihnen zu helfen, ihre Geschlechtsidentität auszudrücken.

Vibratoren

- Objekte unterschiedlicher Form, die vibrieren, um die Genitalien zu stimulieren
- Sie dienen der Anregung
  - Vulva
  - Vagina
  - Penis
  - Hodensack
  - Hoden
  - Brustwarzen
  - Jahr
- Sie können zum Einstecken oder zur Außenanwendung verwendet werden

Bombe der Leere

- Gegenstand ähnlich einem Staubsauger, der über eine manuell oder batteriebetriebene Pumpe verfügt
- Sie werden zum Saugen verwendet
  - Penis
  - Klitoris
  - Vulva
  - Brustwarzen
- Penispumpen können helfen, eine Erektion zu erreichen
- Sie helfen bei der Behandlung der erektilen Dysfunktion

Penisringe

- Sie werden um den Penis oder Hodensack gelegt
- Sie helfen, die Erektion zu verlängern, indem sie das Blut im Inneren zurückhalten
- Einige haben eingebaute Vibratoren
- Tragen Sie sie nicht länger als 10 bis 30 Minuten und entfernen Sie sie sofort, wenn Sie Beschwerden verspüren.
- gerinnungshemmende Medikamente

Analspielzeug

- Zum Einführen in den Anus
- Jungs
  - Analplugs
  - Analkugeln oder Analkugeln
  - Prostata-Massagegeräte
- Mit Gleitmitteln verwenden

Chinesische Bälle

- Dabei handelt es sich um runde Gegenstände, die in die Vagina eingeführt werden.
- Durchführung von Kegel-Übungen zur Straffung und Stärkung der Beckenmuskulatur
- Manche sind schwer und hohl, manche rollen und hüpfen in der Vagina.

Sexuelle Geschirre

- Dabei handelt es sich um ein Kleidungsstück ähnlich einem Slip oder Höschen, das über eine Hülle verfügt, um einen Penis-Dildo im Allgemeinen oder ein anderes Sexspielzeug zu halten.
- Es ist im Allgemeinen für die Anwendung am Schambein gedacht, es gibt jedoch auch einige für andere Körperteile, wie zum Beispiel die Oberschenkel.

Kegel-Übungen

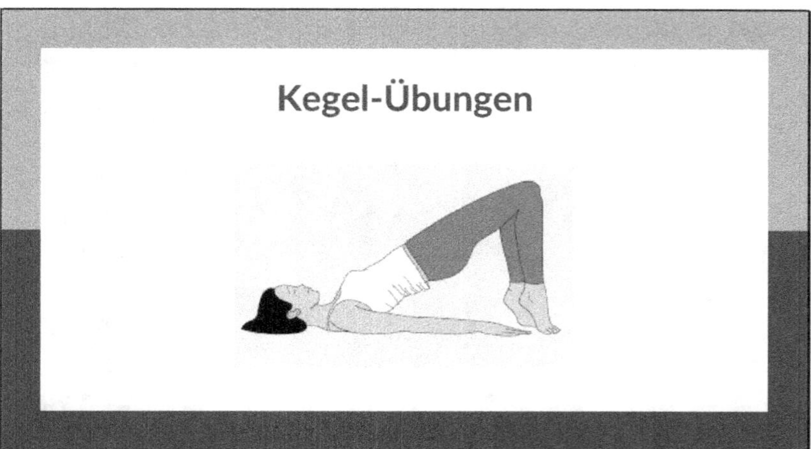

Definition

- Dies sind einfache Übungen, die zur Behandlung von Blasenkontrollproblemen und zur Verbesserung der Darmkontrolle durchgeführt werden können.
- Sie müssen regelmäßig durchgeführt werden und die Ergebnisse sind innerhalb weniger Wochen sichtbar.
- Sie sollten mit leerer Blase durchgeführt werden, da sonst die Muskulatur geschwächt würde.

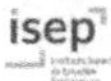

Kegelübungen für Männer

- Spannen Sie Ihre Beckenbodenmuskulatur an, halten Sie die Kontraktion drei Sekunden lang und entspannen Sie sich dann drei Sekunden lang
- Halten Sie beim Wasserlassen für einige Sekunden an und setzen Sie das Urinieren fort. Wiederholen Sie es etwa dreimal
- Drücken Sie beim Wasserlassen so lange, bis der letzte Tropfen herauskommt.

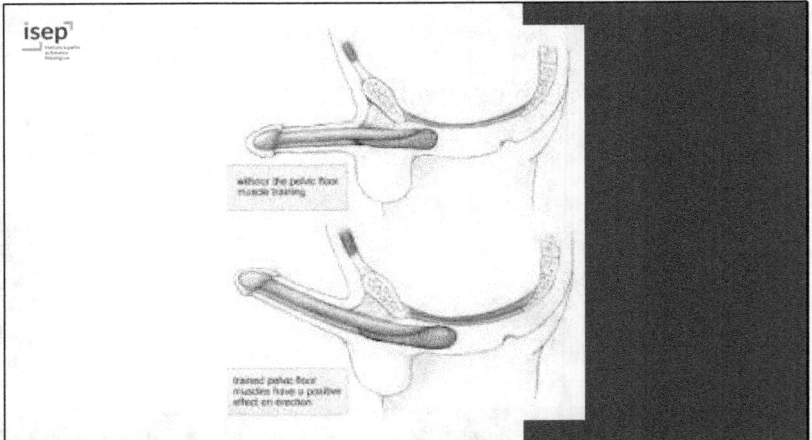

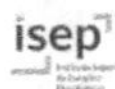

Kegelübungen für Frauen

- Stellen Sie sicher, dass die Blase leer ist
- Setzen oder legen Sie sich hin
- Spannen Sie Ihre Beckenbodenmuskulatur 3 bis 5 Sekunden lang an
- Entspannen Sie Ihre Muskeln 3 bis 5 Sekunden lang
- 3-mal täglich 10-mal wiederholen

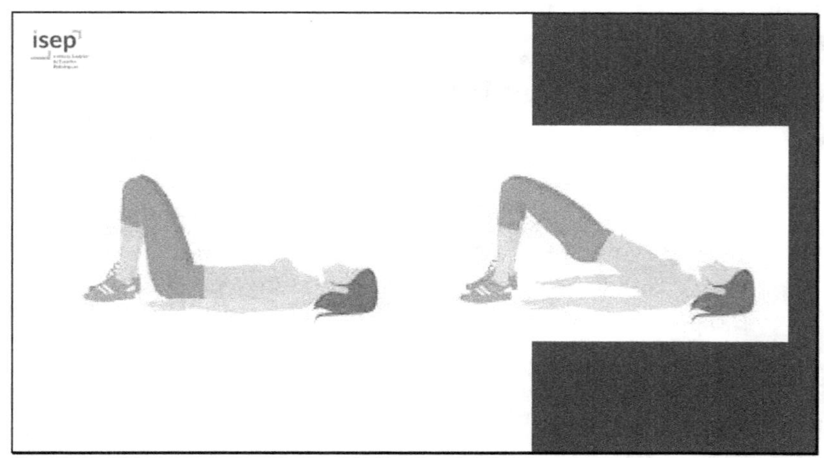

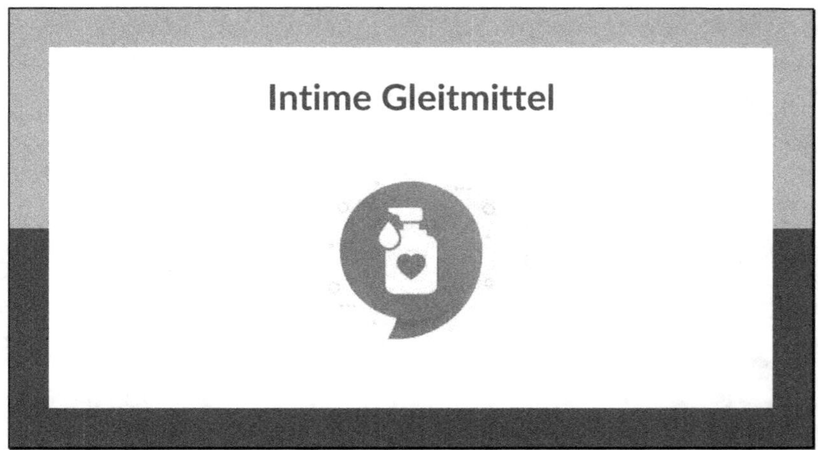

Wozu dienen Intimgleitmittel?

- Sie reduzieren die Reibung an den Genitalien oder dem Anus beim Geschlechtsverkehr
- Sie sind Verbündete zum Vergnügen beider Mitglieder des Paares.
- Übermäßige Trockenheit erhöht das Risiko von Infektionen, Reizungen und schmerzhaften Beziehungen

Arten von Intimschmiermitteln

- Gleitmittel auf Wasserbasis
  - Reduzieren Sie vaginale Trockenheit
  - Sie beschädigen das Kondom nicht
  - Sie hinterlassen keine Flecken auf der Kleidung
  - Kürzere Dauer
- Schmiermittel auf Ölbasis
  - Längere Dauer
  - Sie beschädigen das Kondom
  - Sie beflecken Kleidung

- Gleitmittel auf Silikonbasis
  - Für Anal- oder Wassersex
  - Nicht mit Sexspielzeugen verwenden, da diese dadurch beschädigt werden.
- Andere Arten von Gelen
  - Thermal
  - Stimulanzien
  - Mit Pheromonen
  - Ökologisch

Ansprechpartner

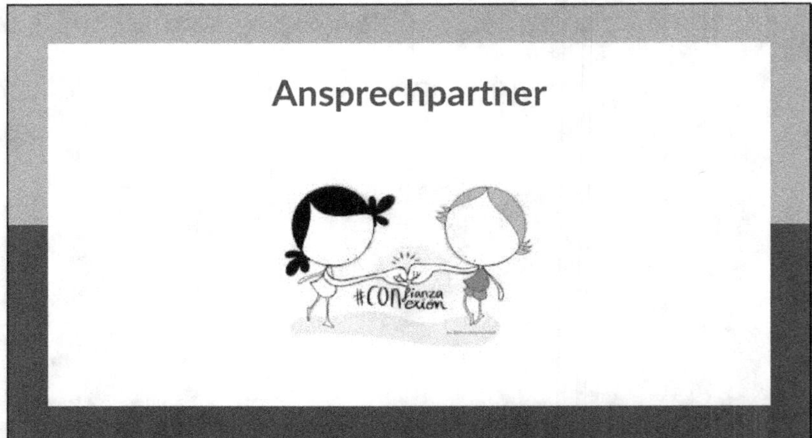

Funktionen des Ansprechpartners

- Verantwortliche Person für die Sammlung von Patientenwünschen bezüglich Sexualität
- Sie informieren die Bewohner über die verschiedenen Alternativen zur Befriedigung ihrer Sexualität, die ihnen das Zentrum bietet.
- Informieren Sie Bewohner über die Auswirkungen von Medikamenten auf ihre Sexualität

Merkmale des Ansprechpartners

- Aufgeschlossen
- Einfühlsam gegenüber den sexuellen Bedürfnissen der Bewohner
- Respektiert die Privatsphäre der Patienten und bespricht das, was mit den Bewohnern besprochen wurde, nicht mit anderen Personen, es sei denn, dies ist unbedingt erforderlich.
- Technisches Wissen zum Thema

Respekt vor Vielfalt

- Das Zentrum respektiert ausdrücklich alle Bewohner seines Zentrums, unabhängig von ihrem Grad der Abhängigkeit und ihrer sexuellen Orientierung oder ihres Geschlechts.
- Flyer und Plakate veröffentlicht , die auf den Respekt vor Vielfalt hinweisen.

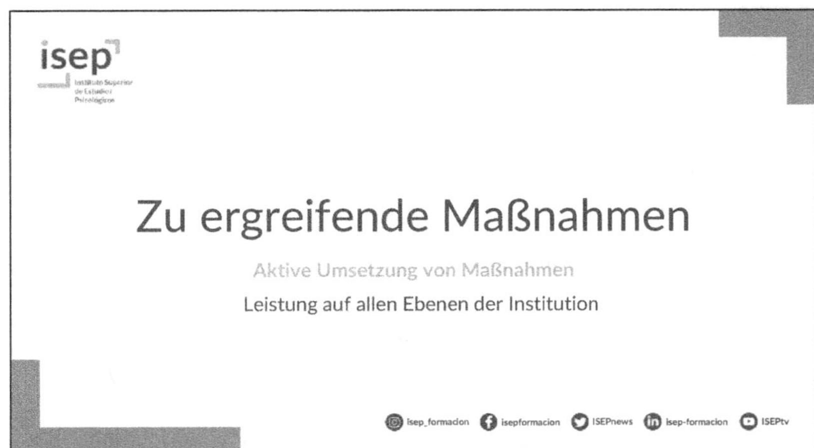

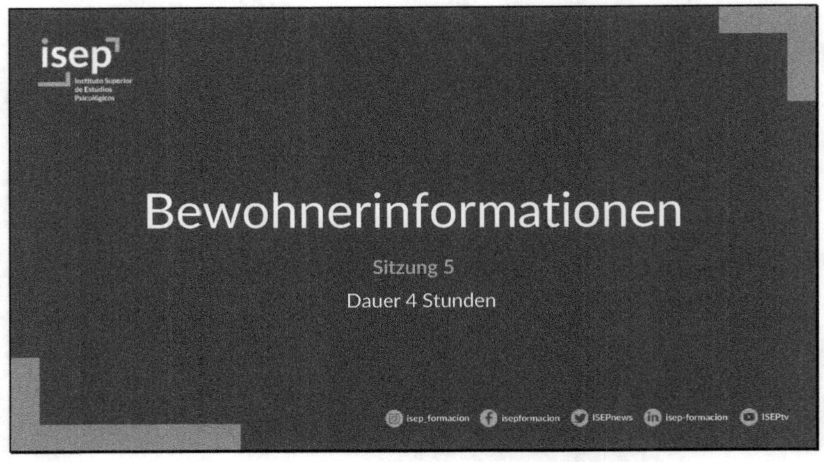

isep
Instituto Superior
de Estudios
Psicológicos

Bewohnerinformationen

Sitzung 5
Dauer 4 Stunden

isep_formacion   isepformacion   ISEPnews   isep-formacion   ISEPtv

---

isep

- Informieren Sie die Bewohner über ihre Rechte auf Sexualität
  - Informieren Sie Familienmitglieder über das Recht der Bewohner, ihre Sexualität auszudrücken
- Ansprechpartner benennen
  - Benennen Sie eine geschulte Kontaktperson, die Familienangehörigen dabei helfen kann, den sexuellen Ausdruck der Bewohner zu akzeptieren
- Schriftliche Informationen
  - Bieten Sie schriftliche Informationen an, um Familienmitglieder über den Ausdruck von Sexualität bei älteren Menschen aufzuklären

---

isep

- Informieren Sie die Bewohner über ihre Rechte auf Sexualität
  - Informieren Sie Familienmitglieder über das Recht der Bewohner, ihre Sexualität auszudrücken
- Ansprechpartner benennen
  - Benennen Sie eine geschulte Kontaktperson, die Familienangehörigen dabei helfen kann, den sexuellen Ausdruck der Bewohner zu akzeptieren
- Schriftliche Informationen
  - Bieten Sie schriftliche Informationen an, um Familienmitglieder über den Ausdruck von Sexualität bei älteren Menschen aufzuklären

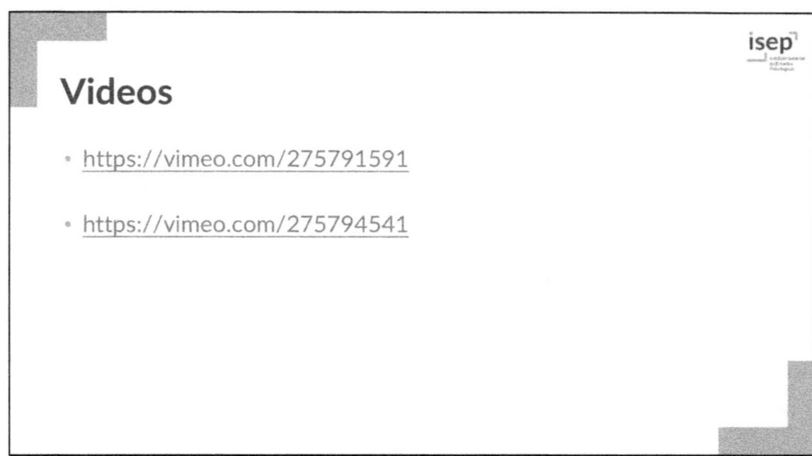

isep
Videos
https://vimeo.com/275791591
https://vimeo.com/275794541

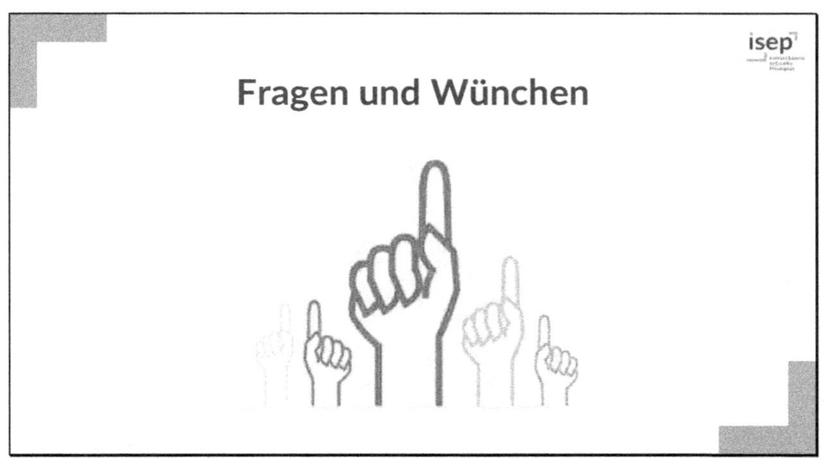

isep
Fragen und Wünchen

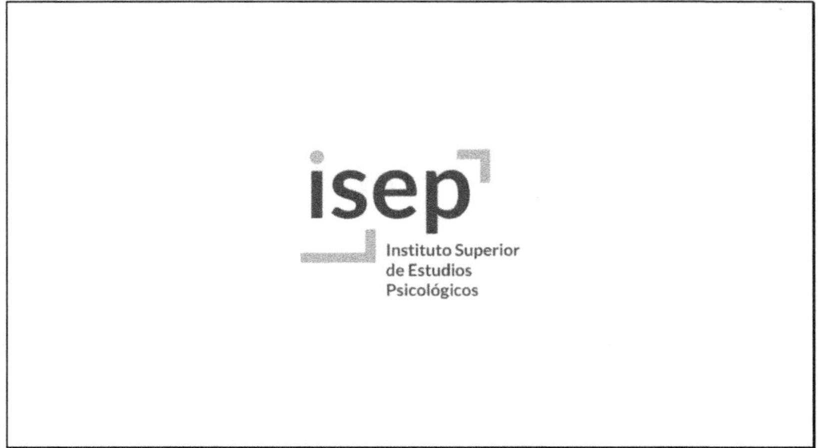

isep
Instituto Superior
de Estudios
Psicológicos

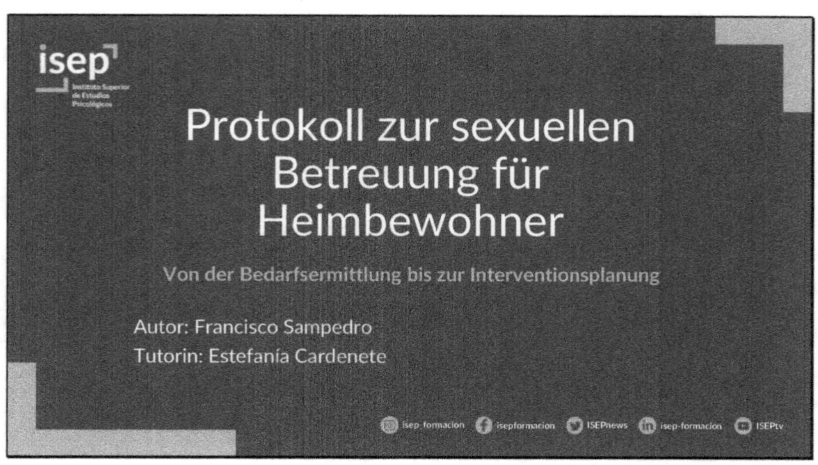

isep
Instituto Superior
de Estudios
Psicológicos
Protokoll zur sexuellen Betreuung für Heimbewohner
Von der Bedarfsermittlung bis zur Interventionsplanung
Autor: Francisco Sampedro
Tutorin: Estefanía Cardenete
isep_formacion   isepformacion   ISEPnews   isep-formacion   ISEPtv

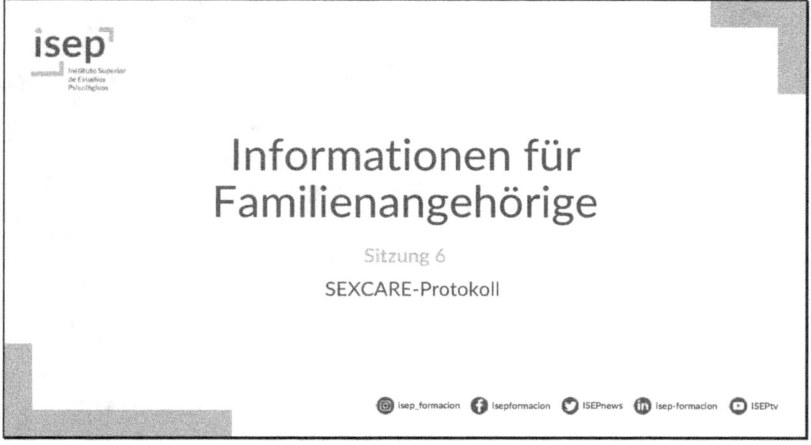

isep
Instituto Superior
de Estudios
Psicológicos
Informationen für Familienangehörige
Sitzung 6
SEXCARE-Protokoll
isep_formacion   isepformacion   ISEPnews   isep-formacion   ISEPtv

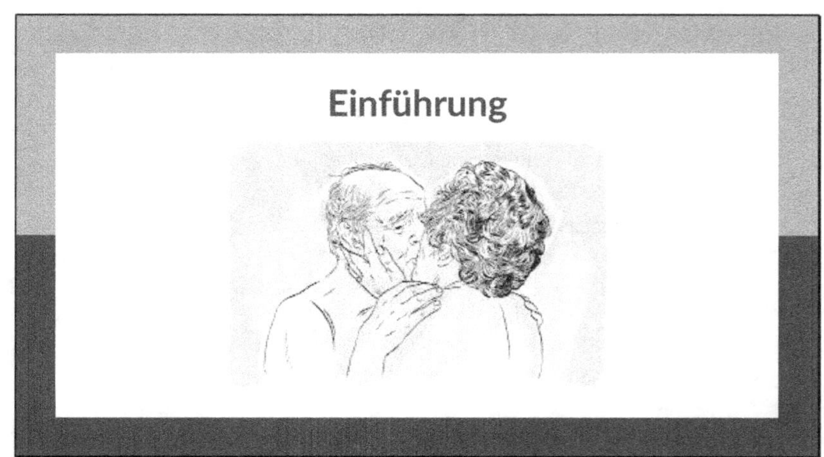

Einführung

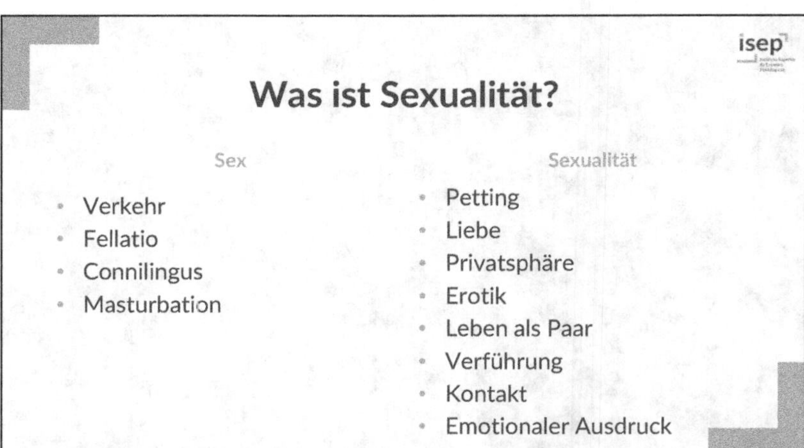

isep

Was ist Sexualität?

Sex
Sexualität

Verkehr
Fellatio
Connilingus
Masturbation

Petting
Liebe
Privatsphäre
Erotik
Leben als Paar
Verführung
Kontakt
Emotionaler Ausdruck

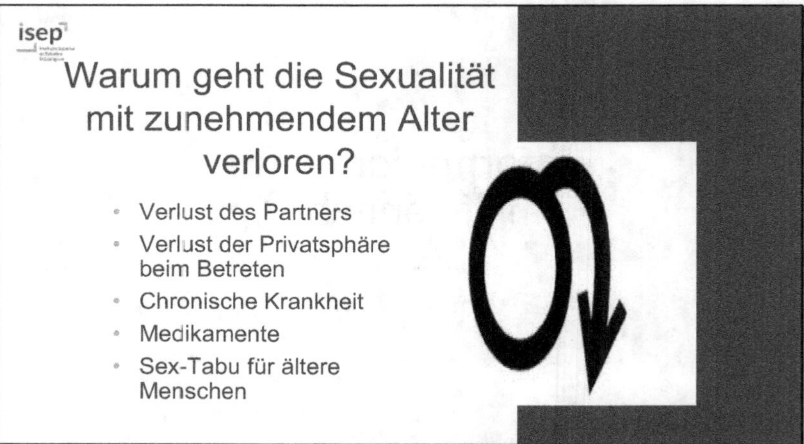

isep

Warum geht die Sexualität
mit zunehmendem Alter
verloren?

Verlust des Partners
Verlust der Privatsphäre
beim Betreten
Chronische Krankheit
Medikamente
Sex-Tabu für ältere
Menschen

isep

Gründe für die Implementierung eines
Sexualpflegeprotokolls

Verbessern Sie die allgemeine Gesundheit
Erhöhen Sie die Benutzerzufriedenheit
Es ist ein primäres Bedürfnis
Es ist ein Recht
Unterscheidungsmerkmal gegenüber der Konkurrenz

SEXCARE-Protokoll

- Bestehen Sie die Skala „Sexuality Assessment Tool".
- Bestimmen Sie die Lücken in
  - Die Institution
  - Die Benutzer
  - das Personal
  - Informationen für Benutzer und ihre Familien
  - Die physische Umgebung
  - Sicherheits- und Risikomanagement
- Planen Sie den Eingriff
- Intervention
- Überwachung und kontinuierliche Schulung

Sexualität als menschliches Bedürfnis

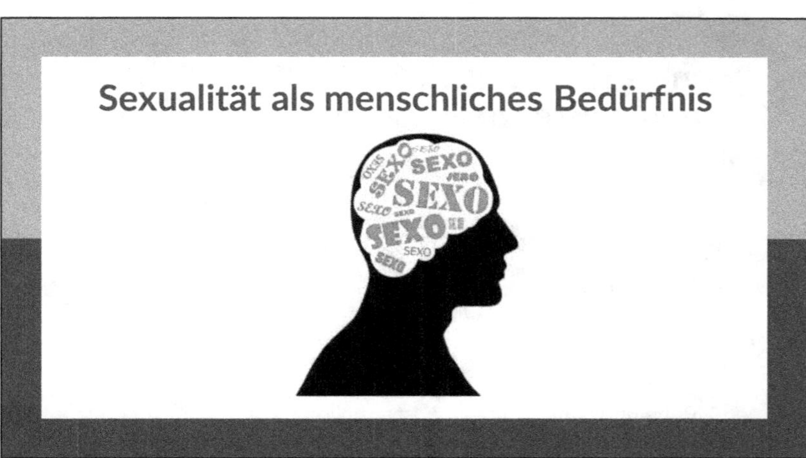

Erklärung der sexuellen Rechte von Valencia (1997)

- Sexualität ist ein grundlegendes und universelles Menschenrecht, das von der gesamten Gesellschaft mit allen Mitteln anerkannt, gefördert, respektiert und verteidigt werden muss
- Sexualität ist ein integraler Bestandteil der Persönlichkeit jedes Menschen.
- Dazu gehört, wie man seine Sexualität lebt und wie man sie ausdrückt.

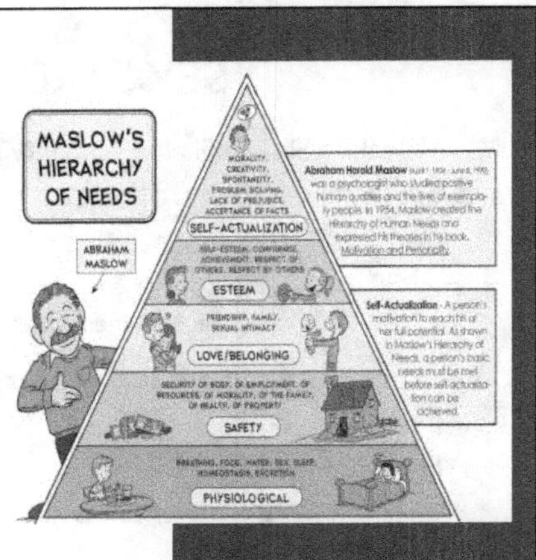

Monika Krohwinkel: 13 AEDL- Aktivitäten und existenzielle Lebenserfahrungen

- 1. Kommunikation
- 2. Bewegung
- 3. Lebenswichtige Funktionen
- 4. Selbstfürsorge
- 5. Essen
- 6. Stuhlgang
- 7. Anziehen
- 8. Ruhe und Schlaf

- 9. Beschäftigt
- 10. Sich wie ein Mann oder eine Frau fühlen
- 11. Sorgen Sie für eine sichere Umgebung
- 12. Sorgen Sie für die sozialen Aspekte des Lebens
- 13. Bewältigen Sie existenzielle Lebenserfahrungen

Das Thema Sexualität passt in AEDL 10

Sexuelle Aktivität und sexuelles Verlangen bei älteren Menschen

- Sexuelle Aktivität von Menschen über 60
  - Mit einem Partner ⟶ 64 %
  - Ohne Partner ⟶ 7 %
  - Männer ⟶ 49,3 %
  - Frauen ⟶ 20 %

- Wunsch nach Zuneigung ⟶ 98,2 %
- Sexuelles Verlangen von Menschen + 60
  - Männer mit Partner ⟶ 85 %
  - Männer ohne Partner ⟶ 64 %
  - Frauen mit Partner ⟶ 82 %
  - Frauen ohne Partner ⟶ 60 %

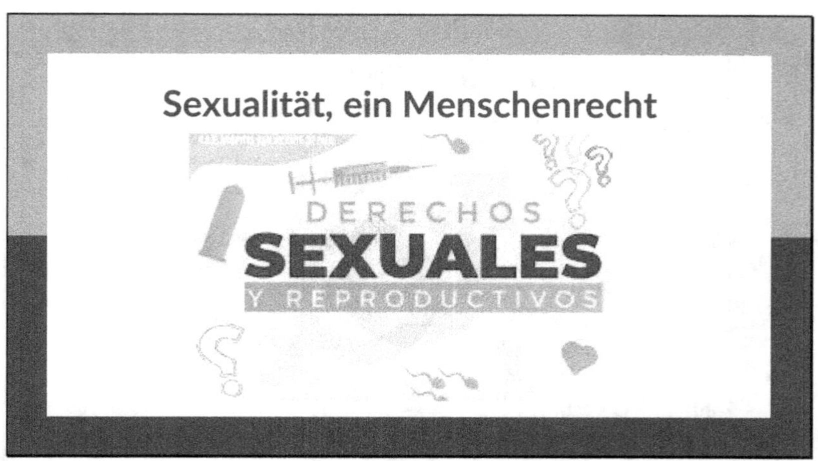

Allgemeine Erklärung der sexuellen Rechte XIII. Weltkongress für Sexologie (1997) Valencia

isep

- Auf einen bestmöglichen Standard sexueller Gesundheit
- Einschließlich des Zugangs zu sexueller und reproduktiver Gesundheitsversorgung; Informationen zu Sexualität zu suchen, zu erhalten und zu verbreiten
- Auf sexuelle Aufklärung
- Auf Respekt gegenüber der körperlichen Unversehrtheit

- Auf freie Partnerwahl
- Zu entscheiden, ob er sexuell aktiv sein will oder nicht
- Auf einvernehmliche sexuelle Beziehungen
- Auf einvernehmliche Eheschließung
- Zu entscheiden, ob und wann er Kinder haben will
- Ein befriedigendes, sicheres und lustvolles Sexualleben anzustreben

isep

Weltgesundheitsorganisation

- Sexuelle Gesundheit ist ein grundlegender Aspekt für Gesundheit und Wohlbefinden
- Anforderungen
  - Positiver und respektvoller Umgang
  - Angenehme und sichere sexuelle Erlebnisse
  - Frei von Zwang, Diskriminierung und Gewalt
- Sexuelle Gesundheit hängt davon ab
  - Zugang zu Informationen über Sexualität
  - Kenntnis der Risiken ungeschützter sexueller Aktivität
  - Zugang zur Gesundheitsversorgung
  - Eine Umgebung, die die sexuelle Gesundheit bestätigt und fördert

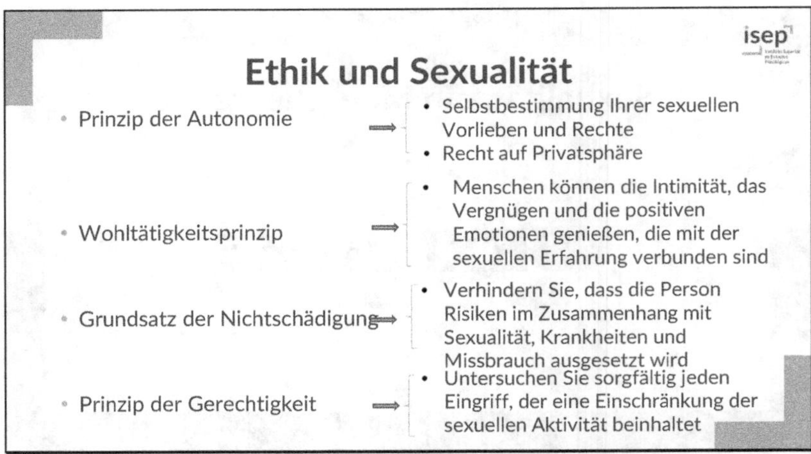

isep
Ethik und Sexualität
Prinzip der Autonomie
Selbstbestimmung Ihrer sexuellen Vorlieben und Rechte
Recht auf Privatsphäre
Wohltätigkeitsprinzip
Menschen können die Intimität, das Vergnügen und die positiven Emotionen genießen, die mit der sexuellen Erfahrung verbunden sind
Grundsatz der Nichtschädigung
Verhindern Sie, dass die Person Risiken im Zusammenhang mit Sexualität, Krankheiten und Missbrauch ausgesetzt wird
Prinzip der Gerechtigkeit
Untersuchen Sie sorgfältig jeden Eingriff, der eine Einschränkung der sexuellen Aktivität beinhaltet

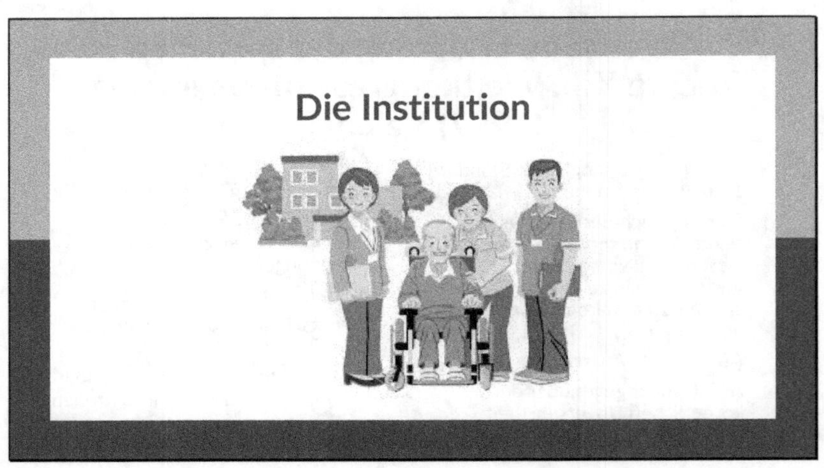

Die Institution

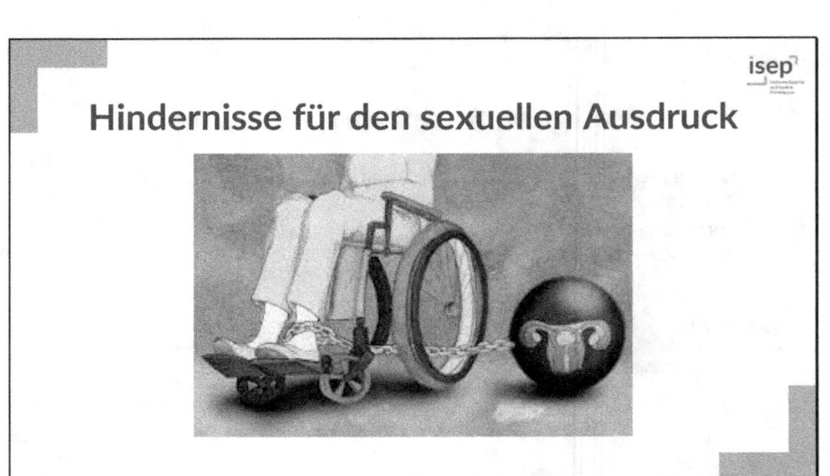

isep
Hindernisse für den sexuellen Ausdruck

Physische Umgebung

- Gemeinschaftsräume mit wenig Raum für Privatsphäre
- Schneller Zugang zu Räumen durch Profis
- Politik der offenen Tür
- Gemeinsame Schlafzimmer

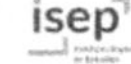

Pflegephilosophie basierend auf Mangel

- Als Fachkraft gilt die Person, die weiß, was der Bewohner braucht und wie er diese befriedigen kann.
- Bewohner sind Menschen mit Mängeln und Bedürfnissen, die gepflegt werden müssen
- Wenig Raum für die Beteiligung des Bewohners an seiner Pflege
- Die zu berücksichtigenden Dimensionen sind Gesundheit, funktionelle Autonomie und körperliche Erscheinung, Sexualität jedoch nicht
- Sexuelle Äußerungen werden als problematisch angesehen

Die Haltung von Profis

- Eine einheitliche Antwort gibt es nicht, da sie ihre eigene Einstellung zur Sexualität haben.
- Die Arbeitsbedingungen erschweren den Aufbau eines Vertrauensverhältnisses zwischen Personal und Bewohnern
- Sie wissen nicht, wie sie sich angesichts sexueller Äußerungen verhalten sollen
- Paternalistische, herablassende oder spöttische Haltung
- Sie teilen die sexuellen Beziehungen, die sie beobachtet haben, mit ihren Kollegen und verletzen damit die Privatsphäre der Patienten.

Die Bewohner

- Chronische Krankheiten, die die Sexualität erschweren
- Polypharmazie mit hemmender Wirkung auf das sexuelle Verlangen
- Die Mehrheit sind Frauen, daher ist es schwierig, einen Partner zu finden.
- Sie sind Witwen und verzichten aus Treue zu ihrem Verstorbenen auf die Sexualität
- Restriktive Kultur mit Sexualität

Soziale Kontrolle durch die Peer-Gruppe

- Konservative Einstellungen zur Sexualität aufgrund mangelnder Bildung
- Intensivere negative Einstellungen gegenüber der Sexualität von Frauen und Minderheitengruppen
- Negative Einstellung gegenüber der Sexualität älterer Menschen

Die Vertrauten

- Wenn Ihr Familienmitglied verwitwet ist, könnte es den Beginn der Beziehung als Verrat betrachten
- Sie betrachten ihren zugelassenen Angehörigen als unfähig und empfinden ihre sexuellen Wünsche als ein weiteres Symptom ihrer Unfähigkeit.
- Familienmitglieder erhalten die Macht, Entscheidungen über sich selbst zu treffen.
- Fachleute informieren Angehörige in der Regel über sexuelle Situationen, an denen ihre Verwandten beteiligt sind und deren Privatsphäre verletzen.
- Aus Angst vor Reaktionen verheimlichen Fachkräfte die sexuellen Wünsche der Bewohner vor ihren Familien. Sie sollten unterscheiden zwischen:
  - Menschen ohne Demenz ⟹ Zustimmung des Bewohners erforderlich
  - Menschen mit Demenz ⟹ Familienangehörige müssen informiert werden

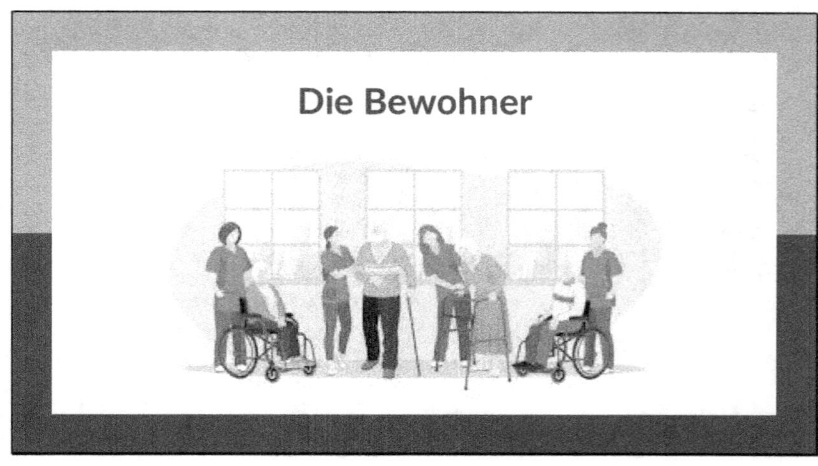

Sexualität und Gesundheit

- Edison de Sousa Júnior et al. (2021)
  - Statistischer Zusammenhang zwischen Sexualität und Lebensqualität bei älteren Menschen
  - Die Stimulierung der Sexualität als Strategie zur Förderung von Gesundheit und aktivem Altern

---

Sexuell übertragbare Krankheiten

- Chlamydien
  - Symptome bei Frauen
    - Ungewöhnlicher vaginaler Ausfluss mit starkem Geruch
    - Brennendes Gefühl beim Wasserlassen
  - Symptome beim Menschen
    - Ausfluss aus dem Penis
    - Brennendes Gefühl beim Wasserlassen
- Genitalherpes
  - Wunden im Genital- oder Rektalbereich
- Tripper
  - Schmerzen beim Wasserlassen
  - Sekrete aus den Genitalien

- HIV und AIDS
  - Fieber , Schüttelfrost , Hautausschlag, Nachtschweiß, Muskelschmerzen, Müdigkeit
- Humane Papillomviren
  - Warzen rund um die Genitalien
  - Kann Gebärmutterhalskrebs verursachen
- Krabben
  - Filzläuse verursachen Juckreiz
- Syphilis
  - Akne

Geschlechtertheorie

Sex	• Biologische Unterschiede • Mann oder Frau
Geschlecht	• Soziokulturelle Konstruktionen basierend auf biologischen Unterschieden
Geschlechtsidentität	• Erfahrungen, die jeder Mensch seines Geschlechts hat • Passt möglicherweise nicht zu Ihrem biologischen Geschlecht
Sexuelle Orientierung	• Zu welchem Geschlecht fühlst du dich hingezogen? • Zum anderen Geschlecht, zum gleichen Geschlecht, zu beiden Geschlechtern oder zu keinem Geschlecht

---

Chronische Krankheit und geringes sexuelles Verlangen

- Diabetes
- Herzpathologie
- Depression
- Arteriosklerose
  - Verstopfte Arterien
    - Koronar ⟶ infarkt
    - Karotis ⟶ Schlaganfall
    - Penis ⟶ Impotenz
  - Erektile Dysfunktion ⟶ Diabetes ist eine der Ursachen

- Herzinfarkt
  - Furcht
    - Ärzte verschreiben wenig erregende Aktivität
    - Angst vor einem plötzlichen Tod
    - Angst, nicht das zu erreichen, was vorher war
  - Nur 06 % der plötzlichen Todesfälle ereigneten sich beim Geschlechtsverkehr

---

Medikamente, die das sexuelle Verlangen beeinflussen

- Statine und Fibrate ⟹ Cholesterin
- Antihypertensiva ⟹ Hypertonie
- Antidepressiva ⟹ Depression
- Antipsychotika ⟹ Psychiatrische Pathologien
- Angst ⟹ Benzodiazepinen
- H2-Blocker Magen- ⟹ Darm-Erkrankungen
- Antikonvulsiva ⟹ Epilepsie

isep

Vorteile von Sex im Alter

- Laut Master und Johnson
  - Frau ⟹ Reduziert die Alterung der weiblichen Sexualanatomie
  - Mann ⟹ Regelmäßige Ejakulation schützt vor Prostatakrebs
  - Herz-Kreislauf-Vorteile
  - Vorteile für Wohlbefinden und Selbstwertgefühl

isep

Faktoren, die die sexuelle Aktivität älterer Menschen beeinflussen

- Das Fehlen eines Partners
- Die Monotonie der Beziehungen
- Kommunikationsprobleme
- Körperliche Gesundheitsprobleme
- Geschichte des Sexuallebens
- Wohnverhältnisse
- Fehlende Privatsphäre

- Die Haltung von Profis
- Polypharmazie
- Geringe Selbstachtung
- Erektile Dysfunktion bei Männern
- Dyspareunie für Frauen

isep
Instituto Superior
de Estudios
Psicológicos

„Das Erwachsenenalter ist das Zeitalter der Erotik, weil Reproduktionsprobleme verschwinden. „Sexualität hat in dieser Phase ausschließlich den Zweck, Vergnügen zu geben und zu empfangen."
Ignacio González Labrador (2002)

isep

Voraussetzungen, um im Alter ein Sexualleben zu genießen

- Seien Sie bei einigermaßen guter Gesundheit

- Interessieren Sie sich für Sexualität

- Haben Sie einen Partner, den Sie interessant finden

isep

Vorteile von Sex im Alter

- Laut Master und Johnson
  - Frau ⟹ Reduziert die Alterung der weiblichen Sexualanatomie
  - Mann ⟹ Regelmäßige Ejakulation schützt vor Prostatakrebs
  - Herz-Kreislauf-Vorteile
  - Vorteile für Wohlbefinden und Selbstwertgefühl

isep

Erotik im Alter

- Erotik ⟹ Erfahrungen, die als sexuell identifiziert werden und mit dem angenehmen Verhalten persönlicher, lebendiger körperlicher Erfahrungen und der Interaktion mit anderen identifiziert werden

- Die wichtigste erogene Zone ⟹ sind die Genitalien

- sexuelle Aktivität ⟹ 57,3 % Frauen / 70 % Männer

- Häufigkeit ⟹ Zweiwöchentliche

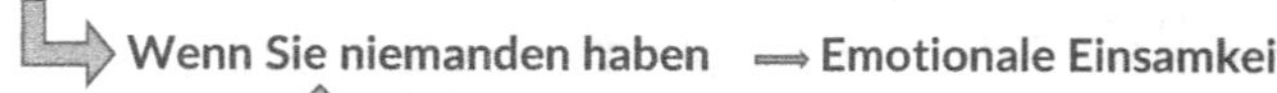

Art und Weise, Sexualität für ältere Menschen auszudrücken und zu spüren

- Größere Vielfalt als zwischen Jugendlichen und Erwachsenen
- Das erste Bedürfnis besteht darin, sich sicher und geschätzt zu fühlen

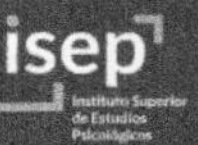

Wenn Sie niemanden haben ⟶ Emotionale Einsamkeit

- Sie benötigen ein Netzwerk sozialer Beziehungen
- Sexuelle Bedürfnisse: Streicheln, Küssen, Umarmen, Erregung, Sex

Mit zunehmendem Alter ändert sich das Bedürfnis, geliebt zu werden, nicht

---

„Die Kultur, in der wir leben, ist sexphob und Sexualität wird als gefährlich, abscheulich und schmutzig angesehen. „Ältere Menschen wurden darin sozialisiert und unsere Mission ist es, ihnen zu helfen, sich von diesen Mythen und falschen Überzeugungen zu befreien."

F. López-Sanchez (2005)

Nach Angaben des Gesundheitspersonals die häufigsten sexuellen Verhaltensweisen in Pflegeheimen

- Küsse
- Umarmungen
- Masturbation
- Unangemessenes sexuelles Verhalten (Exhibitionismus) 39 %
- Berühren von Profis 27 %

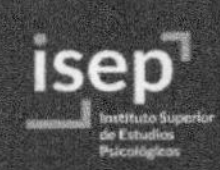
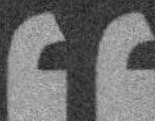

Wie ältere Menschen ihre eigene Sexualität leben und betrachten

- Große Relevanz von Sex und Sexualität im Alter
- Hoher individueller Charakter der Sexualität
- Hohe Vielfalt im Ausdruck Ihrer Sexualität
  - Vorstellung
  - Outfit
  - Privatsphäre
  - Du streichelst
  - Küsse
  - sexuelle Beziehungen
- Negative Einstellungen gegenüber
  - Explizit sexuelles Verhalten
  - Homosexualität

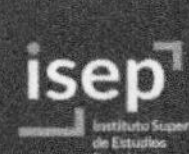
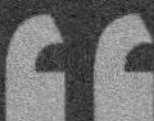

Wie Bewohner ihre sexuellen Bedürfnisse befriedigen

1. Interaktionen mit Berufstätigen (39 %)
   a. Berührende Profis (19,5 %)
   b. Schauen Sie sich die sexuellen Eigenschaften von Arbeitnehmern an (9,7 %)
   c. Bitten Sie Arbeitnehmer um sexuelle Stimulation (7 %).
   d. Vorstellungen sexueller Natur bei Fachleuten (2,7 %)
2. Autoerotik (15 %)
   a. Porno- und Erotikfilme (7 %)
   b. Masturbation (5,5 %)
   c. Sexuelle Stimulationswerkzeuge (2,7 %)
3. Sexualität mit einem Partner (46 %)
   a. Honig (15%)
   b. Treffen Sie einen Partner (12,5 %)
   c. Sexuelle Beziehungen (8,3 %)
   d. Prostituierte (4 %)
   e. Promiskuität (2,7 %)
   f. Exhibitionismus (2,7 %)

Fachkräfte, die sich um Heimbewohner kümmern

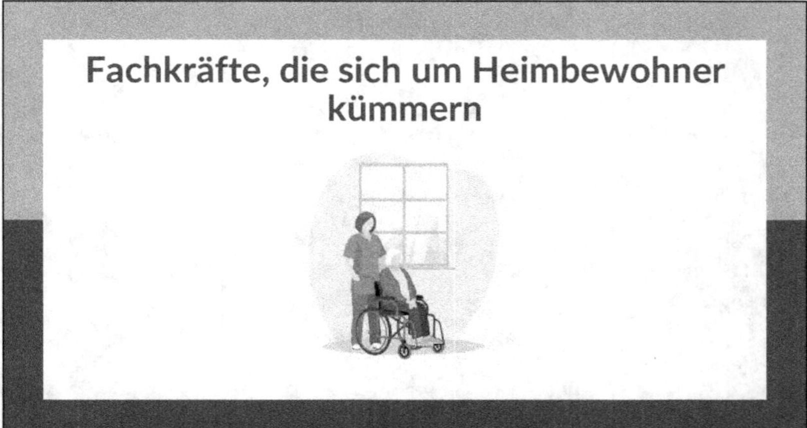

Meinungen und Einstellungen von Fachleuten zur Sexualität älterer Menschen

- Die Hälfte akzeptiert die Regulierung der Sexualität in Wohnheimen, die andere Hälfte hält sie für unnötig oder schädlich
- Assoziation von Regulierung und Verbot
- Assoziation von Sexualität mit Geschlechtsverkehr
- Negative Reaktionen auf Sexualität überwiegen
- Sehr begrenzter Wissensstand zu diesem Thema
- Mangel an standardisierter Reaktion
- Die Hälfte der Berufstätigen fühlt sich sexuell belästigt
- Zeitmangel zur Befriedigung sexueller Bedürfnisse

Meinungen und Einstellungen von Fachleuten zur Sexualität älterer Menschen

- Die Hälfte akzeptiert die Regulierung der Sexualität in Wohnheimen, die andere Hälfte hält sie für unnötig oder schädlich
- Assoziation von Regulierung und Verbot
- Assoziation von Sexualität mit Geschlechtsverkehr
- Negative Reaktionen auf Sexualität überwiegen
- Sehr begrenzter Wissensstand zu diesem Thema
- Mangel an standardisierter Reaktion
- Die Hälfte der Berufstätigen fühlt sich sexuell belästigt
- Zeitmangel zur Befriedigung sexueller Bedürfnisse

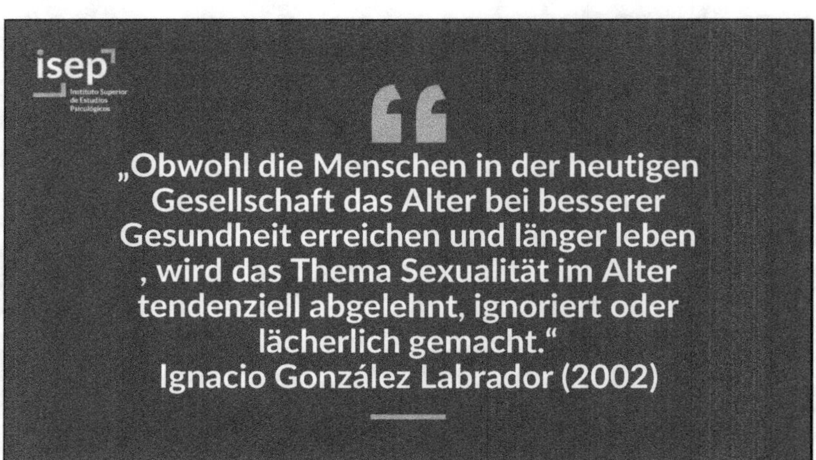

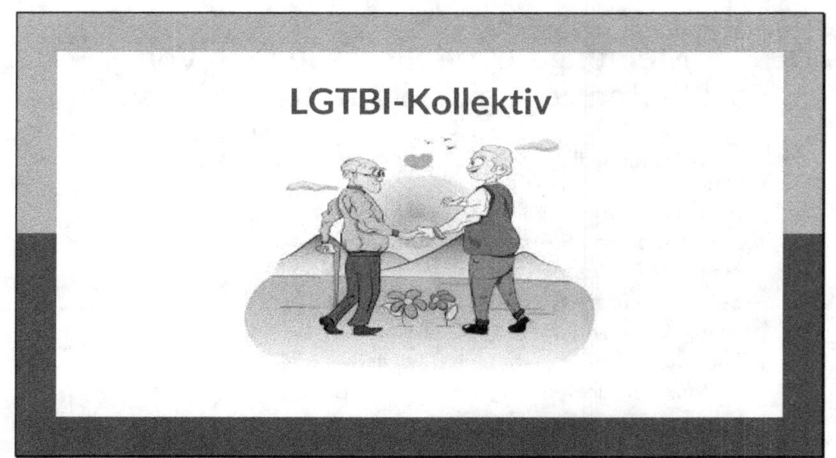

LGBTBI-Menschen in Pflegeheimen

- Sie werden doppelt diskriminiert
  - Aufgrund ihres Alters sind sie von der Sexualität ausgeschlossen
  - Sie fühlen sich gezwungen, ihre sexuelle Orientierung zu verbergen
- Pflegeheime sind homophobe Umgebungen
- Ältere Menschen lehnen Homosexualität aufgrund ihrer Bildung ab
  - Von der Kirche nicht akzeptiert, sündig
  - Für die Wissenschaft war es eine psychische Störung
  - Vom Staat nicht akzeptiert, vom Gesetz verfolgt

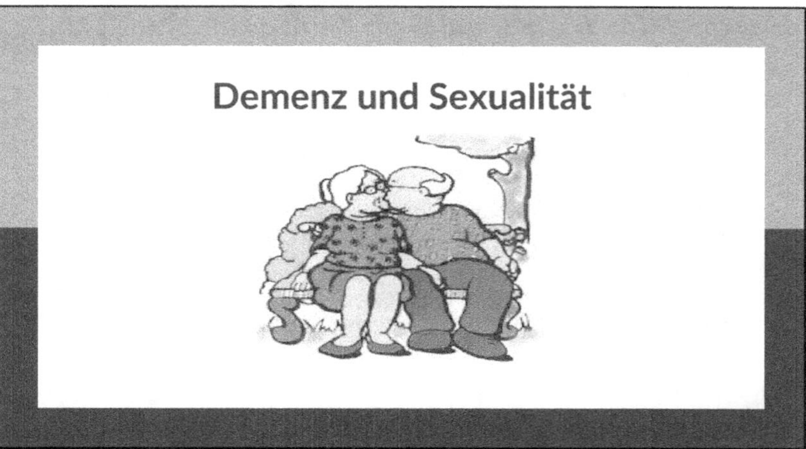

Reaktionen auf sexuelle Äußerungen von Menschen mit Demenz

- Sexuelle Äußerungen verheirateter Demenzpatienten sind schwer zu bewältigen und für Familienangehörige schmerzhaft
- Menschen mit Demenz zeigen häufig enthemmtes Verhalten, was den Fachkräften Unbehagen bereitet.
- Der Grund für die Suche nach Sexualität liegt darin, dass es sich um ein lebenswichtiges Bedürfnis handelt
- Demenzkranke Patienten können die Intimpflege durch das Personal falsch verstehen

Intervention bei sexuellen Äußerungen von Menschen mit Demenz

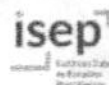

- Schulung von Fachkräften und Familienangehörigen
- Sexualbiografie des Patienten
- Kontext und Situation, in der die Situation auftritt, und den Standpunkt der beteiligten Personen einholen
- Demonstration der Einwilligung
  - Verstehen Sie die Beziehung, die Sie zu einer dritten Person haben?
  - Haben Sie sich bewusst für eine solche Beziehung entschieden?
  - Haben Sie diese Beziehung Dritten mitgeteilt?
- Suche nach fehlender Einwilligung
  - Hat sich der körperliche, kognitive oder emotionale Zustand der älteren Person seit Bekanntwerden des Zusammenhangs verschlechtert?
  - Wurde im Gegenteil ein positiver Zusammenhang beobachtet?
- Entscheidungsfindung

Unangemessenes sexuelles Verhalten

- Es handelt sich um verbale oder körperliche Handlungen sexueller Natur
- Folge der sexuellen Aktivierung des Demenzkranken
- Sie sind unangemessen, wenn sie in unangemessenen sozialen Kontexten auftreten
- Sie können die Form einer Aufforderung, eines Verhaltens oder des Versuchs, Körperkontakt aufrechtzuerhalten, annehmen.

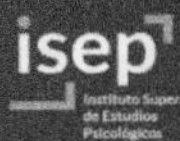
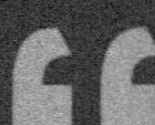

Ursachen für unangemessenes Sexualverhalten

- Causas
  - Alteración de los circuitos neuronales que regulan el deseo sexual
  - Consumo de sustancias psicoactivas
  - Factores psicosociales como sentimientos de soledad, miedo, ansiedad…
  - La incorrecta interpretación de las situaciones por el deterioro cognitivo
  - La falta de compañero sexual
  - Falta o exceso de estimulación ambiental (ver material con carga erótica)

Folgen unangemessenen Sexualverhaltens

- Person mit Demenz
  - Infektion mit sexuell übertragbaren Krankheiten
  - Genitales Trauma
  - Die Verschlechterung der Qualität der erhaltenen Behandlung,
  - Neckisch
  - Ablehnung
  - Unverständnis
- Verwandte
  - Scham
- Profis
  - Aufgrund mangelnder Sexualschulung können sie sich überfordert fühlen
- Andere Bewohner
  - Sie verfügen möglicherweise nicht über die körperliche oder geistige Fähigkeit, Entscheidungen zu treffen oder sich unangemessenem sexuellen Kontakt zu widersetzen.

Maßnahmen bei unangemessenem Sexualverhalten

- Beziehen Sie die sexuelle Vorgeschichte in die Biografie des Patienten ein
- Pharmakologische Intervention nur zu Beginn und bei Risiken für die Gesundheit des Betroffenen
- Erklären Sie der Person, warum ihr Verhalten unangemessen ist
- Reagieren Sie auf die Ursache unangemessenen Sexualverhaltens, indem Sie beispielsweise die Intensität der Stimulation erhöhen, wenn der Verdacht besteht, dass Langeweile dahintersteckt, oder indem Sie die für die Körperpflege verantwortliche Pflegekraft austauschen, wenn der Verdacht besteht, dass der Patient ihn mit seinem Partner verwechselt.
- Reagieren Sie auf die Folgen unangemessenen sexuellen Verhaltens. Wenn der Verdacht besteht, dass sie durch die dadurch erzeugte Aufmerksamkeit aufrechterhalten werden, ignorieren Sie sie
- Das Ziel besteht nicht darin, das Sexualverhalten des Patienten zu beseitigen, sondern dies am richtigen Ort und zur richtigen Zeit zu tun.

Sexassistent

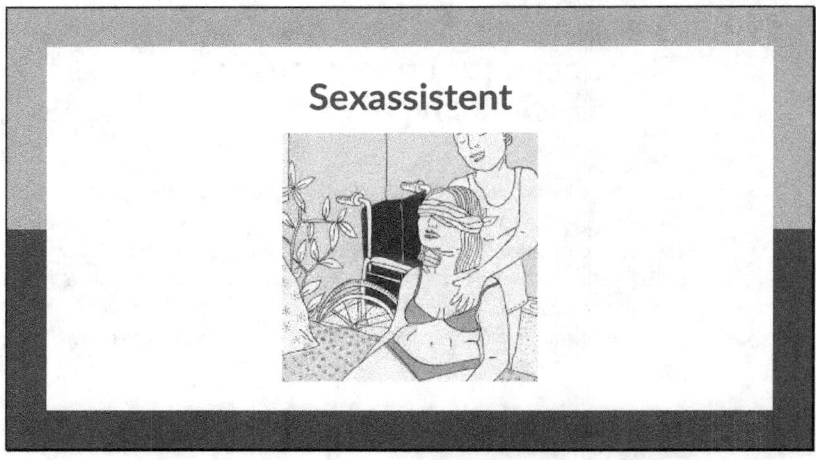

Wer sind die Sexualassistenten?

- Menschen, die sich um die sexuellen Bedürfnisse von Menschen kümmern, die sich selbst nicht darum kümmern können
- Die Ursachen sind:
  - körperliche Verschlechterung
  - Psychische Verschlechterung
  - Verlust Ihres festen Partners
- Motivation von Sexualassistenten
  - Altruistisch 75 %
  - Monetär 25 %
- Der häufigste Beruf ist der der Massage und Pflege
- Das Alter der Sexarbeiterinnen liegt zwischen 30 und 60 Jahren.

Aktiver Sexualassistent

- Bezahlte sexuelle Dienstleistung für Menschen mit Behinderungen
- Aktivitäten
  - sexuelle Beratung
  - erotische Massagen
  - Zusammen nackt sein
  - sich gegenseitig berühren
  - Leite die Person, damit sie sich selbst befriedigen kann
  - Oralsex
  - Verkehr
- Jede Sexualassistentin entscheidet frei, welche Leistungen sie anbietet.

Arten von Sexualassistenten
isep
Vermögenswert
Passiv

- Bezahlte sexuelle Dienstleistung für Menschen mit Behinderungen
- Aktivitäten
  - sexuelle Beratung
  - erotische Massagen
  - Zusammen nackt sein
  - sich gegenseitig berühren
  - Leite die Person, damit sie sich selbst befriedigen kann
  - Oralsex
  - Verkehr
- Jede Sexualassistentin entscheidet frei, welche Leistungen sie anbietet.

- Bietet Menschen mit Behinderungen die Möglichkeit, ihre sexuellen Bedürfnisse zu befriedigen
- Aktivitäten
  - sexuelle Beratung
  - Sexualpädagogik
  - Sexualtraining
  - Organisation von
    - Sex-Tools
    - sexuelle Dienstleistungen

isep

Suchende sexuelle Hilfe

- Menschen, die aufgrund einer körperlichen oder geistigen Behinderung nicht mehr in der Lage sind, sich sexuell zu befriedigen.
- Ältere Menschen, die mit der Selbstzufriedenheit nicht ganz zufrieden sind und sich den innigen Kontakt mit anderen Menschen wünschen
- Menschen, die aufgrund einer Erkrankung oder einer Amputation der Genitalien keinen Geschlechtsverkehr mehr haben können und Sexualität anders erleben müssen, benötigen die Sicherheit und das Vertrauen, die eine Sexualassistentin bietet, da sie ausschließlich mit diesen Patienten arbeiten.
- Menschen mit Demenz und ungezügelter Wut, die ihre Behandlung in Einrichtungen erschweren

Privatsphäre

- Ausdrückliche Anerkennung der Privatsphäre der Bewohner in der Satzung
- Halten Sie „Bitte nicht stören"-Schilder bereit, die die Bewohner an die Tür hängen können, wenn sie nicht gestört werden möchten
- Das Zentrum verfügt über einen Raum für Bewohner, die Momente der Intimität als Paar verbringen möchten.
- Das Zentrum erwägt die Möglichkeit, Paare neuer Bewohner in einem Zimmer zusammenzubringen oder, falls sich das neue Paar innerhalb des Zentrums gebildet hat, gemeinsam in einem Zimmer zusammenzuziehen.
- In Zimmern, die von zwei Personen geteilt werden, die kein Paar sind, verfügt das Zentrum über Mechanismen, um deren Privatsphäre zu gewährleisten, wie zum Beispiel: Trennwände, Trennvorhänge, Schlösser in den Badezimmern, getrennte Betten.

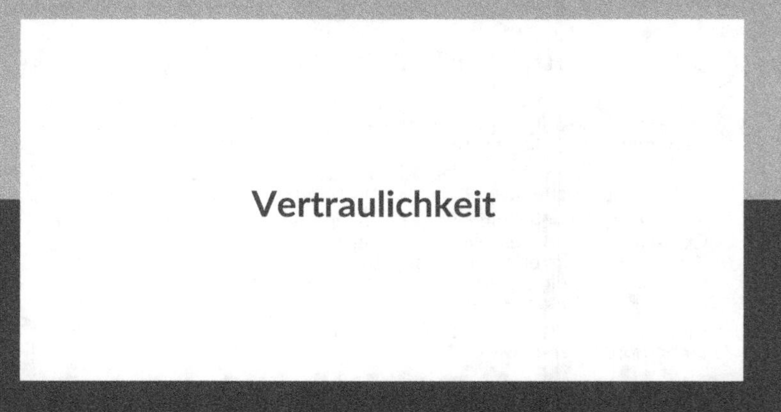

- Ausdrückliche Anerkennung des Rechts auf Vertraulichkeit der Bewohnerdaten in der Satzung
- Die Daten der Bewohner werden auf eine Art und Weise gesammelt, die ihre Vertraulichkeit schützt
- Für Ihre Pflege relevante sexuelle Informationen werden aufgezeichnet und sind für das Personal zugänglich, das sie benötigt.
- Fragen und Gespräche zu sexuellen Themen finden im privaten Rahmen statt
- Sexuelle Informationen über den Bewohner dürfen nur aus therapeutischen Gründen und mit dessen Einwilligung weitergegeben werden, sofern keine objektive Gefahr besteht.
- Bei Bewohnern mit voller geistiger Leistungsfähigkeit werden Entscheidungen über den Ausdruck ihrer Sexualität vertraulich behandelt und ihre Familien werden nicht ohne deren Zustimmung informiert.

Nichtdiskriminierung

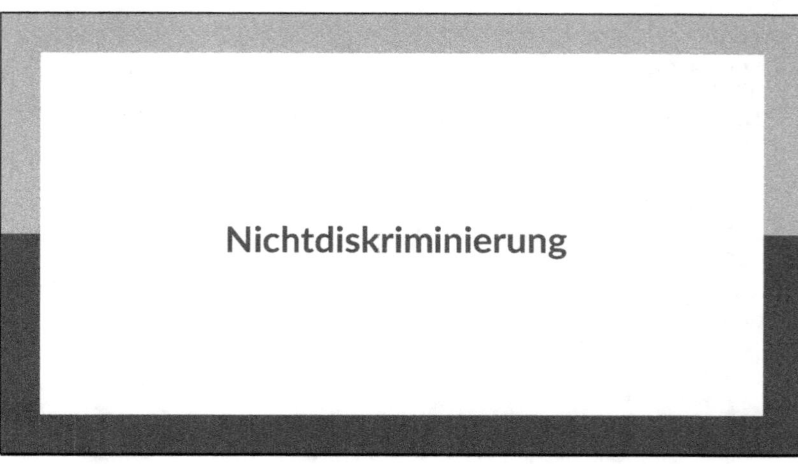

- In den Statuten des Zentrums wird ausdrücklich anerkannt, dass keine Art von Diskriminierung aufgrund der sexuellen Orientierung oder anderer Formen der Sexualität akzeptiert wird.
- Die Einrichtung verfügt über Beschwerdeformulare für den Fall, dass Bewohner oder Mitarbeiter aufgrund der sexuellen Orientierung diskriminiert werden. Diese Ansprüche werden von einem multidisziplinären Team besprochen und die als angemessen erachteten Maßnahmen werden ergriffen.
- Am Eingang des Zentrums erhält der neue Bewohner Informationen über die Akzeptanz von Homosexualität durch das Zentrum und seine Mitarbeiter und wird über das Vorhandensein von Beschwerdeformularen informiert.
- Die Verwendung homophober oder sexistischer Sprache ist im Zentrum nicht gestattet
- Das Zentrum verfügt über eine Ansprechperson bei Missbrauch oder Diskriminierung
- Die Aktivitäten, die im Zentrum durchgeführt werden, dienen der Prävention von Diskriminierung und werden keine Geschlechterrollen aufrechterhalten

das Personal

isep

Der Fachmann verfügt über ein Formular
zur Erfassung problematischer Situationen

- Verhaltensbewertung
  - Beschreibung
  - Wann?
  - Frequenz?
  - Warum ist es problematisch?
- Hintergrundbewertung
  - Medikamentenänderungen
  - Familienwechsel
  - Veränderungen im Gesundheitszustand
  - Weitere Änderungen
- Abschätzung der Folgen/Risiken
  - Für die Person selbst
  - Für alle anderen
- Interventionsvorschlag
- Auswertung der Ergebnisse

isep

- Das Personal klopft an die Tür, bevor es das Zimmer eines Bewohners betritt, außer in gefährlichen Situationen
- Das Personal wird darüber informiert, dass es aufgrund des Schildes „Bitte nicht stören" den Raum nicht betreten wird, es sei denn, es handelt sich um einen Notfall
- Das Personal verwendet keine diskriminierende Sprache oder Verhaltensweisen
- Das Personal kümmert sich bei sexuellen Aktivitäten genauso um die persönliche Hygiene wie bei anderen Aktivitäten des täglichen Lebens

Sexspielzeug

isep

- Fachkräfte werden über den Nutzen von Sexspielzeugen und Gels für Bewohner informiert
- Profis erhalten eine Tuppersex- Sitzung , um mehr über verschiedene Sexspielzeuge und -gels zu erfahren
- Das Management akzeptiert und fördert die Verwendung von Sexspielzeugen und Gels durch seine Bewohner
- Die Verwaltung stellt ihren Bewohnern einen Katalog mit Spielzeugen und Gels zur Verfügung.
- Die Verwaltung informiert ihre Bewohner über die Möglichkeit des Kaufs von Sexspielzeugen
- Bewohner, die sexuelle Hilfsmittel nutzen möchten, werden dabei in ihren Zimmern unterstützt.

---

isep

- Bewohner, die die Dienste einer Sexarbeiterin in Anspruch nehmen möchten, erhalten dabei Unterstützung
- Die Organisation hat Kontakte zu Sexarbeiterinnen

---

isep

- Die Organisation verfügt über einen Vermittlungs- und Aufklärungsdienst für Familienangehörige von Menschen mit kognitiven Beeinträchtigungen in Situationen, in denen die Finger dieser Bewohner in sexuellen Angelegenheiten mit denen von Familienmitgliedern in Konflikt geraten.

- Die Organisation verfügt über einen Vermittlungs- und Aufklärungsdienst für Familienangehörige von Menschen mit kognitiven Beeinträchtigungen in Situationen, in denen die Finger dieser Bewohner in sexuellen Angelegenheiten mit denen von Familienmitgliedern in Konflikt geraten.

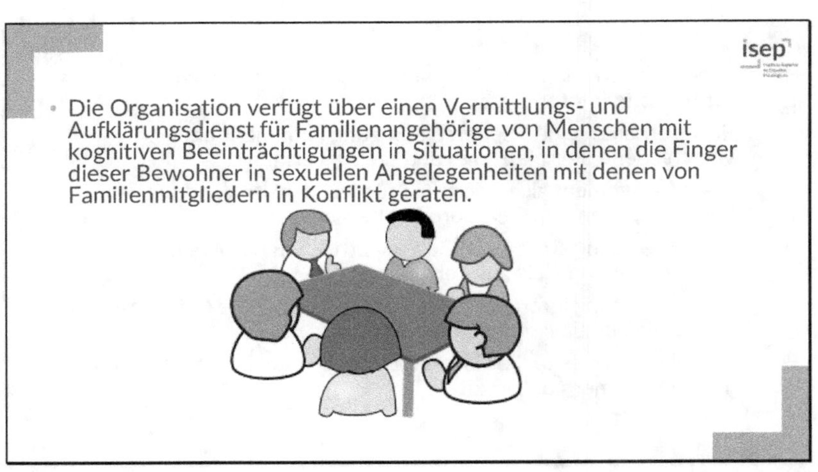

- Unterstützung erhalten Arbeitnehmer, denen der sexuelle Ausdruck eines Bewohners Unbehagen bereitet
- Familienangehörigen, denen der sexuelle Ausdruck eines Bewohners Unbehagen bereitet, wird Unterstützung geboten

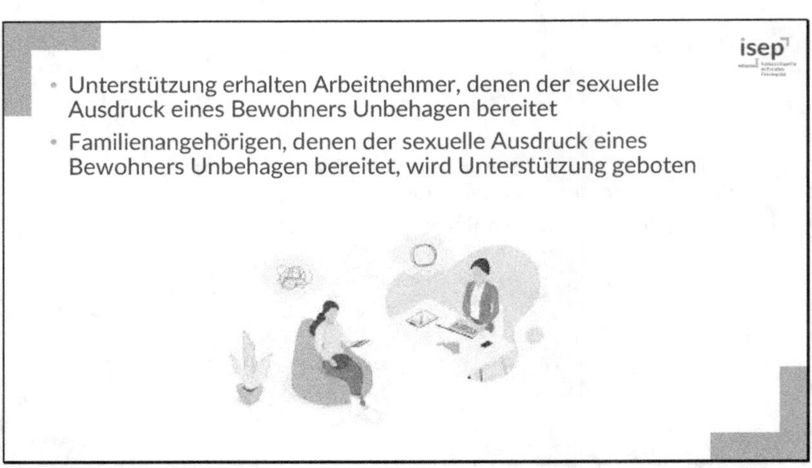

Bewertung und Überwachung der Sexualität

- Geschultes Personal wird ein Bewertungstool verwenden, um die sexuellen Bedürfnisse der Bewohner zu ermitteln
- Veränderungen im Ausdruck der Sexualität werden dokumentiert und die Ursachen untersucht
- Die Bewohner werden nach ihrer Zufriedenheit mit ihrem persönlichen Stil befragt und erhalten die Möglichkeit, ihren persönlichen Stil zu ändern
- Die Bewohner werden nach ihrer Zufriedenheit mit den geselligen Möglichkeiten, die die Einrichtung bietet, befragt

---

Ansprechpartner

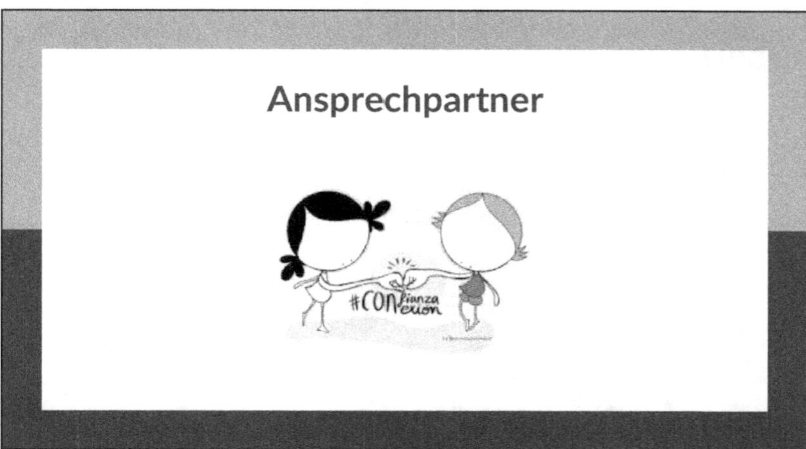

Funktionen des Ansprechpartners

- Verantwortliche Person für die Sammlung von Patientenwünschen bezüglich Sexualität
- Sie informieren die Bewohner über die verschiedenen Alternativen zur Befriedigung ihrer Sexualität, die ihnen das Zentrum bietet.
- Informieren Sie Bewohner über die Auswirkungen von Medikamenten auf ihre Sexualität

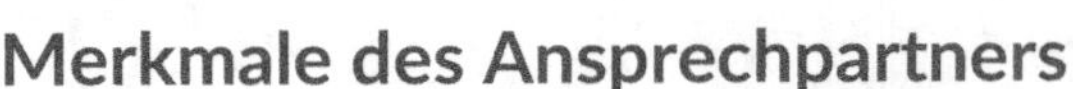

Merkmale des Ansprechpartners

- Aufgeschlossen
- Einfühlsam gegenüber den sexuellen Bedürfnissen der Bewohner
- Respektiert die Privatsphäre der Patienten und bespricht das, was mit den Bewohnern besprochen wurde, nicht mit anderen Personen, es sei denn, dies ist unbedingt erforderlich.
- Technisches Wissen zum Thema

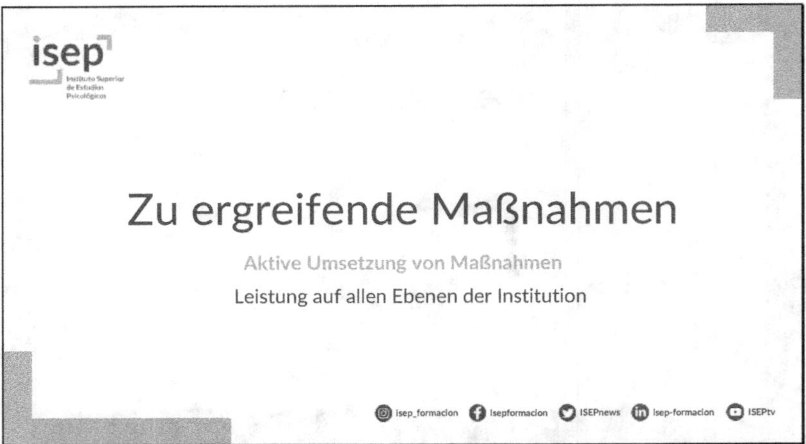

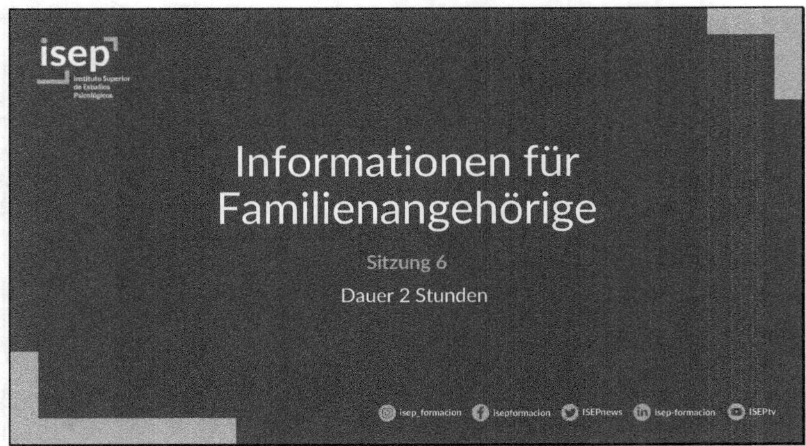

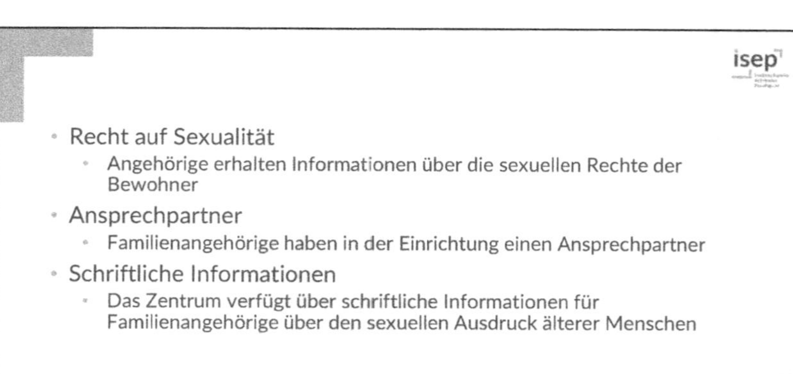

isep
- Recht auf Sexualität
  - Angehörige erhalten Informationen über die sexuellen Rechte der Bewohner
- Ansprechpartner
  - Familienangehörige haben in der Einrichtung einen Ansprechpartner
- Schriftliche Informationen
  - Das Zentrum verfügt über schriftliche Informationen für Familienangehörige über den sexuellen Ausdruck älterer Menschen

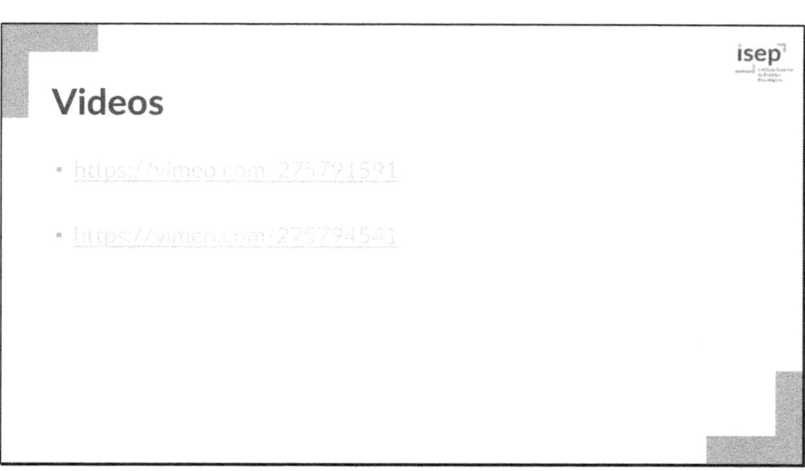

isep
Videos
- https://vimeo.com/275791591
- https://vimeo.com/275794541

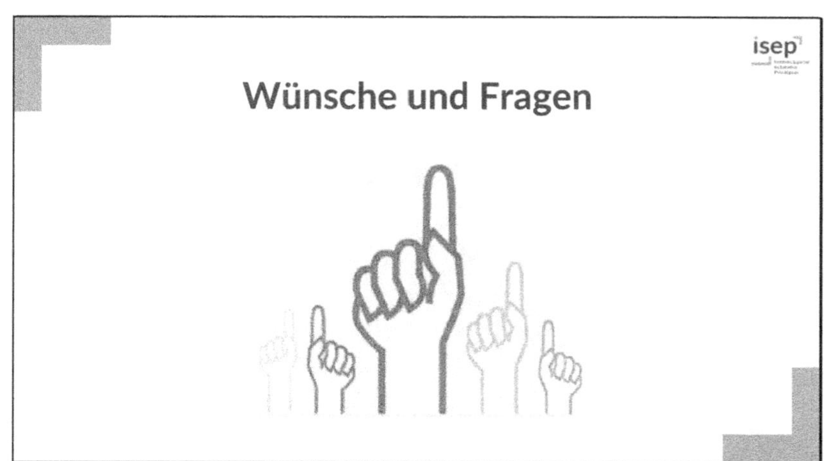

isep
Wünsche und Fragen

9.7 Anhang Sitzung 7. Physische Umgebung

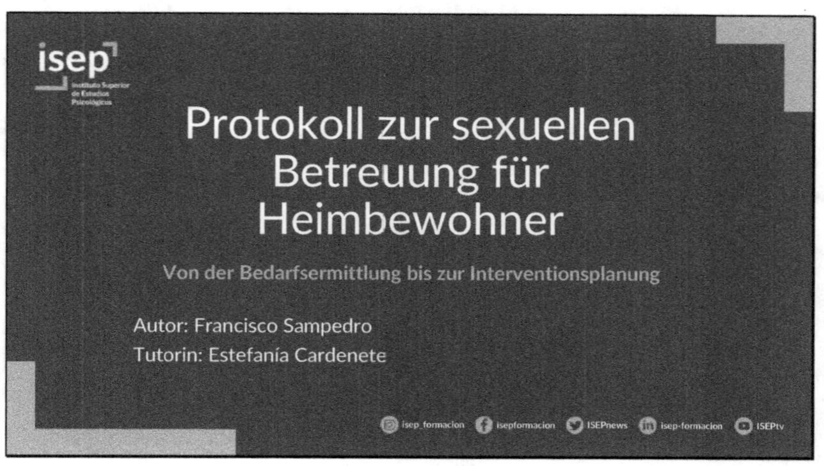

isep
Instituto Superior
de Estudios
Psicológicos

Protokoll zur sexuellen
Betreuung für
Heimbewohner

Von der Bedarfsermittlung bis zur Interventionsplanung

Autor: Francisco Sampedro
Tutorin: Estefanía Cardenete

isep_formacion   isepformacion   ISEPnews   isep-formacion   ISEPtv

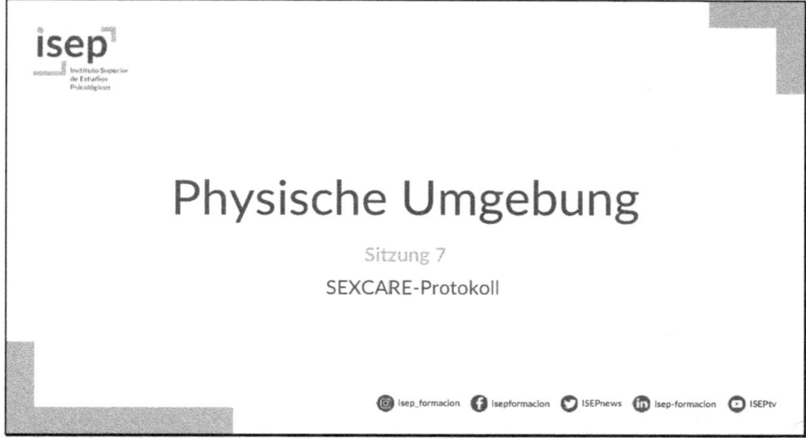

isep
Instituto Superior
de Estudios
Psicológicos

Physische Umgebung

Sitzung 7

SEXCARE-Protokoll

isep_formacion   isepformacion   ISEPnews   isep-formacion   ISEPtv

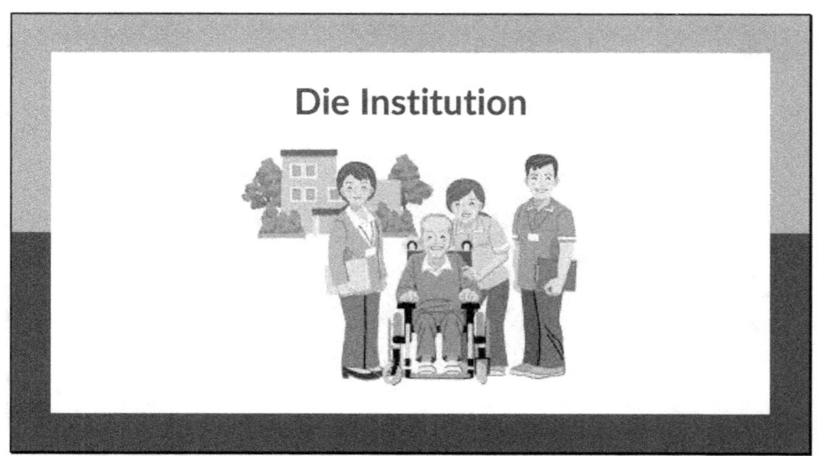

Die Institution

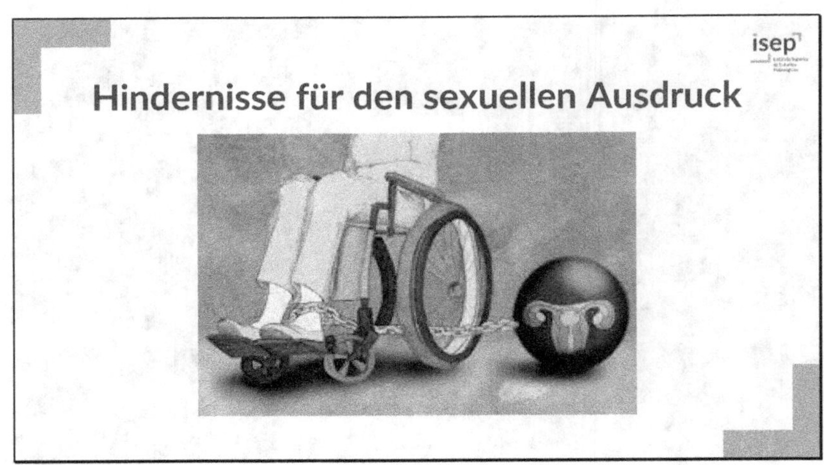

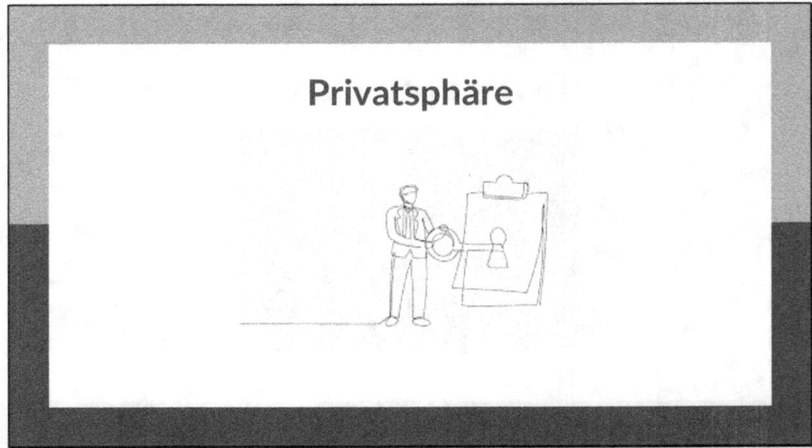

Privatsphäre

- In den Informations- und Werbematerialien des Zentrums wird ausdrücklich darauf hingewiesen, dass die sexuellen Rechte der Bewohner respektiert werden.

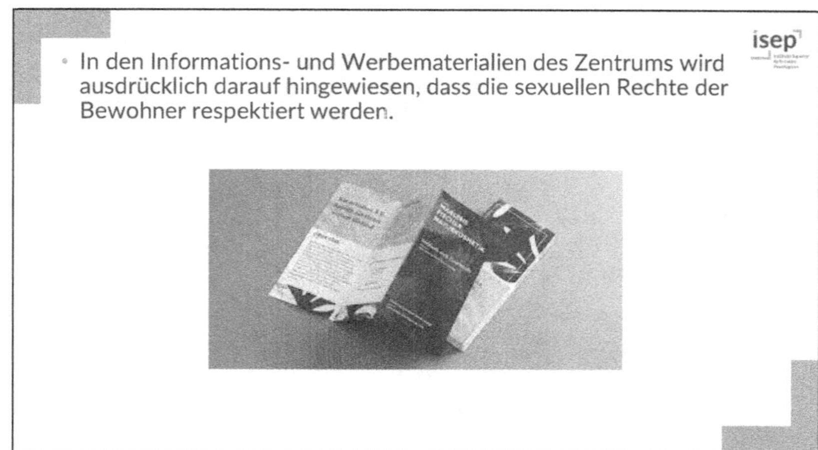

- Bewohner erhalten Bitte-nicht-stören-Schilder, die sie an ihren Türen anbringen können, wenn sie nicht gestört werden möchten

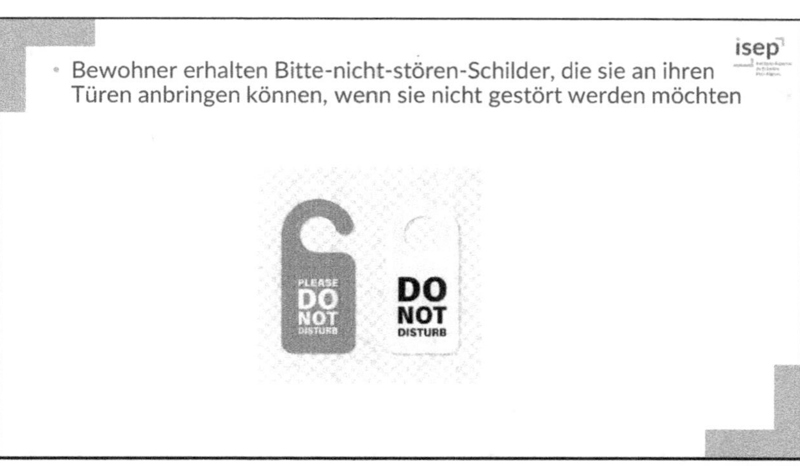

- Das Zentrum verfügt über einen Raum für Bewohner, die Momente der Intimität als Paar verbringen möchten.

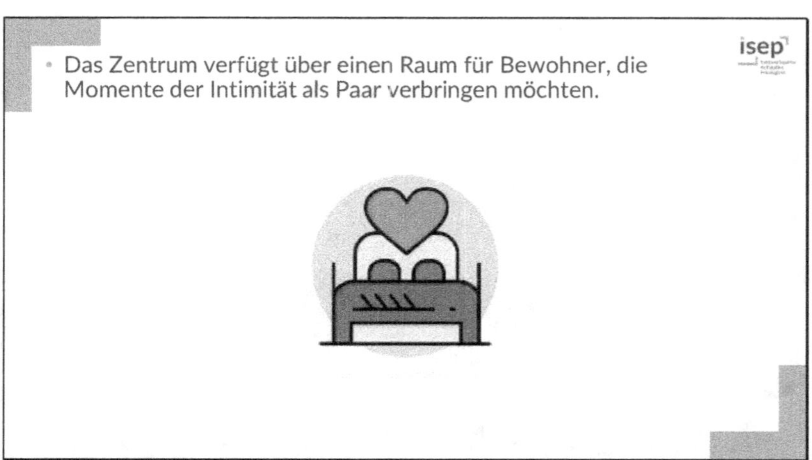

- Das Zentrum erwägt die Möglichkeit, Paare neuer Bewohner in einem Zimmer zusammenzubringen oder, falls sich das neue Paar innerhalb des Zentrums gebildet hat, gemeinsam in einem Zimmer zusammenzuziehen.

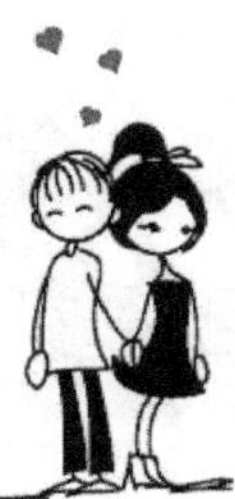

- In Zimmern, die von zwei Personen geteilt werden, die kein Paar sind, verfügt das Zentrum über Mechanismen, um deren Privatsphäre zu gewährleisten, wie zum Beispiel: Trennwände, Trennvorhänge, Schlösser in den Badezimmern, getrennte Betten.

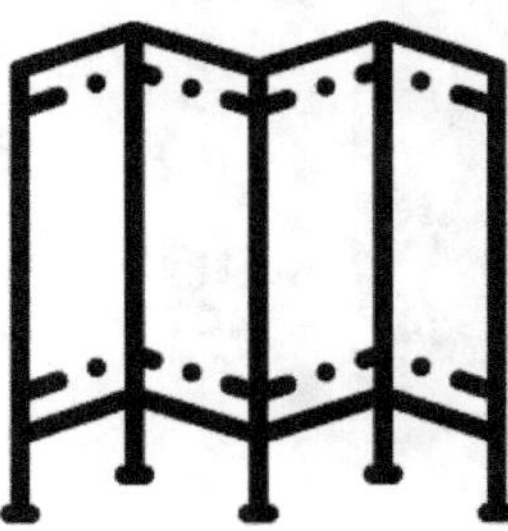

Soziale Aktivitäten

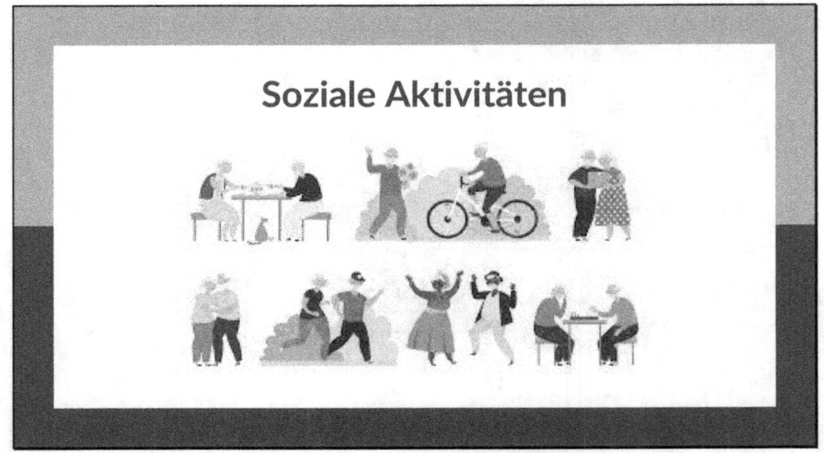

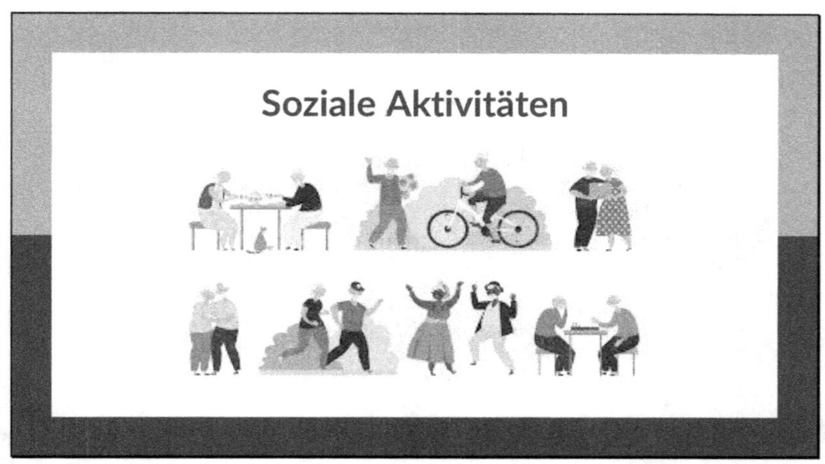

Mehrzweckräume in der Einrichtung

- Fernsehzimmer
  - Dieser Raum kann als Wohnzimmer mit Sofasesseln dienen und bietet den Bewohnern die Möglichkeit, Kontakte zu knüpfen.
- Spiel- und Sportraum
  - In diesem Raum können Sie Spiele spielen, die Platz erfordern, wie Bowling, Ballspielen, Tennis...
- Partyraum
  - Wo Sie Ereignisse wie Geburtstage, Weihnachten, Silvester und Heiligabend feiern können...

Möglichkeiten zur Sozialisierung

- Um in festlicher Atmosphäre interagieren zu können
- Du triffst neue Freunde und Lieben
- Sich schminken und auf besondere Weise kleiden können
- , singen und verführen können

Ausflüge

- Vom Zentrum aus sollten Ausflüge organisiert werden, um Museen zu besuchen, einzukaufen, Denkmäler oder Landschaften zu besichtigen.
- Die zu besuchenden Orte sollten frei von architektonischen Barrieren sein

Ausflüge

- Vom Zentrum aus sollten Ausflüge organisiert werden, um Museen zu besuchen, einzukaufen, Denkmäler oder Landschaften zu besichtigen.
- Die zu besuchenden Orte sollten frei von architektonischen Barrieren sein

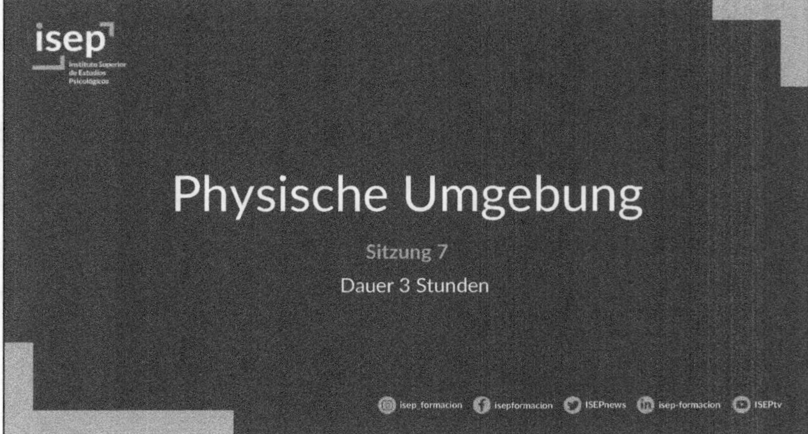

- Privatsphäre
  - Das Zentrum verfügt über private Bereiche für die Bewohner
- Soziale Aktivitäten
  - Das Zepter führt Aktivitäten durch, damit die Bewohner Kontakte knüpfen können
- sexuelle Materialien
  - Bewohner können verlangen, dass sexuelle Materialien in ihrem eigenen Zimmer verwendet werden (Zeitschriften, DVDs) .
- Zimmer für Paare
  - Das Zentrum verfügt über Doppelzimmer für Paare, sowohl für diejenigen, die das Zentrum als Paar betreten, als auch für diejenigen, die sich im Zentrum treffen
  - Das Zentrum verfügt über Doppelbetten
- Privatsphäre für Mehrbettzimmer
  - Das Zentrum verfügt über Datenschutzmaßnahmen für Bewohner, die ein Zimmer teilen, ohne ein Paar zu sein

---

Wünsche und Fragen

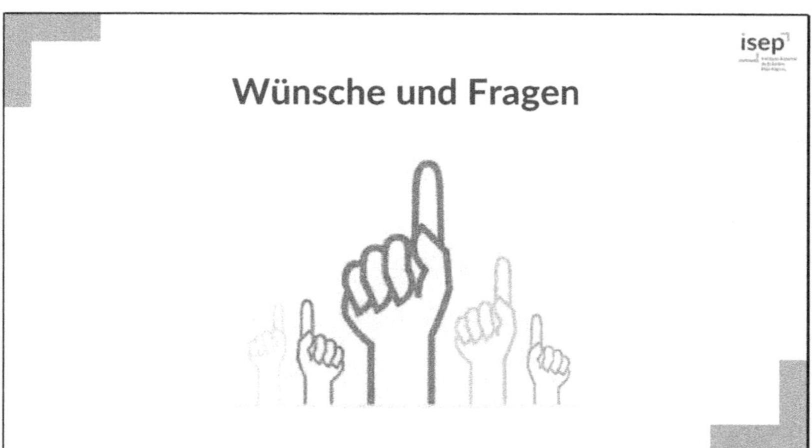

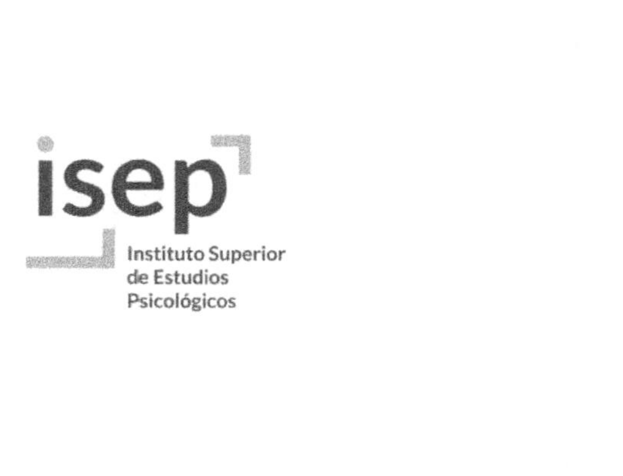

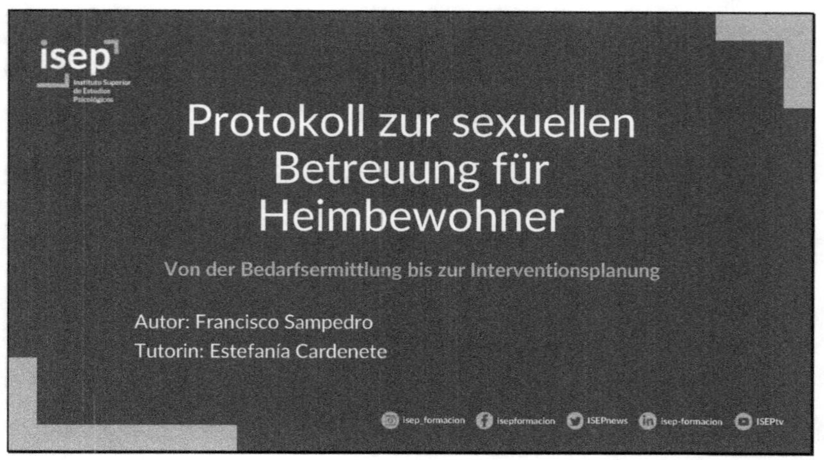
isep
Instituto Superior de Estudios Psicológicos
Protokoll zur sexuellen Betreuung für Heimbewohner
Von der Bedarfsermittlung bis zur Interventionsplanung
Autor: Francisco Sampedro
Tutorin: Estefanía Cardenete
isep_formacion   isepformacion   ISEPnews   isep-formacion   ISEPtv

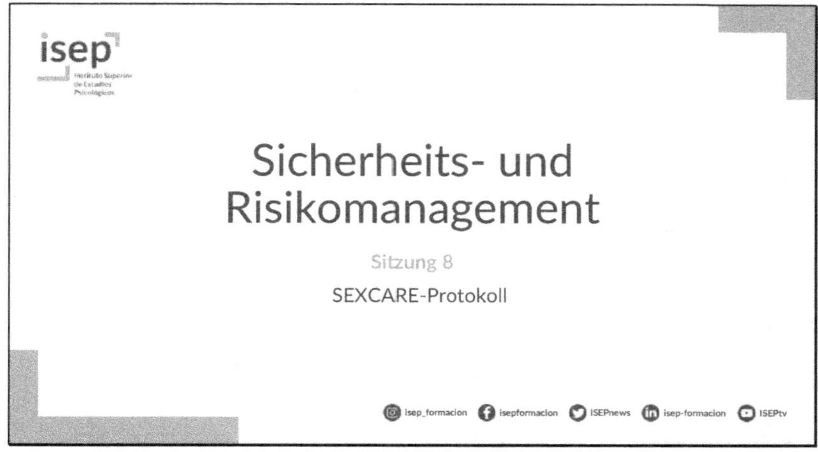
isep
Instituto Superior de Estudios Psicológicos
Sicherheits- und Risikomanagement
Sitzung 8
SEXCARE-Protokoll
isep_formacion   isepformacion   ISEPnews   isep-formacion   ISEPtv

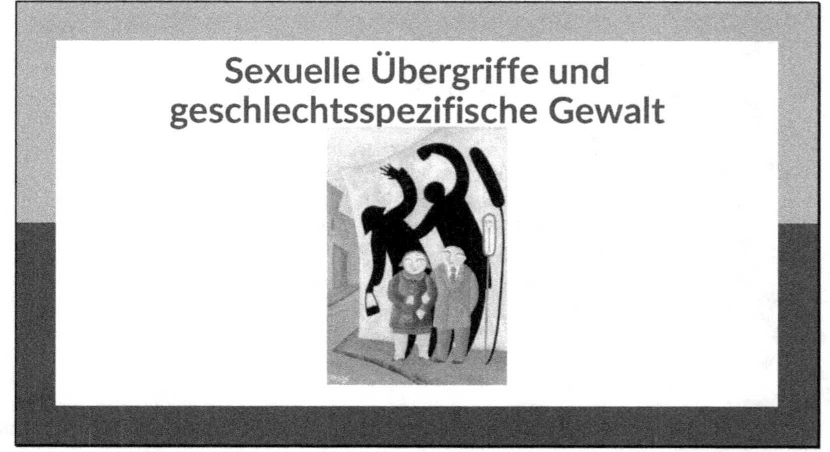
Sexuelle Übergriffe und geschlechtsspezifische Gewalt

Körperverletzung, Belästigung und sexueller Missbrauch

- sexueller Übergriff
  - Jede Handlung, die gegen die sexuelle Freiheit der anderen Person verstößt, unter Anwendung von Gewalt oder Einschüchterung
- sexueller Missbrauch
  - Handeln Sie gegen die sexuelle Freiheit einer Person und verwenden Sie dabei nicht Gewalt oder Einschüchterung, sondern Täuschung, Nötigung oder Überraschung
- sexuelle Belästigung
  - Forderung nach sexuellen Gefälligkeiten, bei der der Belästiger eine Überlegenheitssituation ausnutzt, die am Arbeitsplatz, in der Lehre oder Ähnlichem vorliegen kann. Nichtakzeptanz bedeutet Bestrafung und Drohungen

Folgen sexuellen Missbrauchs

- Änderung in
  - Anhang
  - Biologie
  - emotionale Regulierung
  - Dissoziation
  - Regulierung des Verhaltens
  - Erkenntnis
  - Selbstverständnis

- Gastrointestinale Störungen
- Chronischer Schmerz
- Angststörungen
- Depressive Störungen
- Essstörungen
- Schlaflosigkeitsprobleme
- Selbstmord
- sexuelle Funktionsstörungen

Geschlechtsspezifische Gewalt

- Jede auf der Zugehörigkeit zum weiblichen Geschlecht beruhende Gewalttat, die bei Frauen zu körperlichem, sexuellem oder psychischem Schaden oder Leid führt oder führen kann, sowie die Androhung solcher Handlungen, Nötigung oder willkürlicher Freiheitsentzug
- Kann implizieren
  - Körperliche Gewalt
  - Sexuelle Gewalt
  - Wirtschaftliche Gewalt
  - Belästigung/Kontrolle

Prozess: Theorie des Kreislaufs der Gewalt

1. Spannungsaufbau
   - Die verbale Gewalt nimmt zu
   - Erste Anzeichen körperlicher Gewalt
   - Es kommt in einzelnen Episoden vor
2. Explosion oder Angriff
   - Körperliche, geistige oder sexuelle Angriffe
   - Normalerweise meldet sich die Frau oder bittet um Hilfe
3. Ruhe oder Versöhnung oder „Flitterwochen"
   - Der Angreifer gibt an, dass er es bereue und bittet um Vergebung
   - Nutzen Sie emotionale Manipulationsstrategien (Geschenke), um ein Scheitern der Beziehung zu verhindern
   - Am Ende denkt die Frau, dass sich alles ändern wird

Folgen geschlechtsspezifischer Gewalt

- Psychische Probleme
- Geringe Selbstachtung
- Angst, Stress, Unruhe und psychischer Schock
- Isolierung
- Schlafstörung
- Essstörungen

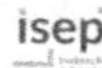

Sexualität bei Menschen mit Demenz

Reaktionen auf sexuelle Äußerungen von Menschen mit Demenz

- Sexuelle Äußerungen verheirateter Demenzpatienten sind schwer zu bewältigen und für Familienangehörige schmerzhaft
- Menschen mit Demenz zeigen häufig enthemmtes Verhalten, was den Fachkräften Unbehagen bereitet.
- Der Grund für die Suche nach Sexualität liegt darin, dass es sich um ein lebenswichtiges Bedürfnis handelt
- Demenzkranke Patienten können die Intimpflege durch das Personal falsch verstehen

---

Intervention bei sexuellen Äußerungen von Menschen mit Demenz

- Schulung von Fachkräften und Familienangehörigen
- Sexualbiografie des Patienten
- Kontext und Situation, in der die Situation auftritt, und den Standpunkt der beteiligten Personen einholen
- Demonstration der Einwilligung
  - Verstehen Sie die Beziehung, die Sie zu einer dritten Person haben?
  - Haben Sie sich bewusst für eine solche Beziehung entschieden?
  - Haben Sie diese Beziehung Dritten mitgeteilt?
- Suche nach fehlender Einwilligung
  - Hat sich der körperliche, kognitive oder emotionale Zustand der älteren Person seit Bekanntwerden des Zusammenhangs verschlechtert?
  - Wurde im Gegenteil ein positiver Zusammenhang beobachtet?
- Entscheidungsfindung

Unangemessenes sexuelles Verhalten

- Es handelt sich um verbale oder körperliche Handlungen sexueller Natur
- Folge der sexuellen Aktivierung des Demenzkranken
- Sie sind unangemessen, wenn sie in unangemessenen sozialen Kontexten auftreten
- Sie können die Form einer Aufforderung, eines Verhaltens oder des Versuchs, Körperkontakt aufrechtzuerhalten, annehmen.

Aufzeichnung problematischer Verhaltensweisen

- Verhaltensbewertung
  - Kurze Beschreibung der Situation
  - Als es geschah
  - Häufigkeit des Verhaltens
  - Warum war es problematisch?
    - Für den Ort
    - Durch die Einbindung Dritter
    - Andere

- Abschätzung der Folgen/Risiken
  - Für die ältere Person selbst
  - Für Innenstadtprofis
- Interventionsvorschlag
- Änderungsbewertung
- Hintergrundbewertung
  - Medikamentenänderungen
  - Familienwechsel
  - Veränderungen im Gesundheitszustand
  - Andere wahrgenommene Veränderungen

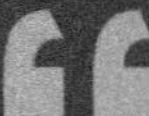

Ursachen für unangemessenes Sexualverhalten

- Ursachen
  - Veränderung der neuronalen Schaltkreise, die das sexuelle Verlangen regulieren
  - Konsum psychoaktiver Substanzen
  - Psychosoziale Faktoren wie Gefühle der Einsamkeit, Angst, Unruhe…
  - Falsche Interpretation von Situationen aufgrund kognitiver Beeinträchtigung
  - Mangel an Sexualpartner
  - Mangelnde oder übermäßige Stimulation durch die Umwelt (siehe erotisch aufgeladenes Material)

Folgen unangemessenen Sexualverhaltens

- Person mit Demenz
  - Infektion mit sexuell übertragbaren Krankheiten
  - Genitales Trauma
  - Die Verschlechterung der Qualität der erhaltenen Behandlung,
  - Neckisch
  - Ablehnung
  - Unverständnis
- Verwandte
  - Scham
- Profis
  - Aufgrund mangelnder Sexualschulung können sie sich überfordert fühlen
- Andere Bewohner
  - Sie verfügen möglicherweise nicht über die körperliche oder geistige Fähigkeit, Entscheidungen zu treffen oder sich unangemessenem sexuellen Kontakt zu widersetzen.

Maßnahmen bei unangemessenem Sexualverhalten

- Beziehen Sie die sexuelle Vorgeschichte in die Biografie des Patienten ein
- Pharmakologische Intervention nur zu Beginn und bei Risiken für die Gesundheit des Betroffenen
- Erklären Sie der Person, warum ihr Verhalten unangemessen ist
- Reagieren Sie auf die Ursache unangemessenen Sexualverhaltens, indem Sie beispielsweise die Intensität der Stimulation erhöhen, wenn der Verdacht besteht, dass Langeweile dahintersteckt, oder indem Sie die für die Körperpflege verantwortliche Pflegekraft austauschen, wenn der Verdacht besteht, dass der Patient ihn mit seinem Partner verwechselt.
- Reagieren Sie auf die Folgen unangemessenen sexuellen Verhaltens. Wenn der Verdacht besteht, dass sie durch die dadurch erzeugte Aufmerksamkeit aufrechterha ten werden, ignorieren Sie sie
- Das Ziel besteht nicht darin, das Sexualverhalten des Patienten zu beseitigen, sondern dies am richtigen Ort und zur richtigen Zeit zu tun.

Sexualität, Gesundheit und Krankheit

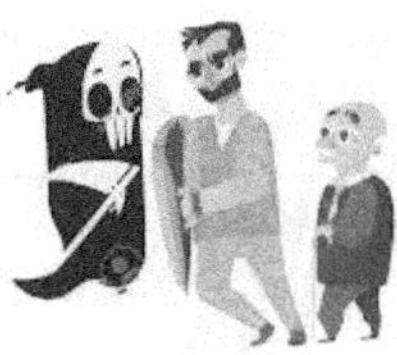

Sexualität und Gesundheit

- Edison de Sousa Júnior et al. (2021)
  - Statistischer Zusammenhang zwischen Sexualität und Lebensqualität bei älteren Menschen
  - Die Stimulierung der Sexualität als Strategie zur Förderung von Gesundheit und aktivem Altern

Sexuell übertragbare Krankheiten

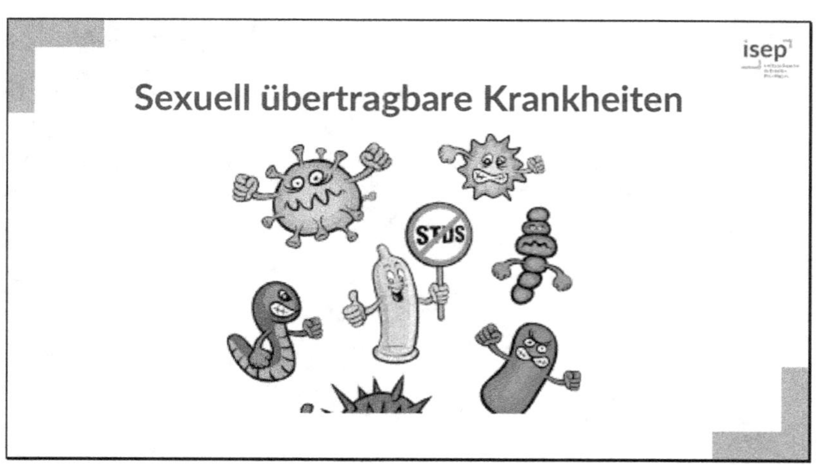

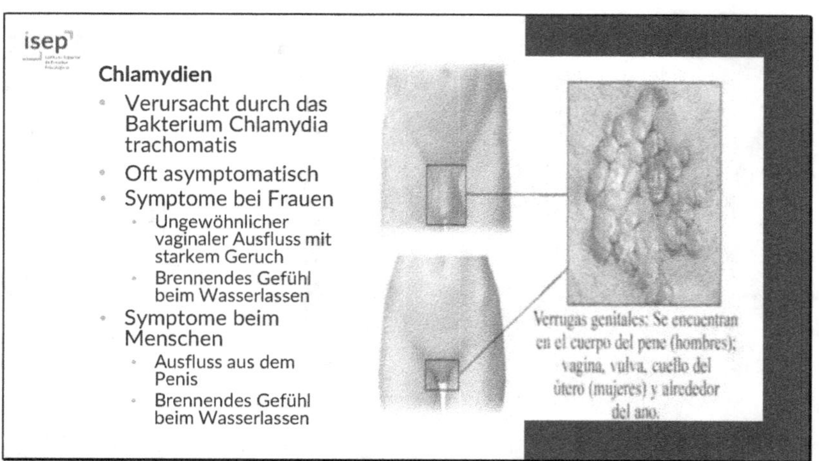

Chlamydien

- Verursacht durch das Bakterium Chlamydia trachomatis
- Oft asymptomatisch
- Symptome bei Frauen
  - Ungewöhnlicher vaginaler Ausfluss mit starkem Geruch
  - Brennendes Gefühl beim Wasserlassen
- Symptome beim Menschen
  - Ausfluss aus dem Penis
  - Brennendes Gefühl beim Wasserlassen

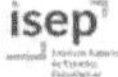

Genitalherpes

- Verursacht durch das Herpes-simplex-Virus
- Die Verbreitung erfolgt durch analen, vaginalen und oralen Geschlechtsverkehr .
- Verursacht Wunden im Genital- oder Rektalbereich

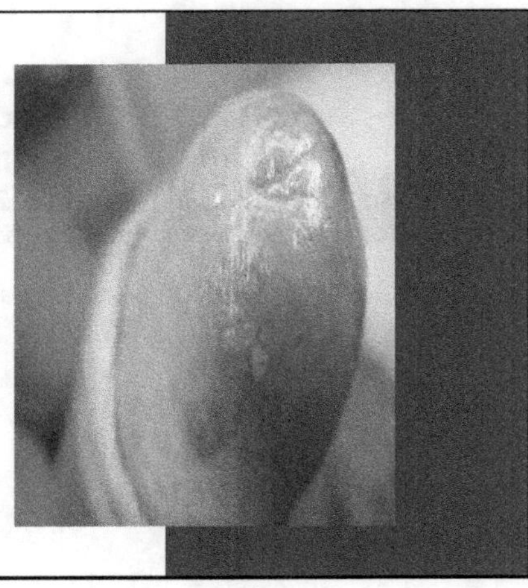

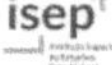

Tripper

- Verursacht durch das Bakterium Neisseria gonorrhoeae
- Es kann durch Kontakt mit abgeschlossen werden
  - Mund
  - Kehle
  - Augen
  - Harnröhre
  - Vagina
  - Penis
  - Anus
- Ursache
  - Schmerzen beim Wasserlassen
  - Sekrete aus den Genitalien

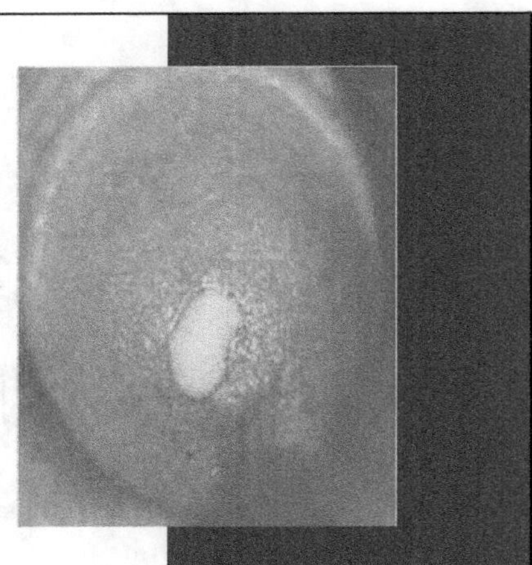

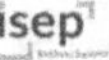

HIV

- Menschlicher Immunschwächevirus
- Verursacht die gleichnamige Infektion
- Symptome: Fieber , Schüttelfrost , Hautausschlag , Nachtschweiß, Muskelschmerzen, Müdigkeit

AIDS

- Erworbenes Immunschwächesyndrom
- Am weitesten fortgeschrittene Phase der HIV-Infektion

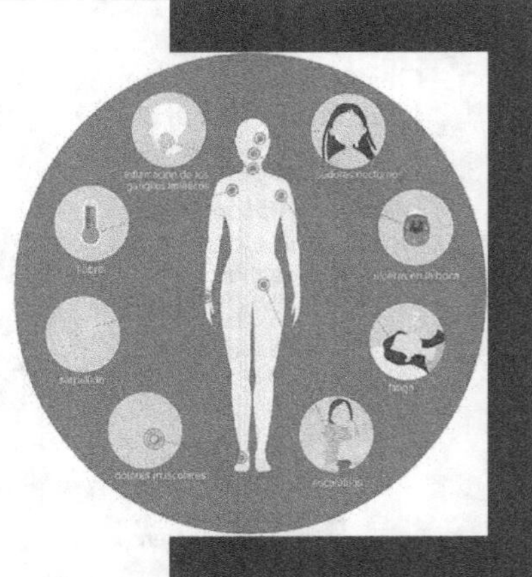

Humane Papillomviren

- In den meisten Fällen ist es harmlos und verschwindet von selbst, in einigen Fällen kann es jedoch Gebärmutterhalskrebs verursachen .
- Symptome: Warzen im Genitalbereich

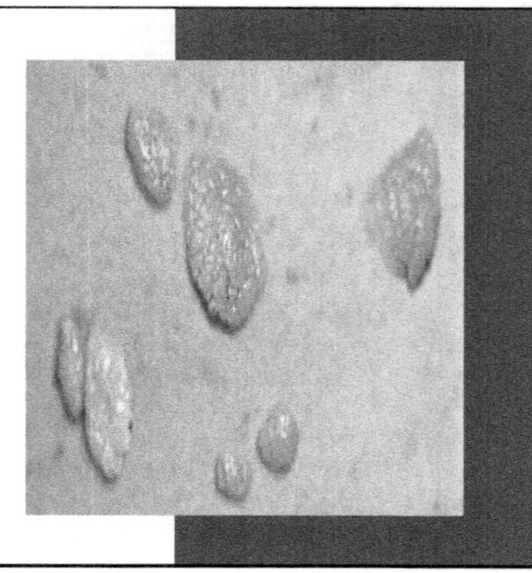

Krabben
- Filzläuse
- Verursachen Juckreiz

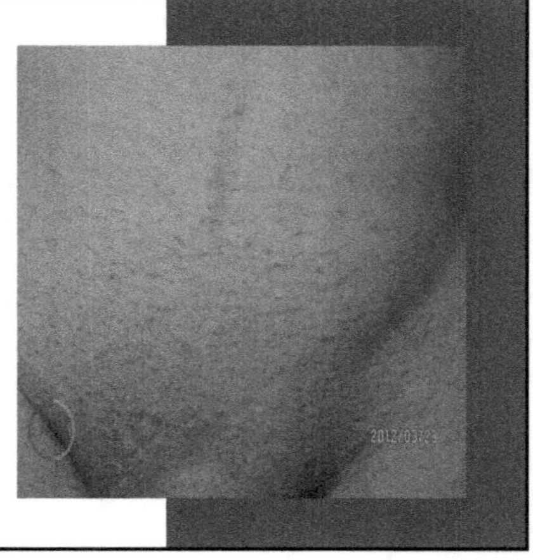

- Syphilis
  - Akne

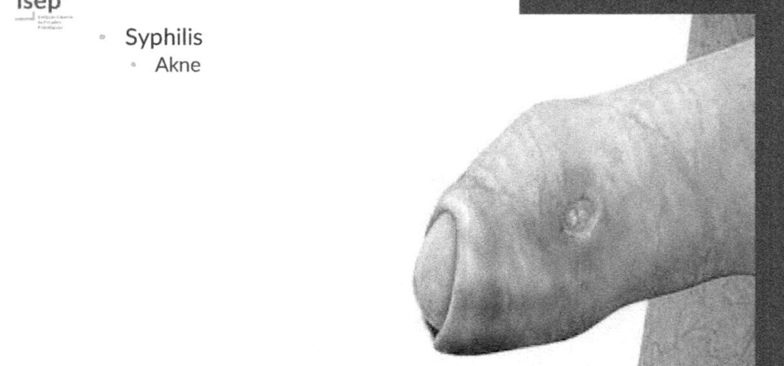

Chronische Krankheit und geringes sexuelles Verlangen

- Diabetes
- Herzpathologie
- Depression
- Arteriosklerose
  - Verstopfte Arterien
    - Koronararterie ⟶ Koronarinfarkt
    - Karotis ⟶ Schlaganfall
    - Penis ⟶ Impotenz
  - Erektile Dysfunktion ⟶ Diabetes ist eine der Ursachen

- Herzinfarkt
  - Furcht
    - Ärzte verschreiben wenig erregende Aktivität
    - Angst vor einem plötzlichen Tod
    - Angst, nicht das zu erreichen, was vorher war
  - Nur 06 % der plötzlichen Todesfälle ereigneten sich beim Geschlechtsverkehr

Medikamente, die das sexuelle Verlangen beeinflussen

- Statine und Fibrate ⟶ Cholesterin
- Antihypertensiva ⟶ Hypertonie
- Antidepressiva ⟶ Depression
- Antipsychotika ⟶ Psychiatrische Pathologien
- Benzodiazepinen ⟶ Angst
- H2-Blocker Magen ⟶ Darm-Erkrankungen
- Antikonvulsiva ⟶ Epilepsie

Vorteile von Sex im Alter

- Laut Master und Johnson
  - Frau ⟶ Reduziert die Alterung der weiblichen Sexualanatomie
  - Mann ⟶ Regelmäßige Ejakulation schützt vor Prostatakrebs
  - Herz-Kreislauf-Vorteile
  - Vorteile für Wohlbefinden und Selbstwertgefühl

Faktoren, die die sexuelle Aktivität älterer Menschen beeinflussen

- Das Fehlen eines Partners
- Die Monotonie der Beziehungen
- Kommunikationsprobleme
- Körperliche Gesundheitsprobleme
- Geschichte des Sexuallebens
- Wohnverhältnisse
- Fehlende Privatsphäre

- Die Haltung von Profis
- Polypharmazie
- Geringe Selbstachtung
- Erektile Dysfunktion bei Männern
- Dyspareunie für Frauen

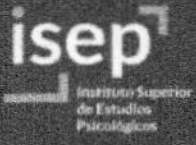

Voraussetzungen, um im Alter ein Sexualleben zu genießen

- Seien Sie bei einigermaßen guter Gesundheit

- Interessieren Sie sich für Sexualität

- Haben Sie einen Partner, den Sie interessant finden

Mehrzweckräume in der Einrichtung

- Fernsehzimmer
  - Dieser Raum kann als Wohnzimmer mit Sofasesseln dienen und bietet den Bewohnern die Möglichkeit, Kontakte zu knüpfen.
- Spiel- und Sportraum
  - In diesem Raum können Sie Spiele spielen, die Platz erfordern, wie Bowling, Ballspielen, Tennis...
- Partyraum
  - Wo Sie Ereignisse wie Geburtstage, Weihnachten, Silvester und Heiligabend feiern können...

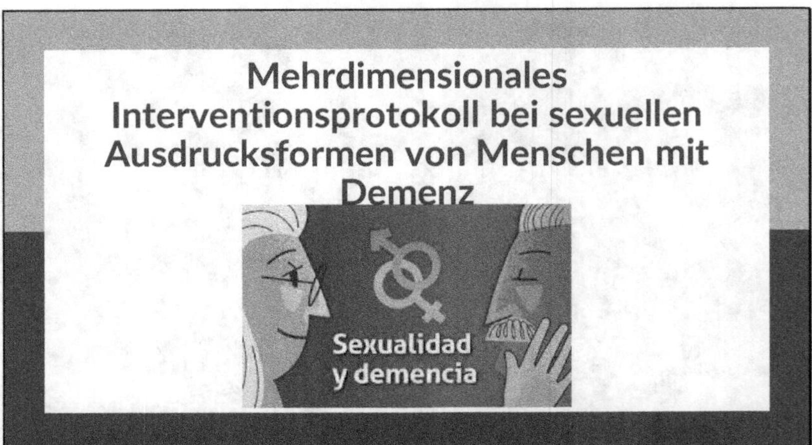

- Basierend auf den Arbeiten zu Demenz und Einwilligung von Feliciano Villar et. Al. (2014)
- Einfache, umfassende und schnelle Sammlung von Informationen
- Es ist eine Entscheidungshilfe

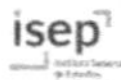

Demonstration der Einwilligung

- Verstehen Sie die Beziehung, die Sie zur dritten Person haben?
- Haben Sie sich bewusst für eine solche Beziehung entschieden?
- Haben Sie diese Beziehung Dritten mitgeteilt?

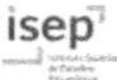

Suche nach fehlender Einwilligung

- Hat sich der körperliche, kognitive oder emotionale Zustand der älteren Person seit Bekanntwerden des Zusammenhangs verschlechtert?
- Gibt es Anzeichen für Unbehagen auf verbaler oder nonverbaler Ebene?
- Besteht eine Gefahr für die körperliche und psychische Gesundheit?
- Wurde im Gegenteil ein positiver Zusammenhang beobachtet?

Suche nach fehlender Einwilligung

- Hat sich der körperliche, kognitive oder emotionale Zustand der älteren Person seit Bekanntwerden des Zusammenhangs verschlechtert?
- Gibt es Anzeichen für Unbehagen auf verbaler oder nonverbaler Ebene?
- Besteht eine Gefahr für die körperliche und psychische Gesundheit?
- Wurde im Gegenteil ein positiver Zusammenhang beobachtet?

Suchen Sie nach Meinungen der beteiligten Personen

- Halten die beteiligten Personen die Beziehung unter Berücksichtigung der Umstände und des Kontexts, in dem sich die Situation ereignet, für angemessen?
  - Die Profis
  - Die Gefährten
  - Die Institution
  - Die Familien

Suche nach Umweltfaktoren

- Die Stimulation des Patienten ist angemessen (z. B. fehlende oder übermäßige Stimulation, Verwechslung des Betreuers mit seinem Partner oder Fehlinterpretation der Pflege...)
- Wird unangemessenes Verhalten aufgrund der Aufmerksamkeit, die es erzeugt, aufrechterhalten?

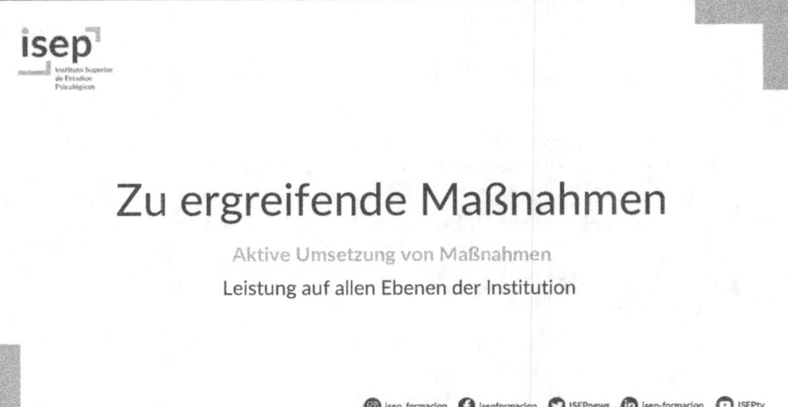

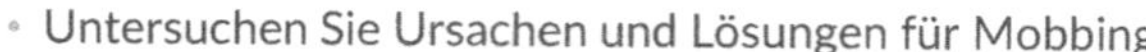

- Untersuchen Sie Ursachen und Lösungen für Mobbing
  - Tritt ein Belästigungsfall auf, untersucht das Zentrum die Ursachen und ergreift Maßnahmen, um ein erneutes Vorkommen zu verhindern.
- Verhindern Sie nicht den sexuellen Ausdruck
  - Außer in Krisensituationen setzt die Einrichtung keine physischen oder chemischen Beschränkungen ein, um den sexuellen Ausdruck der Bewohner zu kontrollieren.
- Aktivitäten für Menschen mit Demenz
  - Das Zentrum verfügt über ein Aktivitätenprogramm für Bewohner mit Demenz, deren Verhalten die Rechte anderer beeinträchtigt
- Beurteilung der Einwilligung bei Menschen mit Demenz
  - Geschultes Personal beurteilt, ob der demenzkranke Bewohner in der Lage ist, einer sexuellen Intimität zuzustimmen

---

- Beurteilung des Wissens der Mitarbeiter über sexuellen Missbrauch
  - Das Zentrum bewertet das Wissen der Mitarbeiter über die aktuelle Gesetzgebung zu sexuellem Missbrauch und sexueller Übergriffe.
- Sexualitätsbezogene Risikobewertung
  - Die Bewohner werden einer Risikobewertung unterzogen, um etwaige Sicherheitsbedenken im Zusammenhang mit dem sexuellen Ausdruck festzustellen
- Erkennen von Anzeichen sexuellen Missbrauchs oder Übergriffs
  - Das Personal ist darin geschult, Anzeichen unerwünschten sexuellen Kontakts zu erkennen

---

Wünsche und Fragen

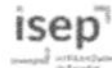

10.   Bibliografie

- Badel, S. Seuß, C und Schüler, L. (2020). INA-Pflege-Toolbox 2: Modul 4: Sexualität im Alter Arbeitsblätter. wbv Publikation
- Binöder, Regina M. (2015). Motivation und Intention von Sexualassistentinnen in der Altenhilfe. Studienarbeit. Norderstedt Germany: GRIN Verlag.
- Confederación Aspace (2021) "Protocolo de intimidad y privacidad. El derecho a la sexualidad de las personas con parálisis cerebral".
- Fuente Mansilla, C. y Rodríguez-Martín, B. (2018). Visión profesional sobre la sexualidad en personas mayores institucionalizadas: una síntesis temática cualitativa. *Gerokomos. Vol. 30. Núm. 4. 176-180. Recuperado   de* https://www.researchgate.net/publication/340396850_Vision_profesio nal_sobre_la_sexualidad_en_personas_mayores_institucionalizadas _una_sintesis_tematica_cualitativa
- Generalidad Valenciana (2022). "Protocolo de atención a la diversidad LGTBI en centros y servicios de personas mayores en la Comunidad Valenciana"
- Generalidad Valenciana (2022). "Protocolo para la prevención y abordaje de las violencias sexuales en centros y servicios de personas mayores en la Comunidad Valenciana".
- González Labrador, I. (2002) Revista Cubana de Medicina General Integral. *Sexualidad en la tercera edad.* Recuperado de http://scielo.sld.cu/scielo.php?pid=S0864-21252002000300010&script=sci_arttext&tlng=pt

- ISEP (s.d.). Módulo 3: Terapia Sexual I. Etiología y evaluación. Declaración Universal de los derechos Sexuales. XIII Congreso Mundial de Sexología 1997. Valencia. Master en Sexología y Terapia de Pareja: noviembre 2022. Disponible en: http://campus.isep.es
- Kleinevers, S. (2004). Sexualität und Pflege: Bewusstmachung einer verdeckten Realität. Bremer Schriften: Schlütersche.
- Krohwinkel, M. (1993). Pflegemodell. Recuperado de: https://www.altenhilfeggmbh.de/index.php/informationen/pflegeinfo/pfl egemodell-monika-krohwinkel.html
- La Trobe University (no date). The Person-Centred Care Assessment Tool (P-CAT)
- López-Sánchez, F. (2005). Experiencia amorosa en la vejez. *Revista Española de Geriatría y Gerontología,* volumen 40 número 3, 135-7
- López-Sánchez, F. (2005). Experiencia amorosa en la vejez. *Revista Española de Geriatría y Gerontología.* Volumen 40 número 3, 135-7
- Lorena, P. (2022). ¿Cómo la sexualidad puede ayudar a la salud mental y física? *Enfermería Buenos Aires.* Recuperado de https://enfermeriabuenosaires.com/como-la-sexualidad-puede-ayudar-a-la-salud-mental-y-fisica/?amp=1
- Organización Mundial de la Salud. Salud Sexual. Recuperado de: *who.int/es/health-topics/sexual-healt#tab=tab_1*
- Paulsen, G. (2018). Was Pflegekräfte über Sexualität im Alter wissen sollten. Bedürfnisse-Grenzen-Strategien. Ernst Reinhardt Verlag.
- Salud sexual. (s.f.). Recuperado de https://www.who.int/es/health-topics/sexual-   health#tab=tab_1
- Sieren, K. (2012). Sexuelle Bedürfnisse von Altenheimbewohner. Empirische Studie zu einem Tabuthema. Diplomingenieur Verlag.